Dr. Ferenc Hajdu

LEITFADEN ZUR NEUROANATOMIE

3. AUFLAGE

Semmelweis Verlag
www.semmelweiskiado.hu
Budapest, 2006

Lektor: Prof. Dr. Kurt Brauer (Leipzig)

ISBN 963 9656 52 6

Semmelweis Verlag
1089 Budapest, Nagyvárad tér 4.
www.semmelweiskiado.hu

Verantwortlicher Verlag: Táncos László
Technischer Redakteur: Vincze Judit
Umschlag: Táncos László
SKD: 0127
Druck und Einband: Gelbert Kft.

INHALTSVERZEICHNIS

VORWORT

Im Anatomieunterricht an den Universitäten nimmt die Neuroanatomie in der Regel einen vorrangigen Platz ein. Dies gilt ausnahmlos für alle ungarischen medizinischen Universitäten – und nicht zuletzt für die Semmelweis Medizinische Universität – die in Lehre und Forschung auf neuroanatomischem Gebiet durch Prof. Dr. *J. Szentágothai* über Jahrzehnte geprägt wurde.

Dementsprechend existiert eine Reihe hervorragender Lehr- und Handbücher, wie der 3. Band der *Anatomie* von Benninghoff, von Brodal *Neurological Anatomy*, von Carpenter/Sutin *Human Neuroanatomy*, von Duus *Neurologisch-topische Diagnostik*, von Forssmann/Heym *Neuroanatomie*, von Heimer *The Human Brain and Spinal Cord*, der 3. Band des *Taschenatlas der Anatomie* von Kahle, der 3. und 4. Band von Rauber/Kopsch *Anatomie des Menschen*, von Rohen *Funktionelle Anatomie des Nervensystems*, der 3. Band der *Funkcionális Anatómia* von Szentágothai/Réthelyi und einige andere. Deshalb ist es nicht meine Absicht, den bereits vorhandenen eine neure *Neuroanatomie* hinzuzufügen, sondern auf der Basis langjähriger Unterrichtserfahrungen den Studenten einen praktikumsbezogenen Leitfaden in die Hand zu geben. Gleichzeiting ließ ich mich von der Absicht leiten, das für die Anatomieprüfung erforderliche neuroanatomische Wissen zusammengefaßt darzustellen.

Die zweite überarbeitete Auflage des *Leitfadens* wurde durch das periphere Nervensystem ergänzt, weil dieses Kapitel der Neuroanatomie kann nicht nur den Studenten, sondern auch dem klinisch tätigen Arzt nützlich sein kann.

Allen meinen Kollegen, die mir mit Rat und Kritik geholfen haben, möchte ich herzlich danken. Der Autor ist Professor Dr. *Kurt Brauer* für die sorgfältige Durchsicht des Manuskriptes zu Dank verpflichtet. Die vorzügliche Ausführung der Abbildungsvorlagen verdanke ich meinem Freund, *János Kálmánfi*. Nicht unerwähnt bleiben darf schließlich die stets große Hilfsbereitschaft von Frau *Teréz Horváth* und Frl. *Andrea Őz*.

Budapest, 2006

Dr. Ferenc Hajdu

EINLEITUNG

Wie bereits im Vorwort erwähnt, beabsichtige ich mit der vorliegenden Schrift, zwei Aufgaben gerecht zu werden. So befasst sich ein großer Teil nach einer kurzen Einführung in die Embryologie mit der Makroskopie des Gehirns, wobei der Schwerpunkt auf den in unserem Hause geübten Sektionstechniken liegt. Dabei war mir die *Anatomische Gehirnsektion* von L. Komáromy eine große Hilfe. Dieser Abschnitt weist dementsprechend eine enge Beziehung zu den neuroanatomischen Praktika auf.

Die zweite Aufgabe versuchte ich im zweiten Teil meines Leitfadens zu realisieren, indem neben dem mikroskopischen Aufbau des Zentralnervensystems gemäß seiner funktionellen Gliederung auch die Projektionsbeziehungen vorgestellt werden. Durch eine möglichst übersichtliche Form der Darstellung beabsichtige ich, dem Studenten eine Vorbereitungshilfe für die Prüfungen zur Verfügung zu stellen. Um auch das Interesse für die Klinik zu erwecken, wurden in komprimierter Form pathologische Zustände bei Störungen in einzelnen Systemen aufgeführt. Dadurch wird auch in vielen Fällen die Normalfunktion deutlicher.

Da, wie die Erfahrung gezeigt hat, das Erfassen mancher Zusammenhänge Probleme zu bereiten scheint, wird zu den Kernen, den Austrittsstellen, den Porus durales, den Schädeldurchtrittsstellen und den Ganglien der Hirnnerven sowie der Funktion und Innervation der Augenmuskeln und dem Blickzentren zusammenfassend Stellung genommen.

In die zweite Auflage des *Leitfadens* wurde auch das periphere Nervensystem aufgenommen, weil dessen Kenntniss eine große Rolle in der alltäglichen ärztlichen Praxis spielt. Insbesondere möchte ich die Aufmerksamkeit unserer Studenten auf das vegetative Nervensystem lenken. Dieser etwas mystische Teil des Nervensystems hat eine große praktische Bedeutung für die Entfaltung psychosomatischer Krankheiten.

Auch die dem Text beigefügten Zeichnungen orientieren sich an den Anforderungen der Anatomieprüfungen. Besonders die schematischen Darstellungen der Querschnitte der unterschiedlichen Gehirnteile sowie die einfachen Schaltbilder als leicht reproduzierbare zeichnerische Hilfen eignen sich nach meiner Auffassung für die selbständige Erarbeitung des Lehrstoffes.

1. ANLEITUNG ZUR HIRNPRÄPARATION

Für die anatomische Präparation werden fixierte menschliche Gehirne verwendet, die von pathologischen Sektionen stammen. Diese Gehirne sind schon von der Dura mater befreit, deshalb kann man nur noch die weichen Hirnhäute erkennen.

Zur Gehirnsektion benutzt man: Hirnmesser, Skalpelle, Pinzetten und eventuell Scheren. Die weichen Hirnhäute trennt man behutsam mit Hilfe von zwei Pinzetten ab, wobei mit der Pia mater auch die Gefäße herausgerissen werden. Dabei können auch die Windungen einreißen. Für die Herstellung von Gehirnschnitten bedient man sich eines feuchten Hirnmessers. Das Hirnmesser wird unter leichtem Druck gezogen (bitte, nicht sägen!).

An drei Gehirnen können die wichtigen Präparationen durchgeführt werden.

Am ersten Gehirn werden die Hirnhäute, Arterien und Hirnnerven, dann die Furchen und Windungen der Konvexität sowie der Basis demonstriert. Später kann man auch die Ventrikel an diesem Gehirn freilegen.

Am zweiten Gehirn wird ein Mediosagittalschnitt ausgeführt. Eine Hirnhälfte kann man für das Studium seiner medialen Fläche aufbewahren. An der anderen Hälfte kann man den Flechsigschen Schrägschnitt durchführen.

Am dritten Gehirn hat man folgende zwei Möglichkeiten: Entweder vom ganzen Gehirn frontale Schnitte anzufertigen oder dieses zuvor mediosagittal zu halbieren und nur an einer Hälfte die frontalen Schnitte anzufertigen und die zweite Hälfte für die Abfaserungen zu nutzen.

2. ENTWICKLUNG DES ZNS

2.1. Neurulation (Abb. 1 und 2)

Die erste Anlage des Nervensystems entsteht in Form einer flächenhaften Verdickung des Ektoderms, die als **Neuralplatte** bezeichnet wird (etwa *18. Tag*). Die Bildung der Neuralplatte wird von der *Chorda dorsalis* und dem *paraxialen Mesoderm* induziert.

Aus der Neuralplatte (Neuroektoderm) entwickelt sich das *zentrale Nervensystem (ZNS)*, bestehend aus *Gehirn* und *Rückenmark*. Die Neuralplatte faltet sich seitlich zu den **Neuralwülsten** auf, so daß die **Neuralrinne** entsteht. Gegen Ende der *3. Woche* bewegen sich dann die Neuralwülsten aufeinander zu und verschmelzen miteinander, so daß dann aus der Neuralplatte ein **Neuralrohr** geworden ist. Das Neuralrohr löst sich vom Oberflächenektoderm ab.

Bei der Verklebung der Neuralwülste verlieren einige Ektodermzellen, die am Rand der Neuralplatte liegen, ihren Kontakt zu den Nachbarzellen. Sie bilden die **Neuralleiste**, die zwischen Neuralrohr und Oberflächenektoderm lokalisiert ist. Diese anfangs zusammenhängende Leiste trennt sich bald in einen rechten und linken Teil, woraus sich die *Spinalganglien*, die *sensiblen Ganglien der Hirnnerven* und die *Ganglien des vegetativen Nervensystems* sowie die *Schwannschen Zellen, Mantelzellen* (Satellitenzellen) und die *Hirnhäute* (zumindest Pia mater und Arachnoidea) entwickeln.

Das Neuralrohr bleibt zunächst an seinem kranialen und kaudalen Ende offen. Die vordere Öffnung **(Neuroporus anterior)** schließt sich etwa am *24. Tag* und die kaudale **(Neuroporus posterior)** ungefähr 2 Tage später. Das Neuralrohr verdickt sich rasch und bildet die *weiße* und *graue Substanz* des Gehirns und des Rückenmarks, während sich sein Lumen zu den *Hirnventrikeln* bzw. dem *Canalis centralis* des Rückenmarks transformiert.

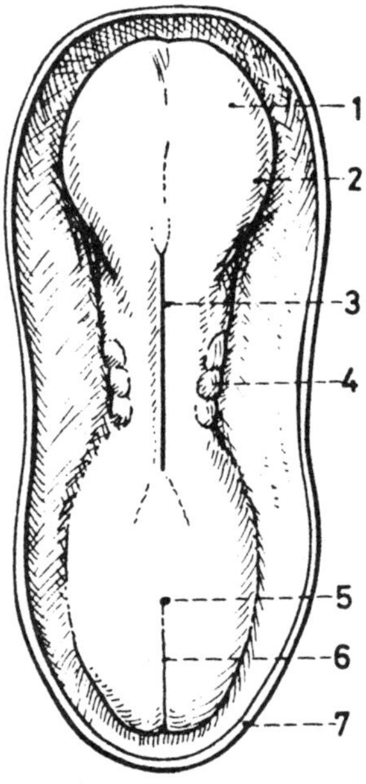

2.2. Entwicklung des Rückenmarks (Abb. 3)

Kaudal vom 4. Somitenpaar differenziert sich das Neuralrohr zum Rückenmark. Die Wand des Neuralrohres nimmt im Bereich des späteren Rückenmarks rasch an Dicke zu. Dadurch wird aus dem anfangs großen Lumen der **Canalis centralis**. Der Zentralkanal wird von einem hohen Zylinderepithel **(Neuroepithel)** ausgekleidet, das sich durch eine hohe Mitoseaktivität auszeichnet **(ventrikuläre**

Abb. 1 Dorsalansicht eines etwa 20 Tage alten menschlichen Embryos
1. Neuralplatte
2. Neuralwulst
3. Neuralrinne
4. Somit
5. Primitivknoten
6. Primitivstreifen
7. Schnittrand des Amnions

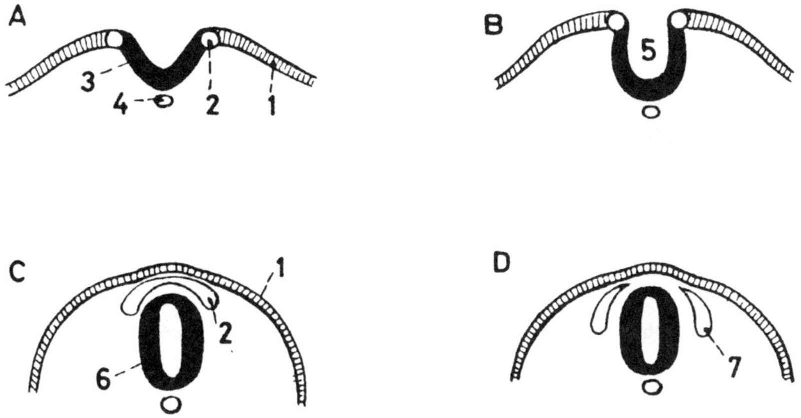

Abb. 2 Die Entwicklung der **Neuralfalten, der Neuralrinne, des Neuralrohres und der Neuralleiste** in schematischen Querschnitten durch Embryonen in aufeinanderfolgenden Entwicklungsstadien

1. Oberflächenektoderm
2. Neuralleiste
3. Neuralfalte
4. Chorda dorsalis
5. Neuralrinne
6. Neuralrohr
7. Spinalganglion

Matrixzone). Die lumennahe Zellschicht, die sich an das Neuroepithel angelagert hat, wird als *Mantelzone* **(Zona nuclearis)** bezeichnet, aus der die graue Substanz, und zwar sowohl die nervösen **(Neuroblasten)** als auch die gliösen Elemente **(Glioblasten** oder **Spongioblasten)** des Rückenmarks hervorgehen. Um die Mantelzone herum bildet sich dann der sog. *Randschleier* **(Marginalzone)**, der später zur weißen Substanz des Rückenmarks wird. Er nimmt die aus den Neuroblasten auswachsenden Zellfortsätze auf, die sich dann zu markhaltigen oder markarmen Nervenfasern differenzieren.

Einige der sich teilenden neuroepithelialen Zellen, die zu *Neuroblasten* werden, verlagern sich nach lateral und bilden die *Mantelzone (Zona nuclearis)*. Durch das Auswachsen langer Zytoplasmafortsätze werden dann aus den Neuroblasten differenzierte **Neuronen**. Die *Glio-* oder *Spongioblasten* gehen ebenfalls aus den neuroepithelialen Zellen der ventrikulären Matrixzone hervor. Sie wandern in die Mantelzone ein und werden dort zu den *Astroblasten*, den Vorläufern der **Astrozyten** oder zu den *Oligodendroblasten*, den Vorläufern der **Oligodendrozyten**. Erst zum Schluß differenzieren sich die eigentlichen **Ependymzellen**, die dann den gesamten Zentralkanal des Rückenmarks epithelartig auskleiden.

Die **Mikroglia (Mesoglia)** differenziert sich aus dem *Mesenchym*, das das ZNS umgibt.

Da fortwährend neue Neuroblasten in die Mantelschicht eintreten, entsteht auf jeder Seite des Neuralrohres eine ventrale und eine dorsale Verdickung. Die ventralen Verdickungen enthalten als **Grundplatten** die Zellen der motorischen *Vorderhörner*, während aus den dorsalen Verdickungen, den **Flügelplatten**, die sensiblen Areale, *Hinterhörner,* hervorgehen. An der inneren Oberfläche des Neuralrohres erscheint beiderseits eine longitudinale Rinne, der **Sulcus limitans**. Er stellt die Grenze zwischen den vorderen motorischen und den hinteren sensiblen Arealen dar. Dorsal und ventral in der Mittellinie verbleiben dünne Wandabschnitte, die **Deckplatte** und die **Bodenplatte**, die keine Neuroblasten enthalten.

Zwischen Vorderhorn und Hinterhorn entsteht das viel kleinere *Seitenhorn*. Es enthält in seinem dorsalen Anteil viszerosensible und in seinem ventralen Anteil viszeromotorische Kernareale. Durch das Wachstum der beiden Flügelplatten verdichtet sich das Gewebe in der

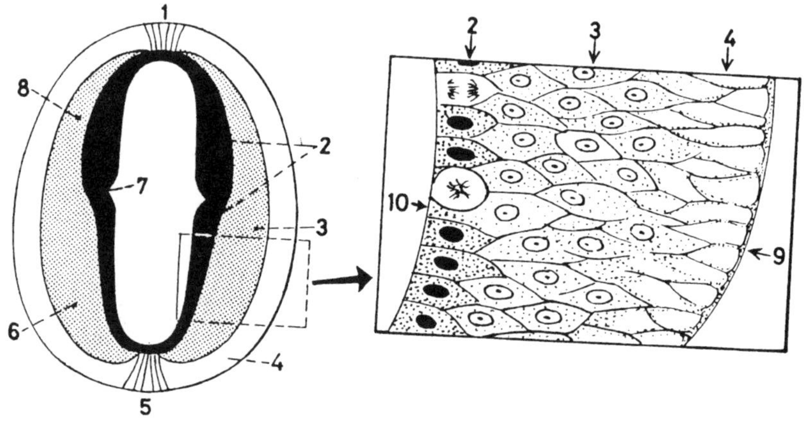

Abb. 3 Histogenese des Neuralrohrs

1. Deckplatte
2. Ventrikuläre Matrixzone
3. Mantelzone (Zona nuclearis)
4. Marginalzone (Zona spongiosa)
5. Bodenplatte
6. Grundplatte
7. Sulcus limitans
8. Flügelplatte
9. Membrana limitans gliae externa
10. Membrana limitans gliae interna

Medianebene und bildet das *Septum dorsale*. Gleichzeitig schrumpft das Lumen des Rückenmarkskanals bis auf den **Canalis centralis** zusammen.

Die Grundplatte liefert das Material für das **Vorderhorn**. Die Neuriten der Vorderhornzellen wachsen aus dem Rückenmark aus und bilden die **Fila radicularia ventralia (anteriora)**. Die Grundplatten vergrößern sich, wodurch es zur Bildung der **Fissura mediana (ventralis) anterior** kommt.

Die zunächst bipolaren, dann pseudounipolaren **Spinalganglienzellen** stammen aus der Neuralleiste. Ihre zentralen Fortsätze bilden die **Fila radicularia dorsalia (posteriora)**.

Beim Embryo nimmt das Rückenmark zunächst noch die gesamte Länge der Wirbelsäule ein. Da aber die Wirbelsäule schneller wächst als das Rückenmark, verlagert sich das kaudale Ende des Rückenmarks allmächlich immer weiter nach kranial. Im 6. Monat reicht das Rückenmark nur noch bis zum 1. Sakralwirbel, bei der Geburt bis zum 3. Lendenwirbel und beim Erwachsenen nur noch bis zum 1. Lendenwirbel. Daraus ergibt sich, daß dann die Spinalnerven, besonders diejenigen der Lumbal- und Sakralsegmente, vom Rückenmark aus schräg nach abwärts zu ihren jeweiligen segmentalen Austrittsstellen aus dem Wirbelkanal verlaufen müssen **(Cauda equina)**.

2.3. Entwicklung des Gehirns (Abb. 4-8)

Am kranialen Ende des Neuralrohres werden die 3 **primären Hirnbläschen** sichtbar (am Ende der *4. Woche*): Das Vorderhirn *(Prosencephalon)*, das Mittelhirn *(Mesencephalon)* und das Rautenhirn *(Rhombencephalon)*. Von der *5. Woche* an läßt sich das Vorderhirn wiederum in zwei Abschnitte untergliedern, nämlich die paarigen Endhirnbläschen *(Telencephalon)* und das unpaare Zwischenhirn *(Diencephalon)*. Auch das Rautenhirn gliedert sich in das Nachhirn *(Metencephalon)* und das verlängerte Mark *(Myelencephalon)*. Somit sind dann 5 **sekundäre Hirnbläschen** entstanden (Abb. 4).

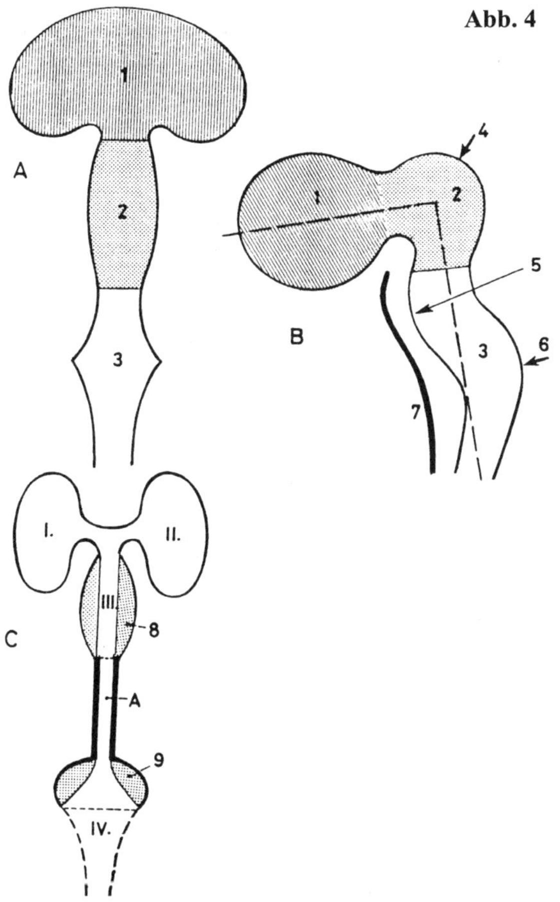

Abb. 4 Schematische Darstellung der Hirnbläschen A) Aufsicht und B) Ansicht von der Seite des Dreibläschenstadiums sowie C) Fünfbläschenstadiums

1. Prosencephalon
2. Mesencephalon
3. Rhombencephalon
4. Scheitelbeuge
5. Brückenbeuge
6. Nackenbeuge
7. Chorda dorsalis
8. Anlage des Thalamus
9. Anlage des Kleinhirns

A = Aquaeductus cerebri
I. und II. = Seitenventrikel
III. = III. Ventrikel
IV. = IV. Ventrikel

Während der 4. Woche wächst das Gehirn sehr schnell und krümmt sich nach ventral. Die stärkste Krümmung liegt im Mittelhirnabschnitt und wird als **Scheitelbeuge** bezeichnet. Eine weitere Krümmung ergibt sich am Übergang vom Rautenhirn in das Rückenmark, die sog. **Nackenbeuge**. Später entsteht noch am Metencephalon die nach ventral vorspringende **Brückenbeuge** (Abb. 4).

In den Anfangsstadien der Entwicklung hat das Gehirn noch die gleiche Grundstruktur wie das Rückenmark. Der *Sulcus limitans* reicht kranial nur bis zur Übergangszone von Mittel- und Vorderhirn. Flügel- und Grundplatten sind nur im Mittelhirn und im Rautenhirn zu unterscheiden.

Die Nackenbeuge markiert die Grenze zwischen Rautenhirn und Rückenmark. Das Myelencephalon wird zur **Medulla oblongata**; aus dem Metencephalon entstehen der **Pons** *(Brücke)* und das **Cerebellum** *(Kleinhirn)*. Der Hohlraum des Rhombencephalon wird zum **IV. Ventrikel**, der kaudalwärts in den Zentralkanal übergeht.

Der kaudale Abschnitt des **Myelencephalon** ähnelt dem Rückenmark sowohl in entwicklungsgeschichtlicher als auch in struktureller Hinsicht. Der rostrale Abschnitt des Myelencephalon verbreitert sich stark und flacht sich gegenüber der Brückenbeuge ab. Sein Lumen wird zum *IV. Ventrikel*. Die Seitenwände des Neuralrohres drehen sich um eine gedachte Längsachse in der Bodenplatte. Diese Bewegung kann mit dem Öffnen eines Buches

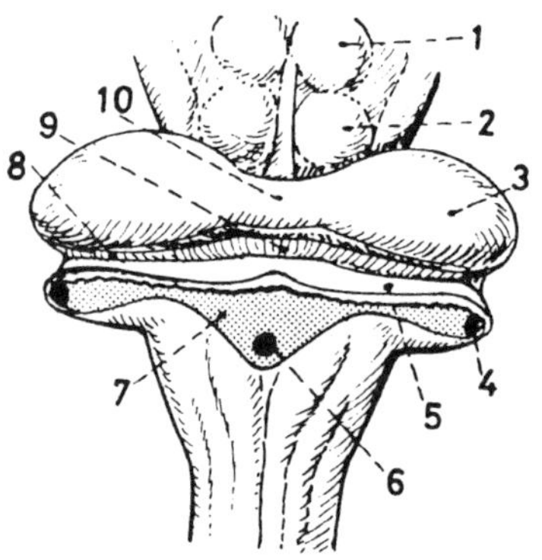

Abb. 5 Dorsalansicht des Mesencephalon und des Rhombencephalon bei einem 8 Wochen alten Embryo

1. Colliculus superior (rostralis)
2. Colliculus inferior (caudalis)
3. Kleinhirnhemisphäre
4. Apertura lateralis ventriculi quarti (Luschkae)
5. Velum medullare inferius (caudale)
6. Apertura mediana ventriculi quarti (Magendii)
7. Deckplatte des IV. Ventrikels (Lamina choroidea epithelialis ventriculi quarti)
8. Flocculus
9. Nodulus
10. Vermis

verglichen werden. Infolge dieser Bewegung streckt sich die Deckplatte und besteht dann aus einer einzige Lage von Zellen ***(Lamina choroidea epithelialis ventriculi quarti)***. Sie wird von gefäßreichem Mesenchym der Pia mater bedeckt. Dieser Teil der Pia wird als ***Tela choroidea*** bezeichnet. Die zottenartigen Einstülpungen des Gefäßmesenchyms bilden den ***Plexus choroideus***, der die Zerebrospinalflüssigkeit des ZNS abscheidet. Im 4. Entwicklungsmonat treten in der Deckplatte des Rhombencephalon lokalisierte dünne Bezirke auf, die sich schließlich auflösen (Abb. 5). Dadurch entstehen zwei laterale Öffnungen ***(Aperturae laterales von Luschka)*** und eine mediale ***(Apertura mediana von Magendie)***. Durch diese Öffnungen verläßt der Liquor cerebrospinalis das Ventrikelsystems, durch die er in den Subarachnoidalraum gelangt.

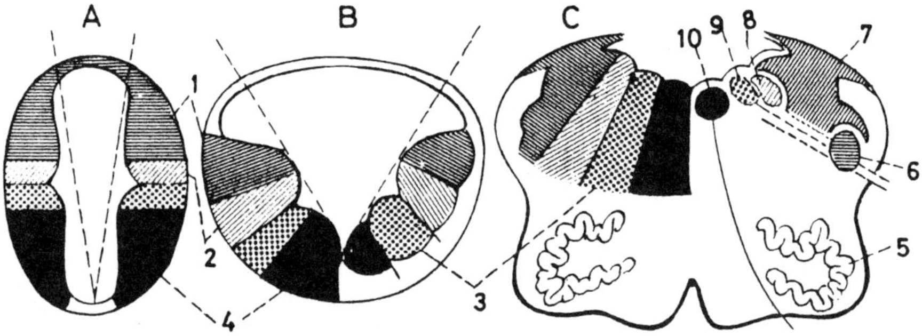

Abb. 6 Längszonengliederung des Neuralrohres (A) und der Medulla oblongata (B, C)

1. u. 2. Flügelplatte
1. Somatosensible Zone
2. Viszerosensible Zone
3. u. 4. Grundplatte
3. Viszeromotorische Zone
4. Somatomotorische Zone
5. Nucleus olivaris inferior (caudalis)
6. Nucleus tractus spinalis n. trigemini
7. Nuclei vestibulares und cochleares
8. Nucleus lateralis alae cinereae
9. Nucleus medialis alae cinereae (Nucleus dorsalis n. vagi)
10. Nucleus n. hypoglossi

Das **Metencephalon** *besteht aus der Brücke und dem Kleinhirn.* Sein Lumen erweitert sich zum *IV. Ventrikel.* Ähnlich wie im rostralen Teil des Myelencephalon bewirkt die Brückenbeuge ein Auseinanderweichen der lateralen Abschnitte der Medulla oblongata, wodurch auch die graue Substanz am Boden des IV. Ventrikels neu verteilt wird. Wie im Myelencephalon entwickeln sich auch hier in der medial gelegenen Basalplatte motorische Kerne *(somato-, branchial-* und *viszeromotorische Kerne)* und die Neuroblasten der lateral gelegenen Flügelplatte bilden beiderseits die sensiblen Kernsäulen *(viszerosensible, gustatorische* und *somatosensible Kerne)* (Abb. 6 - die branchialmotorischen und gustatorischen Kerne wurden nicht dargestellt). Das Kleinhirn entsteht aus einer paarigen Verdickung des dorsalen Flügelplattenabschnittes, den sog. ***Kleinhirnwülsten***. Diese verwachsen später in der Mittellinie zu einem unpaaren Abschnitt, der Anlage des Kleinhirnwurmes, und stülpen sich mehr und mehr über Brücke und verlängertes Mark hinweg nach kaudal vor.

Das **Mesencephalon** macht weit weniger gestaltliche Veränderungen durch als die anderen Hirnabschnitte mit Ausnahme des unteren Teils des Myelencephalon. Sein Lumen verengt sich zum *Aquaeductus cerebri*, der den III. und IV. Ventrikel miteinander verbindet.

Auf jeder Seite des **Prosencephalon** treten laterale Vorwölbungen, die *Augenbläschen* auf, die die Anlage von Retina und Sehnerv bilden. Kurze Zeit später entstehen weiter rostral die beiden *Endhirnbläschen* als Anlage der *Großhirnhemisphären* ***(Telencephalon)***. Die zugehörigen Hohlräume werden zu den *Seitenventrikeln (Ventrikuli laterales)*.

Der hintere Anteil des Vorderhirns wird zum *Zwischenhirn* ***(Diencephalon)***, und sein Hohlraum wird zum *III. Ventrikel* eingeengt, an dessen Bildung im vorderen Bereich jedoch auch das Telencephalon beteiligt ist.

Das **Telencephalon** besteht aus einem unpaaren medianen Teil, der rostral durch die *Lamina terminalis* abgegrenzt wird, und den beiden lateral anschließenden Endhirnbläschen. Der Hohlraum des mittleren Abschnittes bildet den vordersten Teil des *III. Ventrikels*, die Hohlräume der Endhirnbläschen die *Seitenventrikel*, die durch die *Foramina interventricularia* mit dem III. Ventrikel in Verbindung stehen. Während sich der größte Teil der Hemisphärenwand stark verdickt, bleibt im Bereich einer schmalen längsverlaufenden Zone an der Innenseite der Endhirnbläschen, der sog. *Fissura choroidea*, die Hemisphärenwand dünn. Ursprünglich liegt dieser dünne, ependymale Teil im Dach der Endhirnbläschen ***(Lamina choroidea epithelialis ventriculi lateralis)*** und setzt sich in das ebenfalls dünn bleibende Dach des Zwischenhirns ***(Lamina choroidea epithelialis ventriculi tertii)*** fort. Später entwickeln sich über dieser Stelle die ***Telae choroideae*** mit den ***Plexus choroidei*** der Seitenventrikel und des III. Ventrikels (Abb. 7). Wenn sich die Hemisphären ballonartig ausdehnen, überdecken sie nacheinander das Zwischen-, Mittel- und Rautenhirn.

Die Endhirnbläschen wachsen ungleichmäßig und nehmen eine C-förmige Gestalt an. Der ***Ganglienhügel (Corpus striatum)*** erscheint in der *6. Woche* am Boden der Endhirnbläschen. Bei der Differenzierung der Hirnrinde entstehen die Projektionsbahnen, die von und zum Cortex verlaufen und durch das Corpus striatum hindurchwachsen. Dadurch wird das Striatum in den *Nucleus caudatus* und das *Putamen* gespalten (Abb. 7). Der *Globus pallidus (Pallidum)* stammt aus der Wand des Diencephalon. Die Gesamtheit der hier auf engem Raum gebündelten Fasermassen wird jetzt als ***Capsula interna*** bezeichnet. Die aus der Hirnrinde absteigenden Fasern setzen sich über die innere Kapsel direkt in den Hirnschenkeln am Boden des Mesencephalon und von dort im Bereich der Brücke fort. Die mediale Wand des Seitenventrikels verschmilzt mit der Wand des Zwischenhirns. Dadurch kommt der Nucleus caudatus neben den Thalamus zu liegen.

Die Großhirnhemisphären dehnen sich nach vorn, hinten und unten weiter aus und bilden dort die *Stirn-, Schläfen-* und *Hinterhauptslappen*. Der Bereich über dem Corpus striatum bleibt dabei im Wachstum zurück, so daß dieses Areal eine Einsenkung bildet, die als *Insel* bezeichnet wird.

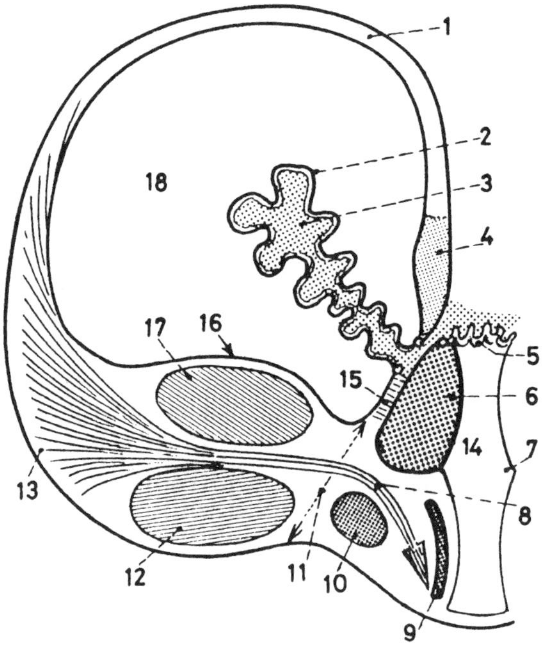

Abb. 7 Frontalschnitt durch das Telencephalon und Diencephalon, Aufteilung des Ganglienhügels durch die einwachsenden Fasermassen der Capsula interna

1. Wand der Hemisphärenblase
2. Lamina choroidea epithelialis ventriculi lateralis
3. Tela choroidea und Plexus choroideus ventriculi lateralis
4. Randbogengebiet (Hippocampusformation)
5. Lamina choroidea epithelialis und Tela choroidea (oben) ventriculi tertii
6. Thalamus
7. Sulcus hypothalamicus
8. Fasern der Capsula interna
9. Hypothalamus
10. Globus pallidus
11. Grenze zwischen Telencephalon und Diencephalon
12. Putamen
13. Anlage der Großhirnrinde
14. III. Ventrikel
15. Lamina affixa thalami
16. Ganglienhügel
17. Nucleus caudatus
18. Ventriculus lateralis

Im Zusammenhang mit der Differenzierung der Großhirnrinde entstehen auch Fasergruppen, die korrespondierende Rindenfelder beider Hemisphären miteinander verbinden, die **Kommissurenbahnen** (Abb. 8). Die wichtigsten dieser Querverbindungen benutzen als Weg die *Lamina terminalis*, die als zentraler Teil des Telencephalon von der Deckplatte des Diencephalon bis zum Chiasma opticum reicht. Als erste von den Querverbindungen tritt die

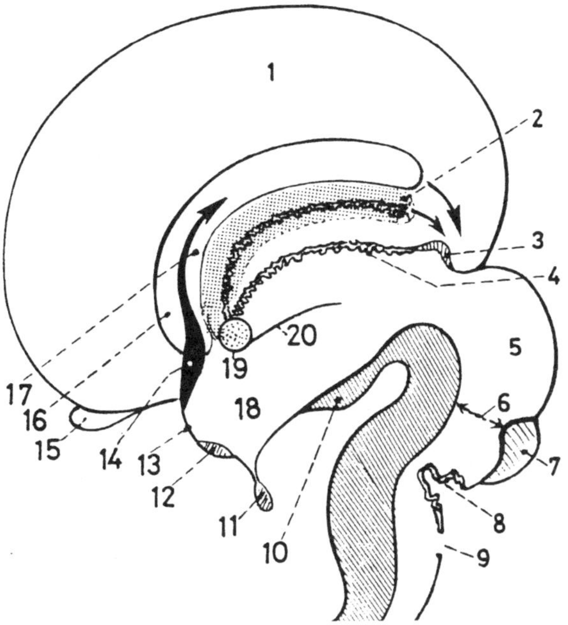

Abb. 8 **Einwachsen der Kommissurenplatte in den Randbogen und Unterteilung desselben**

1. Medialfläche der rechten Hemisphäre
2. Area choroidea mit Plexus choroideus
3. Anlage des Corpus pineale
4. Lamina choroidea epithelialis und Tela choroidea ventriculi tertii
5. Anlage des Aquaeductus cerebri im Mesencephalon
6. Isthmus rhombencephali
7. Anlage des Kleinhirns
8. Lamina choroidea epithelialis und Tela choroidea ventriculi quarti
9. Apertura mediana ventriculi quarti (Magendii)
10. Anlage des Corpus mamillare
11. Anlage der Neurohypophyse
12. Chiasmaplatte
13. Lamina terminalis
14. Kommissurenplatte
15. Bulbus olfactorius
16. Äußerer Randbogen (Gyrus paraterminalis, Indusium griseum und Gyrus fasciolaris)
17. Innerer Randbogen (Hippocampus und Fornix)
18. Hypothalamus
19. Foramen interventriculare
20. Sulcus hypothalamicus

Commissura anterior (rostralis) auf. Sie verbindet die beiden Riechhirnareale untereinander. Der ***Fornix*** entsteht als längsverlaufendes Fasersystem in der Seitenwand des Telencephalon direkt über der Fissura choroidea. Seine Fasern gehen vom Hippocampus aus und verlaufen bogenförmig über die Deckplatte des Diencephalon. Sie ziehen vor dem Foramen interventriculare vorbei nach unten und enden im Corpus mamillare am Boden des Zwischenhirns. Unterhalb des späteren Balkens vereinigen sich die Schenkel des Fornix zur *Commissura fornicis,* in der die Fasern auf die andere Seite hinüberkreuzen.

Das größte Kommissurensystem stellt das ***Corpus callosum*** dar, das die neokortikalen Gebiete miteinander verbindet. Anfänglich bildet es ein kleines Bündel in der Lamina terminalis. Mit der fortgesetzten Vergrößerung des Neopallium dehnt es sich sehr bald zuerst nach vorn und dann nach hinten aus und überbrückt die Decke des Diencephalon. Mit der Vergrößerung des Balkens nach vorne wird ein Teil der Lamina terminalis ganz dünn ausgezogen, so daß das *Septum pellucidum* entsteht. Häufig findet sich im Septum pellucidum eine kleine Höhle *(Cavum septi pellucidi)*, die aber zum Ventrikelsystem in keiner Beziehung steht. Man geht davon aus, daß die zwei Lamellen des Septums durch die Aneinanderlagerung der Hemisphärenwände vor der Lamina terminalis entstanden sein könnten.

Außer den genannten Kommissuren, die sich innerhalb der Lamina terminalis entwickeln, treten noch drei weitere auf. Zwei von ihnen, die ***Commissura posterior*** und ***Commissura habenularum***, befinden sich unmittelbar hinter bzw. vor dem Epiphysenstiel. Die dritte, das ***Chiasma opticum***, tritt in der rostralen Wand des Diencephalon auf und enthält Fasern aus den medialen Hälften der Netzhaut, die die Mittellinie auf ihrem Weg zum Corpus geniculatum laterale und zum Colliculus superior kreuzen.

3. HIRNHÄUTE (MENINGES)

Die Oberfläche des Gehirns ist von drei Hirnhäute bedeckt: (Abb. 9)
Der äußeren **Dura mater (Pachymeninx)**,
der inneren **Leptomeninx** bestehend aus **Arachnoidea** und **Pia mater**.

3.1. PACHYMENINX DES GEHIRNS

Die harte Hirnhaut des Gehirns, **Dura mater encephali**, kleidet die Innenfläche der Schädelhöhle aus, gleichzeitig bildet ihre äußere Schicht das innere Periost des Schädels. Die Dura wird an den Kopfpräparaten in situ studiert.

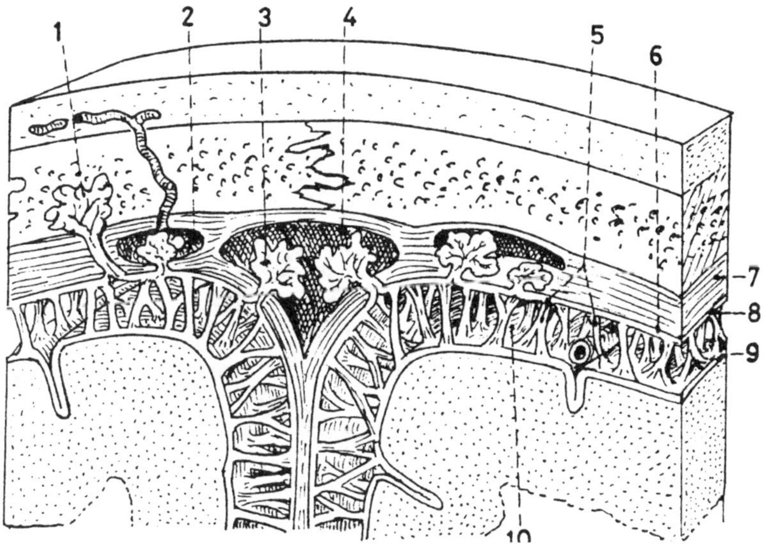

Abb. 9 Hirnhäute und Subarachnoidealraum

1. Bildung von Foveolae granulares an der Innenseite des Schädeldaches
2. Lacunae laterales des Sinus sagittalis superior
3. Granulationes arachnoideales (Pacchioni)
4. Sinus sagittalis superior
5. Trabekel und Septen des Subarachnoidealraumes
6. Cavum (Cavitas) subdurale
7. Dura mater encephali
8. Arachnoidea
9. Pia mater
10. Cavum (Cavitas) subarachnoideale

Die Bildungen der Dura mater encephali sind:

Falx cerebri, die *Hirnsichel*, ein medianer Fortsatz, der vorn an der Crista galli entspringt, oben von der Crista frontalis bzw. den Rändern des Sulcus sinus sagittalis superioris ausgeht und sich hinten am Scheitel des Tentorium bzw. an der Protuberantia occipitalis interna festsetzt. Ihr unterer freier Rand ragt vorne in die Fissura longitudinalis cerebri und verläuft nach hinten dicht oberhalb des Balkens.

Falx cerebelli, die *Kleinhirnsichel*, ist die Fortsetzung der Hirnsichel von der Protuberantia occipitalis interna zum Foramen magnum, wo sie in die Incisura cerebelli posterior eindringt.

Tentorium cerebelli, das *Kleinhirnzelt*, schiebt sich zwischen Kleinhirn und Großhirn. Es entspringt jederseits der oberen Kante der Schläfenbeinpyramide und am Rand des Sulcus

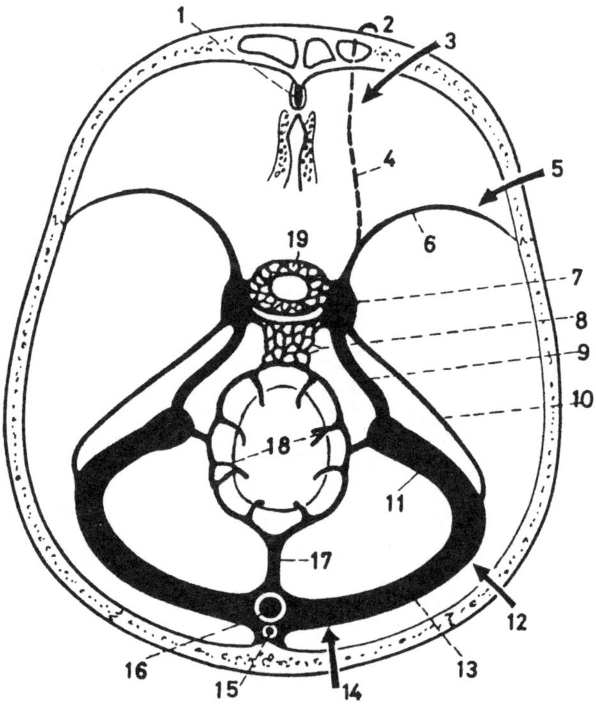

Abb. 10 **Sinus durae matris** an der Innenfläche der Schädelbasis

1. Vorderer Abschnitt des Sinus sagittalis superior
2. V. angularis
3. V. diploica frontalis
4. V. ophthalmica superior
5. V. diploica temporalis anterior
6. Sinus sphenoparietalis
7. Sinus cavernosus
8. Plexus basilaris
9. Sinus petrosus inferior
10. Sinus petrosus superior
11. Sinus sigmoideus
12. V. diploica temporalis posterior
13. Sinus transversus
14. V. diploica occipitalis
15. Hinterer Abschnitt des Sinus sagittalis superior
16. Sinus rectus
17. Sinus occipitalis
18. Plexus venosus vertebrales interni
19. Sinus intercavernosi

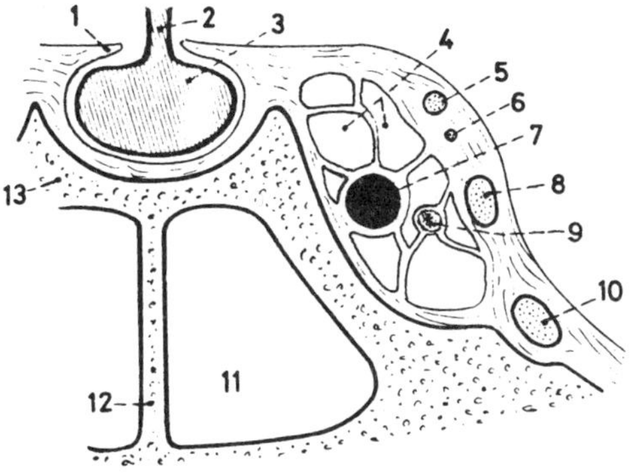

Abb. 11 Frontalschnitt durch den Sinus cavernosus und die Sella turcica

1. Diaphragma sellae
2. Hypophysenstiel
3. Hypophyse
4. Sinus cavernosus
5. N. oculomotorius (N. III)
6. N. trochlearis (N. IV)
7. A. carotis interna
8. N. ophthalmicus (N. V/1)
9. N. abducens (N. VI)
10. N. maxillaris (N. V/2)
11. Sinus sphenoidalis
12. Septum sinuum sphenoidalium
13. Sella turcica

sinus transversi ossis occipitalis und spannt sich horizontal über die hintere Schädelgrube. Nur vorn bleibt eine Durchtrittsstelle für den Hirnstamm frei - *Incisura tentorii.*

Das **Diaphragma sellae** ist ein Blatt der Dura mater, das die Fossa hypophysialis bedeckt (Abb. 11). In seiner Mitte befindet sich ein Loch für den Durchtritt des Hypophysenstiels.

Das **Cavum trigeminale (Meckeli)** ist eine taschenartige Verdoppelung der Dura an der Impressio trigemini der Schläfenbeinpyramide, wo das Ganglion trigeminale untergebracht wird.

Die harte Hirnhaut des Gehirns bildet die weiten venösen Blutleiter, die **Sinus durae matris** (Abb. 10). Sie führen das venöse Blut der Schädelhöhle (aus dem Gehirn, den Hirnhäuten, dem Innenohr und z.T. der Augenhöhle) in die *Vena jugularis interna.*

Der **Sinus sagittalis superior** liegt im Sulcus sinus sagittalis superioris (im oberen Rand der Falx cerebri) und führt das Blut in den *Confluens sinuum.*

Der **Sinus sagittalis inferior** befindet sich am unteren Rand der Falx cerebri und mündet in den *Sinus rectus.*

Der **Sinus rectus** liegt zwischen dem Scheitel des Tentoriums und der Falx cerebri und leitet das Blut zum *Confluens sinuum.*

Der **Sinus occipitalis** befindet sich in der Falx cerebelli und mündet in den *Confluens sinuum.*

Der **Confluens sinuum** entsteht an der Protuberantia occipitalis interna.

Der **Sinus transversus** befindet sich im Sulcus sinus transversi des Hinterhauptsbeins und verbindet den Confluens sinuum mit dem *Sinus sigmoideus.*

Der **Sinus sigmoideus** liegt im Sulcus sinus sigmoidei des Processus mastoideus und leitet das Blut in die *V. jugularis interna.*

Der **Sinus cavernosus** befindet sich an den beiden Seiten der Sella turcica. Die **Sinus intracavernosi** verbinden den linken und rechten Sinus cavernosus, so daß um die Hypophyse ein Venenring zustande kommt.

Der **Sinus petrosus superior** liegt im Sulcus sinus petrosi superioris der oberen Felsenbeinkante und leitet das Blut vom Sinus cavernosus zum *Sinus sigmoideum*.

Der **Sinus petrosus inferior** ist im Sulcus sinus petrosi inferioris an der hinteren Unterkante des Felsenbeins lokalisiert und verbindet den Sinus cavernosus mit der *V. jugularis interna*.

Der **Sinus sphenoparietalis** liegt am hinteren Rand der Ala minor ossis sphenoidalis und mündet in den *Sinus cavernosus*.

Zuflüsse der Sinus durae matris:

Vv. cerebri superiores zum Sinus sagittalis superior;

Vv. cerebri inferiores zu den Sinus transversus, Sinus petrosus superior und Sinus cavernosus;

V. cerebri magna zum Sinus rectus;

V. cerebri media superficialis zum Sinus cavernosus;

V. ophthalmica superior in den Sinus cavernosus;

V. labyrinthi in den Sinus petrosus inferior;

Vv. durae matris.

Durch die **Vv. emissariae** *(V. emissaria parietalis, occipitalis, condylaris* und *mastoidea)* bestehen weitere Ableitungswege der intrakranialen Venen (Sinus) zu den extrakranialen Venen (Abb. 10).

Den Vv. emissariae vergleichbar sind die **Plexus venosi**, die in Begleitung größerer Arterien oder Nerven durch die Schädelbasis ziehen:

Der *Plexus venosus foraminis ovalis* zwischen Sinus cavernosus und Plexus pterygoideus,
der *Plexus venosus caroticus internus* im Canalis caroticus zwischen Sinus cavernosus und Plexus pterygoideus,
der *Plexus basilaris,* der auf dem Clivus liegt und die Sinus cavernosi mit dem Sinus petrosi sowie den Plexus venosus vertebrales interni verbindet,
der *Plexus venosus canalis hypoglossi* zwischen dem Venengeflecht um das Foramen magnum und der V. jugularis interna.

Die **Vv. diploicae** verbinden ebenfalls die intrakranialen Venen mit den extrakranialen Venen, die durch die Diploae in weiten Kanälen verlaufen *(V. diploica frontalis, Vv. diploicae temporales, V. diploica occipitalis)*.

Klinische Bedeutung besitzen die Verbindungen zwischen venösen Blutleitern und extrakranialen Venen deshalb, weil sich auf diesem Weg Infektionen von den Kopfweichteilen auf die Hirnhäute ausbereiten können (z.B. Verschleppungsgefahr von Keimen bei Oberlippen- und Nasenfurunkeln über die V. ophthalmica superior zum Sinus cavernosus).

Die A. carotis interna und N. abducens (N. VI) ziehen durch den **Sulcus cavernosus** (Abb. 11). In der lateralen Wand des Sinus cavernosus liegen der N. oculomotorius (N. III), der N. trochlearis (N. IV), der N. ophthalmicus (N. V/1) und z.T. der N. maxillaris (N. V/2).

Blutversorgung der Dura mater encephali (Aa. meningeae):

Die **A. meningea anterior** ist ein Ast der *A. ethmoidalis anterior* (aus A. ophthalmica) und versorgt die Umgebung der Lamina cribrosa.

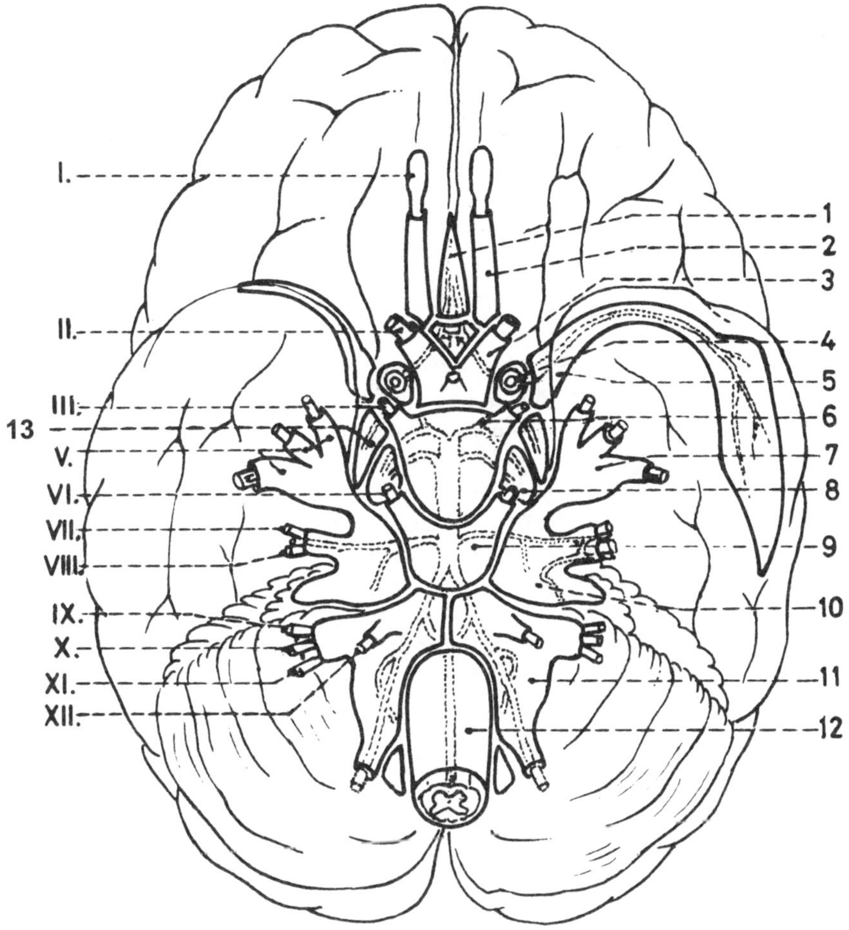

Abb. 12 Beziehungen der basalen Zisternen zum basalen Arteriensystem und zu den Hirnnerven

1. Cisterna corporis callosi
2. Cisterna olfactoria
3. Cisterna chiasmatis
4. Cisterna carotica mit A. carotis interna
5. Cisterna fossae lateralis mit A. cerebri media
6. Cisterna interpeduncularis und A. communicans posterior
7. Cisterna trigeminalis
8. Cisterna ambiens mit A. cerebri posterior und A. cerebelli superior
9. Cisterna pontis mediana
10. Cisterna pontocerebellaris
11. Cisterna cerebellomedullaris lateralis
12. Cisterna spinalis anterior
13. Cisterna cruralis mit A. choroidea anterior

römische Ziffern: Hirnnerven

Die **A. meningea media** ist ein Ast der *A. maxillaris* und tritt in die mittlere Schädelgrube durch das Foramen spinosum ein. Sie verläuft lateral und verzweigt sich in einen vorderen und einen hinteren Ast. Sie versorgt einen großen Teil der harten Hirnhaut des Gehirns.

Die **A. meningea posterior** stammt aus der *A. pharyngea ascendens* und tritt durch das Foramen jugulare in die hintere Schädelgrube ein. Ihr Versorgungsgebiet ist die Umgebung des Foramen jugulare.

Innervation der Dura mater encephali (Rr. meningei):

Die Dura wird reichlich von *sensiblen* Nervenfasern versorgt (schmerzempfindlich). Die Nerven der Hirnhäute enthalten auch *postganglionäre sympathische* Fasern, die vom Ganglion cervicale superius stammen. Sie sind vasokonstriktorische Fasern.

Der **R. meningeus anterior** ist ein Ast des *N. ethmoidalis anterior* (aus N. V/1) und innerviert die Hirnhäute in der vorderen Schädelgrube.

Der **R. meningeus medius** zweigt sich vom *N. maxillaris* (N. V/2) ab, ehe dieser im Foramen rotundum durch die Schädelbasis tritt. Er breitet sich an jedem Teil der Dura aus, den der vordere Ast der A. meningea media versorgt.

Der **R. meningeus nervi mandibularis** trennt sich erst extrakraniell vom *N. mandibularis* (N. V/3), er kehrt mit der A. meningea media durch das Foramen spinosum in die mittlere Schädelgrube zurück und verzweigt sich mit dem hinteren Ast der A. meningea media an der Dura.

Der **R. meningeus posterior** zur Dura der hinteren Schädelgrube geht vom Ganglion superius des *N. vagus* (N. X) ab und kehrt durch das Foramen jugulare in die Schädelhöhle zurück.

Der **R. tentorii** ist ein Ast des *N. ophthalmicus* (N. V/1), begleitet rückläufig den N. trochlearis und verzweigt sich am Tentorium cerebelli und am hinteren Abschnitt der Falx cerebri.

3.2. LEPTOMENINX

Die **Leptomeninx** besteht aus der *Spinnwebhaut (Arachnoidea)* und der *Pia mater*.

Die **Arachnoidea** des Gehirns liegt der Innenfläche der Dura mater dicht an und ist von ihr durch einen kapillaren Spalt, *Cavum (Cavitas) subdurale*, getrennt. (Nach neueren Auffassungen existiert unter normalen Bedingungen kein Subduralraum.) Sie zieht über die Hirnwindungen hinweg. Seitlich der Fissura longitudinalis cerebri schieben sich pilzartige Wucherungen der Arachnoidea, *Granulationes arachnoidales* oder *Granulationes arachnoideae (Pacchioni)*, in die Lacunae laterales des Sinus sagittalis superior vor (Abb. 9). Diese Arachnoidealzotten leiten den großen Teil des Liquors in den Sinus sagittalis superior.

Die **Pia mater** ist die gefäßführende Hirnhaut. Sie grenzt direkt an die Hirnsubstanz und von ihr gehen die Gefäße in das Hirngewebe ab. Von der eigentlichen äußeren Grenzschicht des Gehirns und des Rückenmarks, der *Membrana limitans gliae superficialis*, ist die Pia mater durch eine *Basallamina* getrennt. Die Pia wird durch den liquorhaltigen Subarachnoidealraum, **Cavum (Cavitas) subarachnoideale**, von der Arachnoidea getrennt. Im Bereich tiefer Einsenkungen der Gehirnoberfläche entstehen die **Cisternae subarachnoideales**.

Die Cisternae subarachnoideales:

Die **Cisterna cerebellomedullaris (magna)** liegt auf der Dorsalseite der Medulla oblongata unter dem Kleinhirn. Über die Apertura mediana kann Liquor aus dem IV. Ventrikel in diese Cisterna abfließen. Sie kann zwischen Atlas und Hinterrand des Foramen magnum punktiert werden (Suboccipitalpunktion = Cisternapunktion). Sie enthält eine Schlinge der A. cerebelli inferior posterior.

Als **Cisterna basalis** (Abb. 12) werden mehrere Kammern zusammengefasst, sie sich an der Unterseite des Hirnstammes und des Zwischenhirns erstrecken.

Die **Cisterna pontis mediana** (unpaare) liegt zwischen der Basalfläche des Pons und dem Clivus, worin die A. basilaris, der Anfangsteil der Aa. cerebelli inferiores anteriores und die Nn. abducentes (Nn. VI) verlaufen.

Die **Cisterna pontocerebellaris** (paarige) umfasst den Bereich des Kleinhirnbrückenwinkels. Lateral dehnt sie sich in den Meatus acusticus internus, nach vorn in das Cavum trigeminale aus. Sie enthält den Recessus lateralis ventriculi quarti mit der Apertura lateralis und dem Bochdalekschen Blumenkörbchen, die A. cerebelli inferior anterior, die A. labyrinthi, den N. facialis (N. VII), den N. vestibulocochlearis (N. VIII) sowie den N. trigeminus (N. V).

Die **Cisterna ambiens** (paarige) umschließt von lateral das Mittelhirn. Sie verbindet die Cisterna interpeduncularis mit der Cisterna venae magnae cerebri und enthält die A. cerebri posterior, die A. cerebelli superior, die V. basalis (Rosenthali) und den N. trochlearis (N. IV).

Die **Cisterna cruralis** (paarige) liegt lateral von Cisterna ambiens zwischen Crus cerebri und Gyrus parahippocampalis und enthält die A. choroidea anterior.

Die **Cisterna fossae lateralis cerebri** (paarige) leitet den Liquor von basal nach dorsal und enthält die A. cerebri media und ihre Äste.

Die **Cisterna carotica** (paarige) umscheidet die A. carotis interna und den Ursprung der A. ophthalmica, der A. choroidea anterior und der A. communicans posterior.

Die **Cisterna interpeduncularis** (unpaare) liegt im Bereich der Fossa interpeduncularis und der Corpora mamillaria. Sie enthält den vordere Teil der A. basilaris, die Aa. cerebelli superiores, die Aa. cerebri posteriores und die Nn. oculomotorii (Nn. III).

Die **Cisterna chiasmatis** (unpaare), die das Chiasma opticum, die Nn. optici (Nn. II), das Infundibulum und den Hypophysenstiel beherbergt, ist hinten durch eine Lamelle von der Cisterna interpeduncularis getrennt. Eine Ausstülpung der Arachnoidea begleitet den N. opticus in die Orbita.

Die **Cisterna laminae terminalis** (unpaare) erstreckt sich von Chiasma opticum bis zum Balkenknie. Ein Septum trennt sie von den Cisternae caroticae und der Cisterna chiasmatis. Sie enthält die Aa. cerebri anteriores, die A. communicans anterior und ihre Äste.

Die **Cisterna corporis callosi** (unpaare) liegt über dem Balken und verteilt den Liquor auf die mediale Hemisphärenfläche.

Die **Cisterna venae magnae cerebri** (unpaare) liegt zwischen Splenium corporis callosi und Lamina tecti und reicht hinten bis zum Velum medullare superius. Sie enthält das Corpus pineale, die V. cerebri magna (Galeni) und die Aa. cerebri posteriores. Sie steht mit der Cisterna corporis callosi und beiderseits mit der Cisterna ambiens in Verbindung.

3.3. RÜCKENMARKSHÄUTE (Abb. 13 und 14)

Im Wirbelkanal sind **Dura mater spinalis** und **Periost (Endorachis)** durch einen mit Fettgewebe gefüllten Spaltraum, **Cavum (Cavitas) epiduralis**, voneinander getrennt, der Venen *(Plexus venosus vertebrales interni)*, Arterien, Lymphgefäße und sensible Nerven der Dura aufnimmt. Im Bereich des Foramen magnum verschmelzen die harte Rückenmarkshaut und das Periost des Wirbelkanals. Die Dura mater spinalis bildet einen langen Sack und umhüllt außerhalb des Rückenmarks auch die Cauda equina. Dieser reicht bis in Höhe des 2. Sakralwirbels, verengt sich dort und setzt sich in das **Filum terminale durae matris spinalis** bis zum Periost des Steißbeins fort. Der Epiduralraum bildet ein verschiebbares Polster für den Duralsack, der bei Bewegungen der Wirbelsäule und des Kopfes mitbewegt wird.

Der Innenfläche der Dura liegt die **Arachnoidea** dicht an. Das **Cavum (Cavitas) subdurale** zwischen Dura und Arachnoidea ist ein virtueller Spalt ohne Verbindung mit anderen Räumen, der nur unter pathologischen Bedingungen zu einem wirklichen Raum erweitert wird. Die Spinnwebhaut begrenzt den mit Liquor cerebrospinalis gefüllten Subarachnoidealraum, **Cavum (Cavitas) subarachnoideale**. Aus dem unteren Abschnitt des Subarachnoidealraumes kann Liquor zu Untersuchungen entnommen werden *(Lumbalpunktion)*. Dieser wird meist aus dem Spatium interspinosum (L_4/L_5 oder L_5/S_1) entnommen. Dieser Abschnitt des Epiduralraumes und des Subarachnoidealraumes wird auch für lokale Anästhesie *(Sakralanästhesie)* bei den Operationen im Unterbauch, im Becken oder an den unteren Extremitäten genutzt.

Dura und Arachnoidea begleiten die Spinalwurzeln und umhüllen auch das Spinalganglion. Die trichterförmigen Wurzeltaschen enthalten in ihrem proximalen Teil noch Liquor.

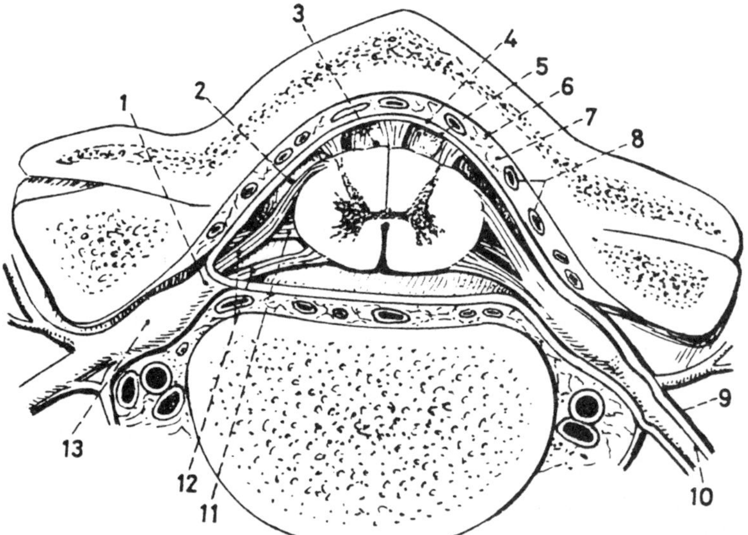

Abb. 13 Querschnitt durch den Wirbelkanal mit Rückenmark und Rückenmarkshäuten

1. Radikularnerv
2. Cavum (Cavitas) subarachnoideale
3. Pia mater
4. Dura mater spinalis
5. Arachnoidea
6. Endorhachis
7. Cavum (Cavitas) epidurale
8. Plexus venosus vertebrales interni
9. Epineurium
10. Perineurium
11. Lig. denticulatum
12. Radix dorsalis und Radix ventralis des N. spinalis
13. Ggl. spinaletralisa
13. Ggl. spinale

Abb. 14 **Cauda equina im Duralsack** (Wirbelbögen und Dura mater spinalis weitgehend entfernt)

1. Dura mater spinalis
2. Cauda equina
3. Ganglia spinales
4. Filum terminale durae matris spinalis

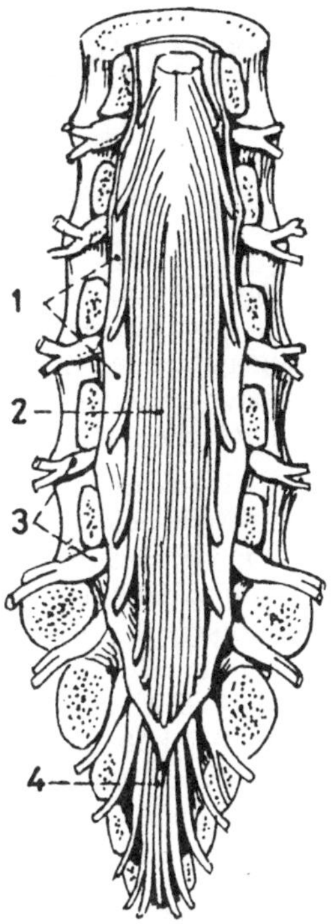

Die gefäßführende **Pia mater spinalis** umhüllt die Oberfläche des Rückenmarks. Zu beiden Seiten des Rückenmarks zieht von der Pia eine Bindegewebsplatte, das *Ligamentum denticulatum* zur Dura und setzt an ihr mit einzelnen Zacken an. Die Ligg. denticulata bilden ein Aufhängeband, das das Rückenmark im Liquor in Schwebe hält und den Subarachnoidealraum z.T. aufteilt. Der Liquor bewegt sich hinter dem Rückenmark in kaudaler, vor dem Rückenmark in kranialer Richtung.

4. BLUTVERSORGUNG DES ZNS

4.1. DIE ARTERIEN DES GEHIRNS (Abb. 15)

Die Arterien des Gehinrs stammen aus zwei verschiedenen Quellen. Die **Aa. carotides internae** versorgen jederseits Stirn- und Scheitellappen, obere und mittlere Schläfenwindung, Basalganglien und Zwischenhirn sowie den Inhalt der Orbita. Die **Aa. vertebrales** versorgen Hirnstamm, Kleinhirn sowie jederseits die Hinterhauptslappen, den basalen Abschnitt des Schläfenlappens und das Innenohr.

Der **Circulus arteriosus cerebri (Willisii)**, ein an der Hirnbasis gelegener Arterienring, verbindet die beiden Arteriensysteme derselben und der Gegenseite miteinander (Abb. 15). Die *Aa. vertebrales* vereinigen sich am hinteren Rand der Brücke zur A. basilaris. Die *A. basilaris* befindet sich im Sulcus basilaris des Pons und gabelt sich am oberen Rand der Brücke in die *Aa. cerebri posteriores*. Sie werden durch die *Aa. communicantes posteriores* mit den *Aa. carotides internae* verbunden. Die *A. carotis interna* teilt sich in zwei großen Endäste, die *A. cerebri media* und die *A. cerebri anterior*. Die Aa. cerebri anteriores sind wiederum durch die *A. communicans anterior* miteinander verknüpft. Auf diese Weise entsteht der geschlossene arterielle Ring an der Hirnbasis, der das Chiasma, die Hypophyse und die Corpora mamillaria umschließt.

Äste und Versorgungsgebiete der einzelnen Arterien:

A. vertebralis:

A. spinalis dorsalis (posterior): Rückenmark;
A. spinalis ventralis (anterior): Rückenmark;
A. cerebelli inferior posterior: Unterseiten der Kleinhirnhemisphären und des Wurmes sowie Plexus choroideus des IV. Ventrikels;
Rr. medullares mediales und *laterales:* Verlängertes Mark.

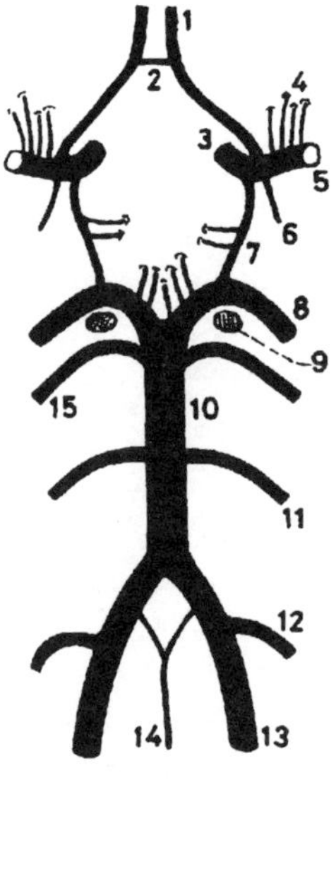

Abb. 15 Arterien des Gehirns, Circulus arteriosus cerebri (Willisii)

1. A. cerebri anterior
2. A. communicans anterior
3. A. carotis interna
4. Aa. centrales anterolaterales (Aa. thalamostriatae)
5. A. cerebri media
6. A. choroidea anterior
7. A. communicans posterior
8. A. cerebri posterior
9. N. oculomotorius (N. III)
10. A. basilaris
11. A. cerebelli inferior anterior
12. A. cerebelli inferior posterior
13. A. vertebralis
14. A. spinalis anterior
15. A. cerebelli superior

A. basilaris:

A. cerebelli inferior anterior: Vorderer Abschnitt der Unterseiten der Kleinhirnhemisphären;
A. laryrinthi: Innenohr;
Aa. pontis: Brücke;
Aa. mesencephalicae: Mittelhirn;
A. cerebelli superior: Dorsalseite des Kleinhirns;
A. cerebri posterior: Unterseite sowie Randzone der Konvexfläche des Hinterhaupts- und Schläfenlappens, die mediale Fläche des Hinterhauptslappens sowie Plexus choroideus des III. Ventrikels und der Pars centralis des Seitenventrikels - *A. choroidea posterior*, Hypothalamus, Globus pallidus, Mittelhirn.

A. carotis interna:

A. ophthalmica: Augenhöhle;
A. communicans posterior: Chiasma opticum, Thalamus, Hypothalamus;
A. choroidea anterior: Tractus opticus, Thalamus, Corpus amygdaloideum, Hippocampus, Capsula interna, Basalganglien, Plexus choroideus des Unterhorns des Seitenventrikels, Corpus geniculatum laterale, Hypothalamus, Subthalamus, rostrale Teile der Substantia nigra und des Nucleus ruber;
A. cerebri anterior: Über dem Balkenknie zur medialen Fläche der Hemisphäre bis zum Sulcus parietooccipitalis sowie Hypothalamus, Capsula interna, Basalganglien;
A. cerebri media: Läuft im Sulcus lateralis cerebri und verzweigt sich auf der lateralen Oberfläche des Stirn-, Schläfen- und Scheitellappens. Ferner versorgt sie Insel, Basalganglien, Capsulae interna, externa und extrema, Thalamus - *Aa. centrales anterolaterales* - früher *Aa. thalamostriatae.*

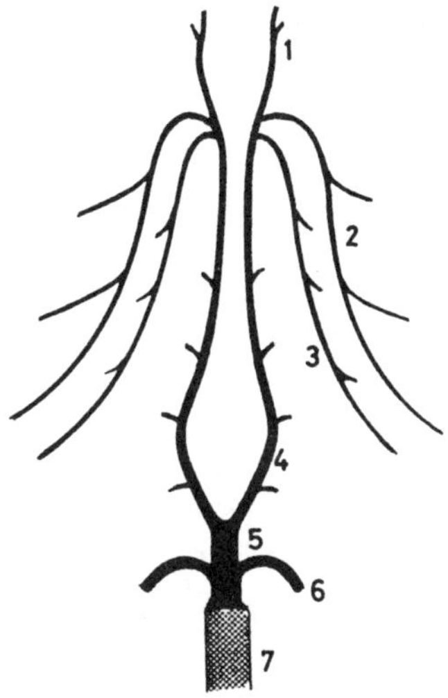

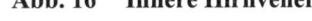

Abb. 16 Innere Hirnvenen

1. V. septi pellucidi
2. V. thalamostriata
3. V. choroidea
4. V. cerebri interna
5. V. cerebri magna (Galeni)
6. V. basalis (Rosenthali)
7. Sinus rectus

4.2. DIE VENEN DES GEHIRNS (Abb. 16)

Die **mittelgroßen Venen** liegen im Cavum subarachnoideale. Die Ableitung des venösen Blutes wird vom **Sinus durae matris** übernommen.

Die **oberflächlichen Hirnvenen** sammeln das Blut von der Oberfläche des Gehirns und leiten es in den benachbarten Sinus durae matris.

Vv. cerebri superiores: Zum Sinus sagittalis superior;
V. cerebri media superficialis: Zum Sinus cavernosus;
Vv. cerebri inferiores: Zum Sinus cavernosus;
Vv. cerebelli superiores inferiores: Zu den Sinus transversus, Sinus petrosus inferior, Sinus rectus.

Die **tiefen Hirnvenen** sammeln das Blut aus dem zentralen Teil des Gehirns (Abb. 16).

Vv. cerebri internae: paarige Venen, sind in das Bindegewebe am Dach des III. Ventrikels eingebettet (aus Thalamus, Basalganglien, Capsula interna, Plexus choroideus des III. Ventrikels).

Die Wurzeln der V. cerebri interna sind:

V. thalamostriata, früher *V. terminalis:* aus Scheitellappen, Nucleus caudatus, Thalamus, Capsula interna;
V. septi pellucidi: aus Stirnlappen, Balkenknie, Caput nuclei caudati, Septum pellucidum;
V. choroidea superior: aus Plexus choroideus des Seitenventrikels.

Die Vv. cerebri internae vereinigen sich zur

V. cerebri magna (Galeni): Diese zieht bogenförmig um das Splenium corporis callosi nach oben und mündet in den Sinus rectus;

Die ***V. basalis (Rosenthali):*** entsteht im Bereich der Substantia perforata anterior durch die Vereinigung der

V. cerebri anterior: von der medialen Fläche der Hemisphäre und der
V. cerebri media profunda: aus Inselregion, basalen Teil des Putamens und Pallidums, basaler Fläche des Stirnlappens).
Die V. basalis nimmt noch das Blut der Hippocampusformation, des Marklagers des Schläfenlappens, der Basalganglien, der Capsula interna, des Hypothalamus sowie des Mittelhirns auf und mündet in die V. cerebri magna.

4.3. BLUTVERSORGUNG DES RÜCKENMARKS

Die **Arterien** des Rückenmarks sind Äste von *Segmentalarterien.* Sie stammen aus zwei Quellen: Aus den *Aa. vertebrales* und aus den Ästen der *Aorta descendens.* Die ***A. vertebralis*** entsendet die absteigenden *A. spinalis ventralis (anterior)* und *A. spinalis dorsalis (posterior).* Die Aa. spinales ventrales (anteriores) vereinigen sich zum in der Fissura mediana ventralis (anterior) gelegenen *Truncus arteriosus spinalis ventralis (anterior).* Die Aa. spinales dorsales (posteriores) bleiben getrennt und bilden die *Trunci arteriosi spinales dorsales (posteriores).* Die Longitudinalarterien werden durch die segmentalen *Aa. spinales* zusätzlich mit Blut versorgt. Sie stammen im Hals und im zervikothorakalen Übergangsbereich aus den Aa. vertebrales, Aa. cervicales ascendentes und Aa. cervicales profundae, in der Brust- und am Anfang der Lendenregion von den Rr. dorsales der Aa. intercostales posteriores bzw. Aa. lumbales I.

Die **Vv. spinales** leiten das Blut über Wurzelvenen in die ***Plexus venosi vertebrales interni.*** Die ***Vv. intervertebrales*** leiten das Blut in segmentale Venen des Halses, in Interkostal-, Lumbal- und Sakralvenen ab, die ihrerseits in die Vv. azygos, hemiazygos, lumbalis ascendens und iliaca interna münden.

5. ALLGEMEINE ANATOMIE DES ZNS

5.1. EINTEILUNG DES GEHIRNS (ENCEPHALON)

Das Gehirn wird gemäß seiner Entwicklung in verschiedene Abschnitte gegliedert. Es entsteht aus drei Hirnbläschen (Abb. 4):

Prosencephalon: Differenziert sich weiter in

Telencephalon *(Endhirn)* und
Diencephalon *(Zwischenhirn),*
Mesencephalon *(Mittelhirn),*

Rhombencephalon: Differenziert sich weiter in

Metencephalon: *Pons (Brücke)* und
Cerebellum (Kleinhirn),
Myelencephalon: *Medulla oblongata (verlängertes Mark).*

Das Gehirn wird **nach topologischen Gesichtpunkten** in folgende Abschnitte untergliedert:

Cerebrum (Großhirn):

Telencephalon *(Endhirn)* und
Diencephalon *(Zwischenhirn);*

Truncus cerebri (Hirnstamm): ***Mesencephalon*** *(Mittelhirn),*

Pons *(Brücke)* und
Medulla oblongata *(verlängertes Mark);*

Kleinhirn (Cerebellum).

Das **Endhirn** gliedert sich in die ***Großhirnhemisphären*** und ***Telencephalon impar.*** Es besteht aus dem *Hirnmantel* bzw. *Großhirnrinde* (*Pallium* bzw. *Cortex cerebri)*, den *Basalganglien (Nucleus caudatus, Nucleus lentiformis, Claustrum, Corpus amygdaloideum)*, *Corpus callosum*, dem *Fornix* und dem *Septum pellucidum*.

Das **Zwischenhirn** besteht aus dem ***Thalamus,*** dem ***Metathalamus,*** dem ***Epithalamus,*** dem ***Hypothalamus*** und dem ***Subthalamus.***

Das **Mittelhirn** besteht aus den *Hirnstielen,* ***Pedunculi cerebri*** und der *Vierhügelplatte,* ***Lamina tecti.***

5.2. DIE VENTRIKEL

Die Höhle der embryonalen Hirnbläschen bleibt als Gehirnventrikel erhalten. Im Zusammenhang mit der Hirnentwicklung befinden sich vier Ventrikel im Gehirn. Die **Seitenventrikel (Ventriculi laterales** - I. und II. Ventrikel) sind die Hohlräume der Großhirnhemisphären, der **III. Ventrikel (Ventriculus tertius)** gehört zum Zwischenhirn, der **IV. Ventrikel (Ventriculus quartus)** befindet sich im Rautenhirn. Die Seitenventrikel sind durch das *Foramen interventriculare* mit dem III. Ventrikel verbunden. Zwischen dem III. Ventrikel und dem IV. Ventrikel befindet sich der **Aquaeductus cerebri**. Sie sind mit *Li-*

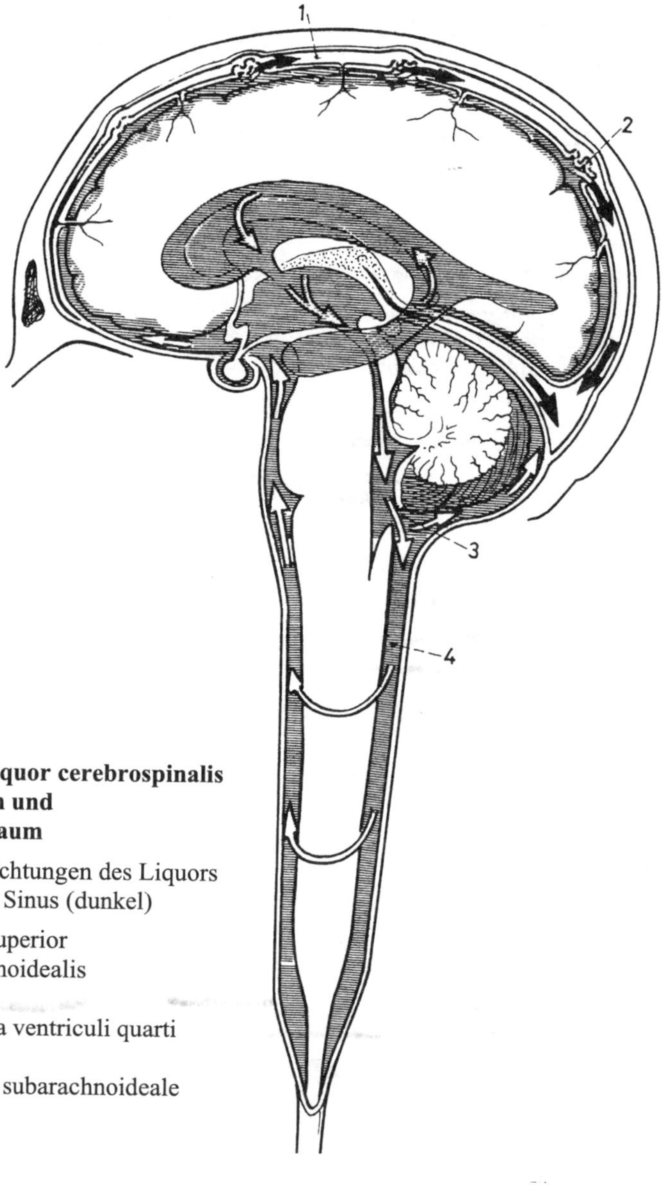

Abb. 17 Zirkulation des Liquor cerebrospinalis in Ventrikelsystem und Subarachnoidealraum

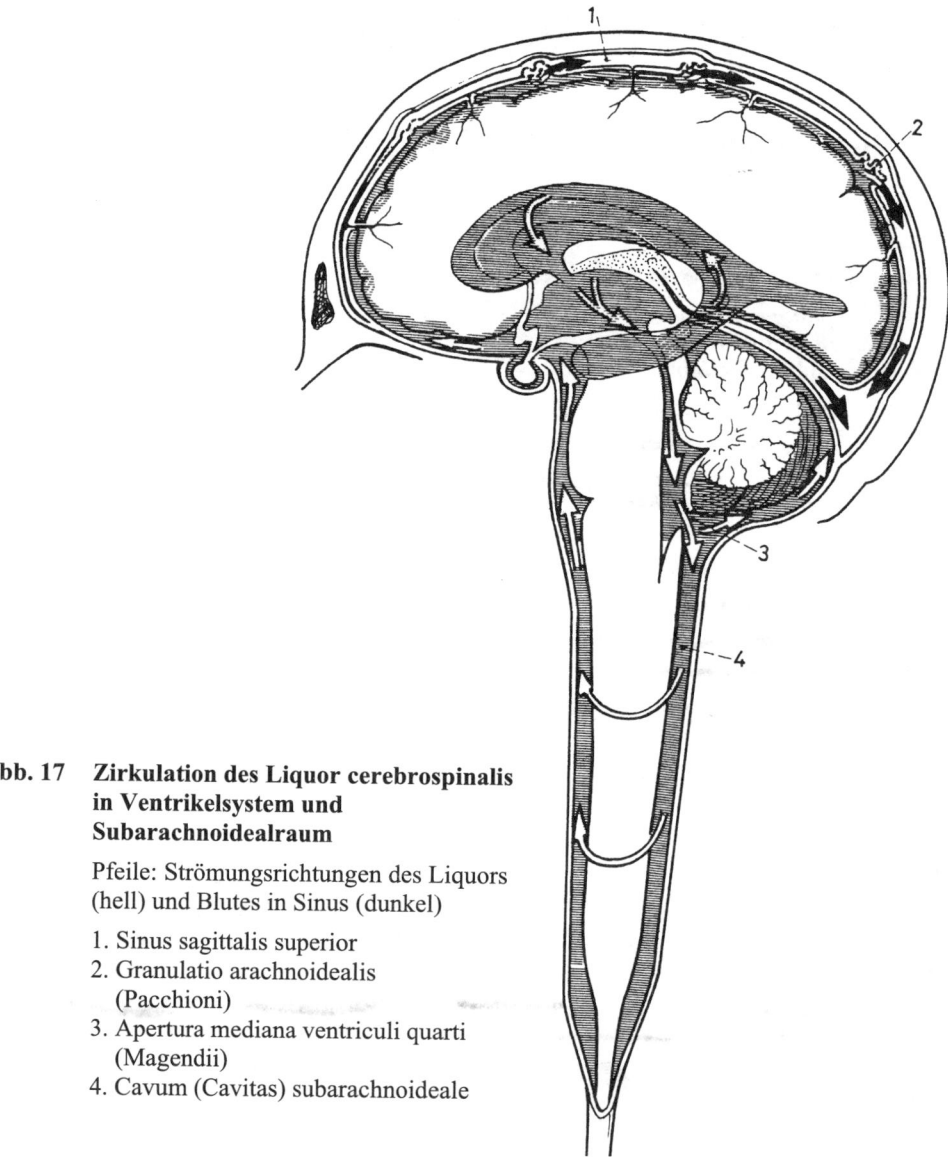

Pfeile: Strömungsrichtungen des Liquors (hell) und Blutes in Sinus (dunkel)

1. Sinus sagittalis superior
2. Granulatio arachnoidealis (Pacchioni)
3. Apertura mediana ventriculi quarti (Magendii)
4. Cavum (Cavitas) subarachnoideale

quor cerebrospinalis gefüllt. Der Liquor cerebrospinalis wird in den Ventrikeln vom *Plexus choroideus* gebildet. Die Ventrikel bilden die *inneren Liquorräume*.

Aus dem IV. Ventrikel fließt der Liquor durch die *Apertura mediana (Magendii)* und die *Aperturae laterales (Luschkae)* in den *Subarachnoidealraum* **(Cavum subarachnoideale)**. Dieser stellt den *äußeren Liquorraum* dar.

Die **Plexus choroidei** sind Kapillargeflechte. Der Plexus stülpt sich in den Ventrikelhohlraum vor und ist über eine Fissura mit der äußeren Pia mater verbunden. Der Plexus choroideus bleibt immer durch eine Zellplatte der embryonalen Hirnbläschen, **Lamina choroidea**

epithelialis, von dem Hohlraum des Ventrikels getrennt. Beim Abriß dieser Zellplatte bleiben die *Taeniae choroideae* als Abrißlinien übrig. Den Teil der Pia mater, der an der Lamina choroidea epithelialis liegt, nennt man **Tela choroidea**. In die Tela choroidea ist der Plexus choroideus eingebettet.

5.3. LIQUORZIRKULATION (Abb. 17)

In den Ventrikeln gebildeter Liquor gelangt durch die Öffnungen des IV. Ventrikels in den Subarachnoidealraum. Die Ableitung des Liquors in die venöse Blutbahn geschieht z.T. durch die Arachnoidealzotten **(Granulationes arachnoidales Pacchioni)** in die *Lacunae laterales des Sinus sagittalis superior*, z.T. an den Abgängen der Spinalnerven, wo ein Übergang in den dichten Venenplexus erkennbar ist.

5.4. BLUT-HIRN-SCHRANKE

Als **Blut-Hirn-Schranke** wird eine für Gehirn und Rückenmark bedeutungsvolle *Barriere zwischen der Blutbahn und dem Extrazellularraum des ZNS* bezeichnet, die bestimmte Stoffe hindurchläßt, anderen jedoch den Durchtritt verwehrt. Die Blutbahn ist vom Extrazellularraum des ZNS durch *Kapillarendothel, Basallamina* und *Membrana perivascularis gliae* getrennt. Die Endothelien sind durch Tight-junctions miteinander verbunden, und es fehlt ein transzelluläres, vesikuläres Transportsystem. *Das Kapillarendothel stellt somit die eigentliche Barriere dar.* Die Schranke fehlt im Bereich der Area postrema und der zirkumventrikulären Organe.

Die Blut-Hirn-Schranke wird durch die **Blut-Liquor-Schranke** ergänzt, die bei der Sekretion des Liquor cerebrospinalis durch die Epithelien des Plexus choroideus zustande kommt.

6. MAKROSKOPISCHE ANATOMIE DES GEHIRNS

6.1. TELENCEPHALON (ENDHIRN)

Das Endhirn gliedert sich in zwei **Hemisphären**, die median durch die *Fissura longitudinalis cerebri* getrennt sind. Die Wand der Hemisphären wird als Hirnmantel bzw. Großhirnrinde *(Pallium* seu *Cortex cerebri)* bezeichnet. Die Oberfläche wird von Windungen, *Gyri*, eingenommen, die sich durch *Sulci* abgrenzen.

Die Hemisphäre besteht aus vier *Lappen,* **Lobi cerebri:** *Frontallappen* ***(Lobus frontalis),*** *Scheitellappen* ***(Lobus parietalis),*** *Schläfenlappen* ***(Lobus temporalis)*** und *Hinterhauptslappen* ***(Lobus occipitalis)*** sowie der in der Tiefe des Sulcus lateralis versteckten *Insel* **(Lobus insularis)**. Die **Hippocampusformation** *(Archipallium),* die den Balken ringförmig umschließt, wird von den Lappen der Hemisphäre getrennt besprochen. Das gyrale Muster der Rinde spiegelt nur bedingt die funktionelle Gliederung wieder. Die Großhirnrinde läßt sich funktionell annähernd wie folgt gliedern: Im Stirnlappen sind *somatomotorische*, im Scheitellappen *somatosensorische*, im Hinterhauptslappen *optische* und im oberen Bereich des Schläfenlappens *akustische Funktionen* lokalisiert. Die angrenzenden Abschnitte des Temporallappens haben Speicheraufgaben *(Langzeitgedächtnis).*

Die zum **limbischen System** gehörenden Abschnitte des Gehirns *(Hippocampusformation, Cingulum, Mandelkern u.a.)* ermöglichen die *affektive Tönung der Sinneseindrücke* und die damit zusammenhängenden *vegetativen Reaktionen*, sowie das *Kurzzeitgedächtnis*. Beim Menschen wird ein großer Teil der Großhirnrinde durch *sekundäre, tertiäre* und *Assoziationsfelder* gebildet.

Zum Bestimmen der feineren Architektur der Rindenfelder bedient man sich am häufigsten der Zahleneinteilung nach **Brodmann**.

6.1.1. Gliederung der Hemisphären (Abb. 18-23)

Der *Stirnlappen* **(Lobus frontalis)** reicht vom *Frontalpol* bis zum *Sulcus centralis* (Abb. 17). Durch den *Sulcus lateralis* wird er vom Schläfenlappen getrennt. Er enthält den *Gyrus praecentralis* (zwischen dem Sulcus centralis und dem *Sulcus praecentralis*), den *Gyrus frontalis superior*, den *Gyrus frontalis medius* und den *Gyrus frontalis inferior*, getrennt durch den *Sulcus frontalis superior* und den *Sulcus frontalis inferior*. Am *Gyrus frontalis inferior* lassen sich drei Anteile unterscheiden, die den Sulcus lateralis begrenzen: Die *Pars opercularis, Pars triangularis* und *Pars orbitalis*. Seine basale Fläche wird von den *Gyri orbitales* bedeckt. Entlang der Fissura longitudinalis cerebri verläuft der *Gyrus rectus*, lateral begrenzt durch den *Sulcus olfactorius*, in den der *Bulbus olfactorius* und der *Tractus olfactorius* eingebettet sind. Der Tractus olfactorius verbreitert sich nach hinten zum *Trigonum olfactorium* und spaltet sich dann in die *Striae olfactoriae medialis* et *lateralis* auf, die die *Substantia perforata anterior* einfassen.

Der *Scheitellappen* **(Lobus parietalis)** erstreckt sich vom *Sulcus centralis* bis zum *Sulcus parietooccipitalis* an der Medialseite der Hemisphäre (Abb. 20). Er zeigt an seiner konvexen Fläche den *Gyrus postcentralis*, der nach hinten vom *Sulcus postcentralis* abgegrenzt wird (Abb. 19). Das occipitalwärts anschließende Rindenfeld wird durch den horizontalen *Sulcus*

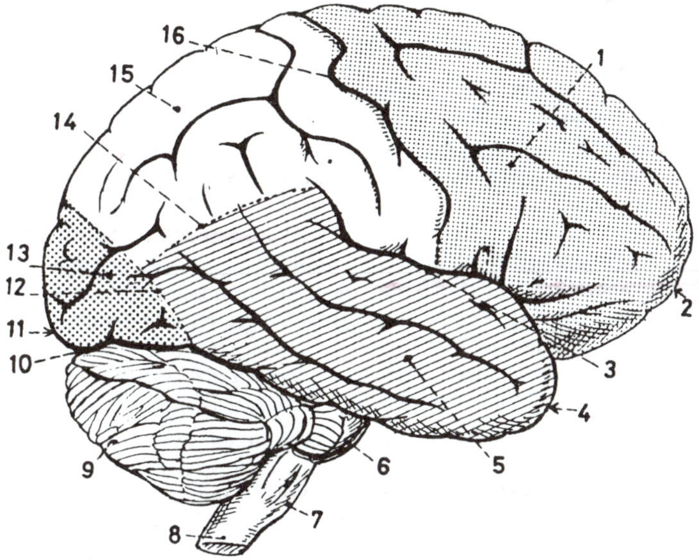

Abb. 18 Lappengliederung des Großhirns

1. Lobus frontalis
2. Polus frontalis
3. Sulcus lateralis (Sylvii)
4. Polus temporalis
5. Lobus temporalis
6. Pons
7. Medulla oblongata
8. Medulla spinalis
9. Cerebellum
10. Fissura transversa cerebri
11. Polus occipitalis
12. Parietooccipitallinie
13. Lobus occipitalis
14. Parietotemporallinie
15. Lobus parietalis
16. Sulcus centralis

intraparietalis in *Lobulus parietalis superior* und *Lobulus parietalis inferior* unterteilt. Eine nach basal konkave Bogenwindung, *Gyrus supramarginalis*, umzieht das obere Ende des Sulcus lateralis. Der *Gyrus angularis* umfaßt das obere Ende des Sulcus temporalis superior (Abb. 19).

Der Sulcus perietooccipitalis, der auf der Medialseite der Hemisphäre zwischen Scheitel- und *Hinterhauptslappen* **(Lobus occipitalis)** eindringt, schneidet mit seinem oberen Ende meist noch in die Konvexität der Hemisphäre ein. Die vordere Grenze des Lobus occipitalis gegen Scheitel- und Schläfenlappen entspricht auf der konvexen Seite etwa einer Linie ***(Parietooccipitallinie)***, die als Verlängerung des oberen Endes des Sulcus parietooccipitalis bis zur *Incisura praeoccipitalis*, einem seichten Einschnitt an der Unterkante der Hemisphäre (etwa 4 cm vor dem Occipitalpol), zu denken ist (Abb. 18). Der Hinterhauptslappen weist an seiner Konvexität unregelmäßige Furchen auf, unter denen der *Sulcus occipitalis transversus* zu nennen wäre. Der *Sulcus calcarinus* zieht aus dem vorderen Abschnitt des Sulcus parietooccipitalis auf den Occipitalpol zu und bildet in der medialen Fläche des Hinterhauptslappens einen Tiefen Einschnitt. Sulcus calcarinus und Sulcus parietooccipitalis begrenzen ein keilförmiges Rindenfeld, den *Cuneus* (Abb. 20). An der Unterseite des Lobus occipitalis liegen der *Gyrus lingualis* sowie die hinteren Abschnitte des *Gyrus occipitotemporalis medialis* und des *Gyrus occipitotemporalis lateralis*, die durch den *Sulcus collateralis* und den *Sulcus occipitotemporalis* voneinander abgegrenzt werden (Abb. 23).

Der *Sulcus lateralis (Fissura Sylvii)* bildet die Grenze zwischen Stirn- und *Schläfenlappen* **(Lobus temporalis)**. Die hintere Grenze des Lobus temporalis wird durch die *Parietooccipitallinie* dargestellt, und er wird etwa durch die *Perietotemporallinie* vom Scheitellappen abgetrennt. Die **Parietotemporallinie** verbindet das Ende des Sulcus lateralis mit der Mitte der Parietooccipitallinie (Abb. 18). Der Schläfenlappen ist auf der konvexen Seite in drei horizontal verlaufenden Schläfenwindungen, die *Gyri temporales superior, medius* und *inferior,* gegliedert, die durch die *Sulci temporales superior* und *inferior* getrennt werden. Auf der oberen, im Sulcus lateralis gelegenen, der Insel zugewandten Seite des Gyrus temporalis superior verlaufen quer die *Sulci* und *Gyri temporales transversi (Heschlsche Querwindungen)*. An der medialen und basalen Fläche des Schläfenlappens erkennt man den *Gyrus parahippocampalis* mit dem *Uncus*. Er wird durch den *Sulcus collateralis* vom *Gyrus occipitotemporalis medialis* getrennt. Der Gyrus occipitotemporalis medialis wird durch den *Sulcus occipitotemporalis* gegen den Gyrus temporalis inferior begrenzt, dessen nach basal und medial gerichteter Teil auch als *Gyrus occipitotemporalis lateralis* bezeichnet wird. Die hinteren Teile der Gyri occipitotemporales gehören zum Hinterhauptslappen (Abb. 23).

Die Rindenbezirke des **limbischen Systems** kommen auf den medialen und basalen Oberflächen der Hemisphären vor, die sich nicht eindeutig den Hirnlappen zuordnen lassen. Der *Gyrus cinguli* und der *Gyrus parahippocampalis* liegen zwischen zwei Halbkreisfurchen. Der äußere Halbkreis wird vom *Sulcus cinguli*, *Sulcus subparietalis* und *Sulcus collateralis* gebildet, der innere Halbkreis setzt sich aus *Sulcus corporis callosi* und *Sulcus hippocampi* zusammen (Abb. 20 und 23).

6.1.2. Die konvexe Oberfläche des Großhirns (Abb. 19)

Die Lappengliederung des Endhirns wurde schon behandelt (siehe 6.1.1). Die Orientierungspunkte an der Großhirnhemisphäre sind: **Polus frontalis, Polus occipitalis** und **Polus temporalis**.

Der **Sulcus lateralis (Sylvii)**, die tiefste seitliche Furche, bildet die Grenze zwischen Stirn- und Schläfenlappen. Er teilt sich nach kurzem, dorsalwärts ansteigendem Verlauf in drei Äste auf. Der *Ramus (R.) anterior* und *R. ascendens* schneiden in den **Gyrus frontalis inferior** ein und gliedern diesen in *Pars orbitalis, Pars triangularis* und *Pars opercularis*. Der *R. posterior* setzt den Verlauf des Sulcus lateralis bis zum **Gyrus supramarginalis** fort. In der Tiefe des Sulcus lateralis kann man die *Insel* **(Insula - Lobus insularis)** erkennen, die durch die **Opercula frontalis**, **parietalis** und **temporalis** verdeckt wird. Sie zeigt auf ihrer Oberfläche die *Gyri insulae (Gyrus longus insulae* et *Gyri breves insulae)*. Ventralwärts geht sie am *Limen insulae* in das Palaeopallium über.

Der **Sulcus centralis (Rolandi)**, eine stets deutliche Furche, die von der Mantelkante steil abwärts bis dicht an den Sulcus lateralis verläuft, gilt als Grenze zwischen Stirn- und Scheitellappen. Das obere Ende schneidet in die Mantelkante ein. (Die ***Mantelkante*** wird beim Übergang von der abgeflachten medialen Oberfläche der Hemisphäre in ihre konvexe laterale Oberfläche gebildet.) Parallel zur Zentralfurche verlaufen die meist unterbrochenen **Sulcus praecentralis** und **Sulcus postcentralis**, die den **Gyrus praecentralis** (primär somatomotorisches Gebiet) und den **Gyrus postcentralis** (primär somatosensorsiches Gebiet) begrenzen.

Die zur Mantelkante parallel verlaufenden **Sulci frontales superior** et **inferior** gliedern den Stirnlappen in drei Windungen: **Gyri frontales superior, medius** et **inferior**.

Der **Sulcus intraparietalis** (parallel zur Mantelkante) und in seiner Fortsetzung der **Sulcus occipitalis transversus** teilen den hinteren Teil des Scheitellappens und den Hinterhauptslappen in einen **Lobulus parietalis superior** et **inferior**, sowie in die **Gyri occipitales superiores** et **inferiores** auf.

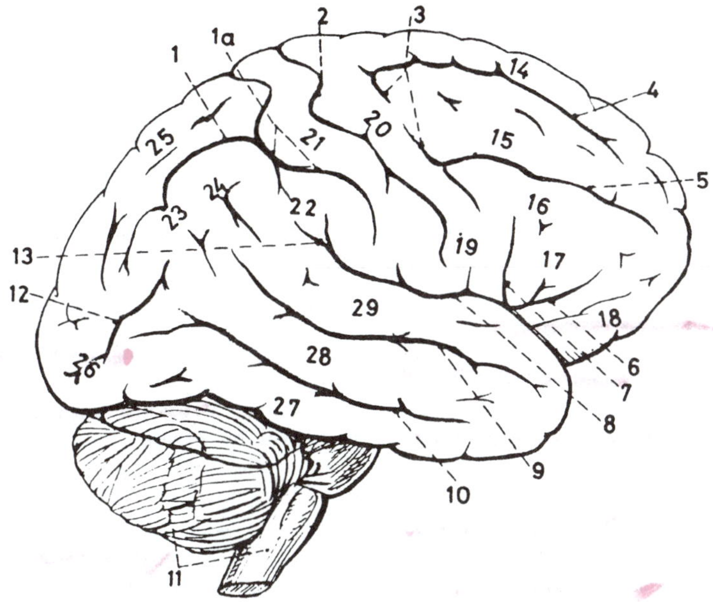

Abb. 19 Seitenansicht des Gehirns

1. Sulcus intraparietalis
1a. Sulcus postcentralis
2. Sulcus centralis
3. Sulcus praecentralis
4. Sulcus frontalis superior
5. Sulcus frontalis inferior
6. Ramus anterior des Sulcus lateralis
7. Ramus ascendens des Sulcus lateralis
8. Sulcus lateralis (Sylvii)
9. Sulcus temporalis superior
10. Sulcus temporalis inferior
11. Kleinhirn und Hirnstamm
12. Sulcus occipitalis transversus
13. Ramus posterior des Sulcus lateralis
14. Gyrus frontalis superior
15. Gyrus frontalis medius
16. Gyrus frontalis inferior
17. Pars triangularis
18. Pars orbitalis
19. Pars opercularis
20. Gyrus praecentralis
21. Gyrus postcentralis
22. Gyrus supramarginalis
23. Lobulus parietalis inferior
24. Gyrus angularis
25. Lobulus parietalis superior
26. Gyri occipitales superiores et inferiores
27. Gyrus temporalis inferior
28. Gyrus temporalis medius
29. Gyrus temporalis superior

Die **Sulci temporales superior** et **inferior** gliedern den Schläfenlappen in drei Längswindungen: **Gyri temporales superior, medius** et **inferior**. Der U-förmige **Gyrus angularis** umgibt das Ende des Sulcus temporalis superior. Durch Spreizung des Sulcus lateralis können die auf dem Operculum temporale gelegenen **Gyri temporales transversi (Heschlsche Querwindungen** - akustisches Primärgebiet) und in der Tiefe der Furche die **Insel** sichtbar gemacht werden.

6.1.3. Die mediosagittale Schnittfläche des Gehirns (Abb. 20 und 21)

An der Schnittfläche lassen sich die folgenden Strukturen beobachten:

a.) die mediale Oberfläche der **Hemisphäre** mit den Querschnitten der Kommissurenbündel;
b.) die mediale Oberfläche des **Zwischenhirns** mit den Schnittflächen seines Daches und seines Bodens;
c.) die mediosagittalen Schnitte des **Hirnstammes** (des Mittelhirns, der Brücke und des verlängerten Marks) und des **Kleinhirns**.

Etwa in der Mitte des Präparates liegt die Schnittfläche des wichtigsten Kommissurenbündels, des *Balkens* **(Corpus callosum)**. In dieser Ansicht hat das Corpus callosum die Form eines Hakens, der oberhalb der Lamina terminalis mit dem Schnabel, *Rostrum corporis callosi*, beginnt, im Knie, *Genu corporis callosi*, nach hinten umbiegt, in den Stamm, *Truncus corporis callosi*, übergeht und hinten mit dem Wulst, *Splenium corporis callosi*, endet (Abb. 21). Die **Commissura anterior (rostralis)** verbindet basale Teile des Schläfenlappens und des Riechhirns beider Hemisphären miteinander. Sie liegt verborgen in der Vorderwand des III. Ventrikels, im oberen Teil der Lamina terminalis unter dem Rostrum corporis callosi.

Der bogenförmige **Sulcus corporis callosi** trennt die Hemisphäre vom Balken. Der etwa in der Mitte zwischen Mantelkante und Balken verlaufende **Sulcus cinguli** und der daran anschließende **Sulcus subparietalis** gliedern die mediale Fläche in zwei Zonen. Die innere, vom **Gyrus cinguli** gebildete Zone gehört zum limbischen System, die äußere Mantelzone setzt sich aus den medialen Flächen des Frontal-, Parietal-, und Occipitallappens zusammen (Abb. 20). Der Gyrus cinguli geht hinter dem Splenium etwas eingeengt **(Isthmus gyri cinguli)** als **Gyrus parahippocampalis** in die Basalfläche über.

Die Grenze zwischen Stirn- und Scheitellappen bildet das obere Ende des **Sulcus centralis**, diejenige zwischen Scheitel- und Hinterhauptslappen der Sulcus parietooccipitalis. Der **Sulcus parietooccipitalis** ist eine schräge Furche, die von der Mantelkante in Richtung Splenium verläuft.

Den vorderen Teil des Stirnlappens bildet die mediale Fläche des **Gyrus frontalis superior**. Der darauffolgende **Lobulus paracentralis** umgibt das Ende des Sulcus centralis und gehört teils zum Stirn-, teils zum Scheitellappen (teils motorisches, teils sensorisch Gebiet). Der hintere Abschnitt des Lobus parietalis wird durch den viereckigen **Praecuneus** gebildet, der von der *Mantelkante,* dem *Sulcus marginalis sulci cinguli,* dem *Sulcus subparietalis* und dem *Sulcus parietooccipitalis* eingerahmt wird. Der **Sulcus calcarinus** verläuft vom Occipitalpol leicht bogenförmig nach vorn und vereinigt sich Y-förmig mit dem Sulcus parietooccipitalis. Zwischen diesen Furchen liegt der **Cuneus.** Die primäre Sehrinde kleidet den Sulcus calcarinus aus und erstreckt sich noch auf seine dorsale und ventrale Lippe.

Der Balken ist oben von einem dünnen Schleier wenig differenzierter grauer Substanz Überzogen, dem **Indusium griseum**, das zwei sagittale streifenförmige Verdickungen, die *Striae longitudinales medialis* et *lateralis* zeigt (Abb. 25). Das Indusium griseum geht vorn unter dem Balkenknie in den makroskopisch nicht immer klar abgrenzbaren **Gyrus paraterminalis** über. Die **Area subcallosa** liegt unmittelbar vor dem Gyrus paraterminalis, sie bildet die Fortsetzung des Gyrus cinguli. Am Splenium geht das Indusium griseum in den **Gyrus fasciolaris** *(Fasciola cinerea)* über, der sich direkt in den **Gyrus dentatus** fortsetzt. Der Gyrus dentatus ist ein Bestandteil der Hippokampusformation.

Der **Fornix** liegt als weißer Faserzug in der medialen Hemisphärenwand. Er verbindet den Hippocampus mit dem Corpus mamillare im Hypothalamus reziprok. Die *Crura* und *Commissura fornicis* sind meist mit der Unterseite des Balkens verwachsen. Nach vorne konvergieren die Crura fornicis zum *Corpus fornicis* (Abb. 27 und 30). Unmittelbar unter dem

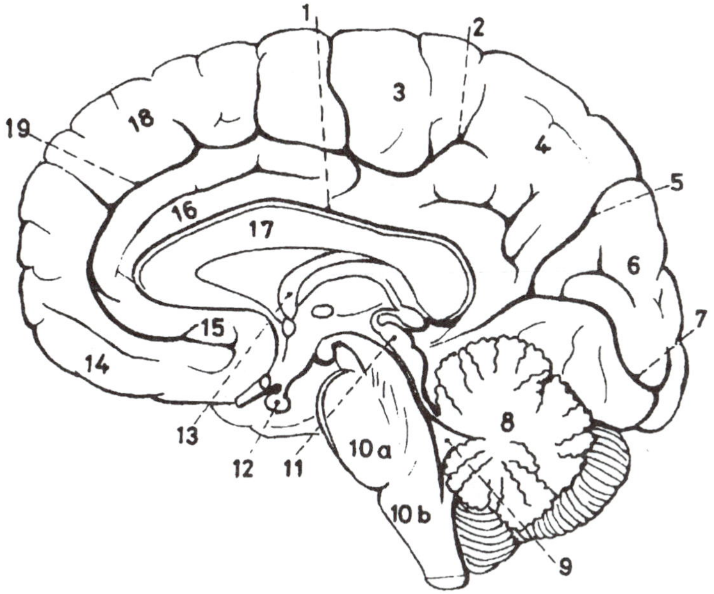

Abb. 20 Mediosagittalschnitt durch das Gehirn

1. Sulcus corporis callosi
2. Pars marginalis sulci cinguli
3. Lobulus paracentralis
4. Praecuneus
5. Sulcus parietooccipitalis
6. Cuneus
7. Sulcus calcarinus
8. Vermis cerebelli
9. IV. Ventrikel
10a. Pons
10b. Medulla oblongata
11. Lamina tecti
12. Hypophyse
13. Fornix
14. Gyrus rectus
15. Area subcallosa
16. Gyrus cinguli
17. Corpus callosum
18. Gyrus frontalis superior
19. Sulcus cinguli

Corpus fornicis liegen die **Vv. cerebri internae**, darunter folgt die **Tela choroidea ventriculi tertii**. Über und vor dem Foramen interventriculare biegen die Fornixfasern als *Columnae fornicis (Pars libera)* nach unten um. Die Columnae legen sich hierbei der Commissura anterior an und verschwinden schließlich nach unten im Hypothalamus *(Pars tecta fornicis)*, um im Corpus mamillare zu enden.

Das **Septum pellucidum** liegt unterhalb des Balkenknies, es ist zwischen Rostrum corporis callosi, Commissura anterior und Columna fornicis als paariges Markfaserblatt ausgespannt. Die beiden Lamellen umschließen einen unregelmäßigen Hohlraum, **Cavum septi pellucidi** (Abb. 31).

Durch einen Medianschnitt wird der **III. Ventrikel** eröffnet, seine Wände werden dadurch freigelegt. Rostral ist er beiderseits durch je ein **Foramen interventriculare** mit dem linken und dem rechten Seitenventrikel verbunden. Seine Vorderwand wird von der dünnen **Lamina terminalis** gebildet, die zum **Rostrum corporis callosi** aufsteigt und in deren oberem Abschnitt die **Commissura anterior** eingelagert ist. Die Seitenwand des III. Ventrikels wird oben durch den **Thalamus**, unten durch den **Hypothalamus** gebildet. Die Grenze zwischen

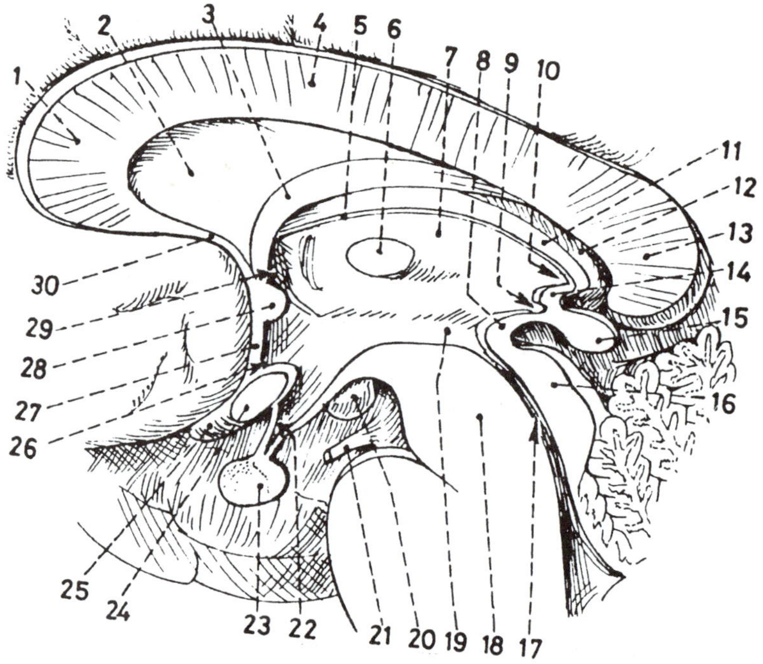

Abb. 21 **Mediosagittalschnitt durch das Gehirn.** Blick auf die rechte Gehirnhälfte von medial

1. Genu corporis callosi
2. Septum pellucidum
3. Corpus fornicis
4. Truncus corporis callosi
5. Schnittlinie der Lamina choroidea epithelialis ventriculi tertii
6. Adhaesio interthalamica
7. Thalamus
8. Commissura posterior (epithalamica)
9. Recessus pinealis
10. Recessus suprapinealis
11. Lamina choroidea epithelialis ventriculi tertii
12. Trigonum habenulae
13. Splenium corporis callosi
14. Commissura habenularum
15. Corpus pineale
16. Lamina tecti
17. Aquaeductus cerebri
18. Tegmentum mesencephali
19. Sulcus hypothalamicus
20. Corpus mamillare
21. N. oculomotorius (N. III)
22. Recessus infundibuli
23. Hypophyse
24. Chiasma opticum
25. N. opticus (N. II)
26. Recessus opticus
27. Lamina terminalis
28. Commissura anterior (rostralis)
29. Foramen interventriculare
30. Rostrum corporis callosi

Thalamus und Hypothalamus ist durch den **Sulcus hypothalamicus** angedeutet. Die beiden Thalami werden durch eine Brücke grauer Substanz, **Adhaesio interthalamica** miteinander verbunden. Die Seitenwand des Ventrikels geht oben entlang der **Stria medullaris thalami**, der **Habenula** und der **Commissura habenularum** in das, aus der **Lamina choroidea epithelialis ventriculi tertii** bestehende Dach über, das durch die **Tela choroidea** bedeckt wird. Im Dach befindet sich der **Plexus choroideus ventriculi tertii**, er geht vorn im Bereich des Foramen interventriculare in den Plexus des Seitenventrikels über. Das Ventrikeldach weist oberhalb der Commissura habenularum den **Recessus suprapinealis** auf. An der Commissura habenularum und der ventral von ihr gelegenen **Commissura posterior (epithalamica)** ist das zapfenförmige **Corpus pineale** *(Epiphyse)* befestigt. Zwischen den beiden Kommissuren stülpt sich der **Recessus pinealis** in die Epiphyse vor. Unterhalb der Commissura posterior geht der III. Ventrikel in den *Aquaeductus cerebri* des Mittelhirns über (Abb. 21).

Der Boden des Ventrikels wird durch den **Hypothalamus (Chiasma opticum - kein Bestandteil des Hypothalamus, Tuber cinereum, Infundibulum, Corpora mamillaria)** gebildet. Im Bereich des Chiasma opticum und des Infundibulums zeigt der Ventrikelboden je eine Ausbuchtung, den **Recessus opticus** und den **Recessus infundibuli**.

Der Schnitt halbiert der Länge nach das **Mittelhirn**, d.h. den **Pedunculus cerebri** und die **Lamina tecti** sowie den sich zwischen den beiden hinziehenden **Aquaeductus cerebri**. Längs desselben gelangt man in den **IV. Ventrikel**, oberhalb dessen der Querschnitt des **Vermis cerebelli** sichtbar wird. Von diesem ventralwärts erkennt man den Längsschnitt des **Pons** und den der **Medulla oblongata**. An der Basalseite des Hirnstammes erkennt man die **Fossa interpeduncularis** vor der Brücke und den quer verlaufenden **Sulcus bulbopontinus** zwischen der Brücke und dem verlängerten Mark.

An der Schnittfläche kann man das zeltartige Dach des **IV. Ventrikels** beobachten, das vorn durch das **Velum medullare superius**, das **Fastigium** und hinten durch die **Lamina choroidea epithelialis ventriculi quarti** mit **Tela choroidea** gebildet wird.

6.1.4. Die basale Oberfläche des Gehirns (Abb. 22 und 23)

An der basalen Fläche des Gehirns erscheinen die **Großhirnhemisphären**, das **Zwischenhirn**, der **Hirnstamm** und die **Kleinhirnhemisphären** sowie die **Arterien** des Gehirns **(Circulus arteriosus cerebri)** und die **Hirnnerven**.

Die basalen Oberflächen der Hemisphären werden von den **Stirn-**, **Schläfen-** und **Hinterhauptslappen** gebildet. An der basalen Fläche des Lobus frontalis liegt der **Sulcus olfactorius** mit dem **Bulbus** und **Tractus olfactorius**. Hinten verbreitert sich der Tractus zum **Trigonum olfactorium**. Die **Striae olfactoriae medialis** et **lateralis** umschließen die **Substantia perforata anterior**. Ihren hinteren Abschluß bildet das **Diagonale Band von Broca**, das mit dem Corpus amygdaloideum zusammenhängt. Der Sulcus olfactorius trennt den medial gelegenen **Gyrus rectus** von den **Gyri orbitales**.

An der basalen Fläche der Schläfen- und Hinterhauptslappen befinden sich der **Gyrus parahippocampalis** mit dem **Uncus** und der **Gyrus lingualis** sowie die **Gyri occipitotemporales medialis** et **lateralis**. Diese Windungen werden durch den **Sulcus collateralis** und den **Sulcus occipitotemporalis** voneinander getrennt. Auf der Medialseite des Schläfenlappens liegen Teile des **Lobus praepiriformis (Palaeopallium** - *Gyrus ambiens* und *Gyrus semilunaris)*, die sich schwer abgrenzen lassen.

Unter den Stirnlappen, den Schläfenlappen und dem vorderen Rand der Brücke kann man ein **viereckiges Mittelfeld** der Gehirnbasis erkennen, das durch die basale Fläche des Zwischenhirns und des Mittelhirns gebildet wird. Der Boden des Zwischenhirns wird nach rostral und lateral durch das **Chiasma opticum** und den **Tractus opticus** begrenzt, der sich jederseits um den **Pedunculus cerebri** herumschlingt. Unmittelbar hinter dem Chiasma ist der Boden trichterförmig als **Infundibulum** ausgezogen, das sich in den Hypophysenstiel fortsetzt. (Die Hypophyse liegt in der Fossa hypophysialis der Sella turcica, die durch eine Duraplatte, Diaphragma sellae, abgeschlossen ist. Bei Herausnahme des Gehirns reißt der Stiel gewöhnlich ab.) Eine durch graue Substanz verursachte Verdickung an der Rückseite des Infundibulum wird als **Tuber cinereum** bezeichnet, aus dem sich als mediane Erhebung die **Eminentia mediana** vorwölbt. Hinter dem Infundibulum sind die halbkugelförmigen,

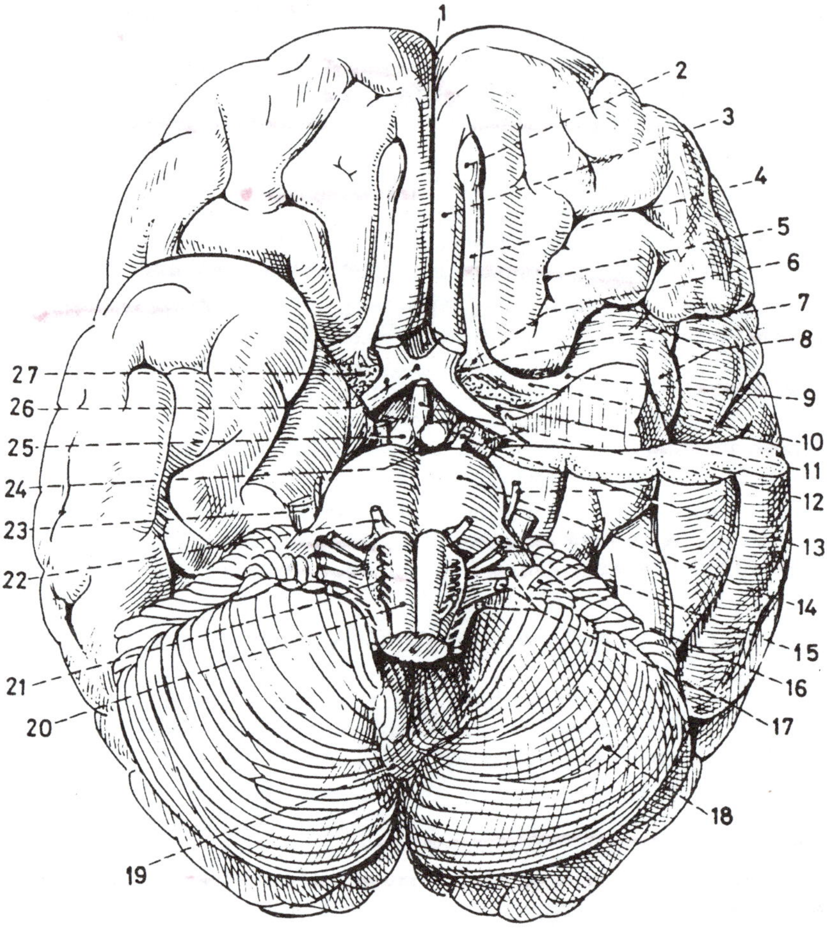

Abb. 22 Basalansicht des Gehirns

1. Fissura longitudinalis cerebri
2. Bulbus olfactorius
3. Gyrus rectus
4. Tractus olfactorius
5. Sulci orbitales
6. Trigonum olfactorium
7. Stria olfactoria medialis
8. Insula
9. Limen insulae
10. Stria olfactoria lateralis
11. Diagonales Band von Broca
12. Infundibulum und Pedunculus cerebri
13. N. oculomotorius (N. III) und N. trochlearis (N. IV)
14. Pons
15. N. facialis (N. VII) und N. vestibulocochlearis (N. VIII)
16. Flocculus
17. N. glossopharyngeus (N. IX), N. vagus (N. X) und N. accessorius (N. XI)
18. Hemisphaerium cerebelli
19. Vermis cerebelli
20. Pyramis medullae oblongatae
21. N. hypoglossus (N. XII)
22. N. abducens (N. VI)
23. N. trigeminus (N. V)
24. Fossa interpeduncularis
25. Corpus mamillare
26. Tractus opticus und Chiasma opticum
27. Substantia perforata anterior

weißlichen **Corpora mamillaria** sichtbar. Unmittelbar an diese schließt bereits die **Substantia perforata posterior** des Mittelhirns an, die von den nach vorn divergierenden Hirnschenkeln **(Crura cerebri)** umfaßt wird. Die mediale Furche des Hirnschenkels ist der **Sulcus oculomotorius**, aus dem die Faserbündel des **N. oculomotorius** *(N. III)* austreten.

Die die **Brückenbasis** durchsetzenden Pyramidenbahnen bedingen zwei Längswülste, zwischen denen ein flacher **Sulcus basilaris** liegt, worin die **A. basilaris** verläuft. Quer verlaufende Bahnen ziehen beiderseits lateral als **Pedunculus cerebellaris medius** zum Kleinhirn. Am Übergang der Brücke in den Pedunculus cerebellaris medius tritt der **N. trigeminus** *(N. V)*, am Unterrand der Brücke nahe der Medianebene der **N. abducens** *(N. VI)* aus.

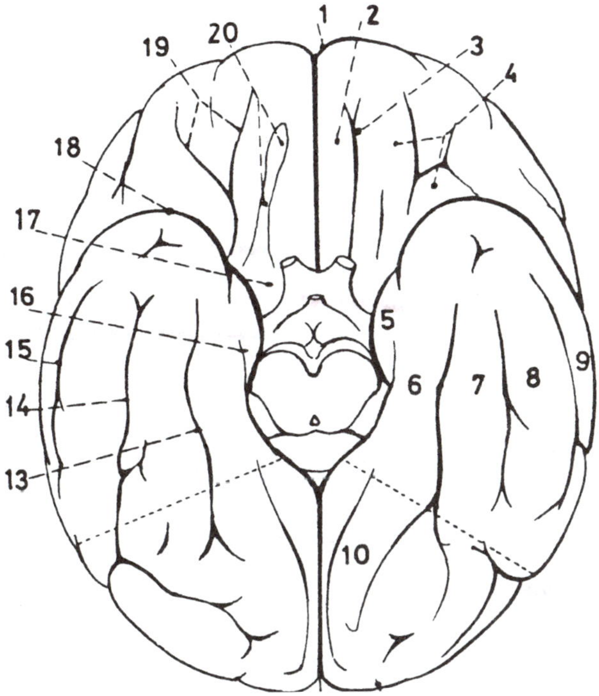

Abb. 23 Basalansicht der Hemisphären

1. Polus frontalis
2. Gyrus rectus
3. Sulcus olfactorius
4. Gyri orbitales
5. Uncus gyri parahippocampalis
6. Gyrus parahippocampalis
7. Gyrus occipitotemporalis medialis
8. Gyrus occipitotemporalis lateralis
9. Gyrus temporalis inferior
10. Gyrus lingualis
11. Polus occipitalis
12. Fissura longitudinalis cerebri
13. Sulcus collateralis
14. Sulcus occipitotemporalis
15. Grenzfurche zwischen Gyrus occipitotemporalis lateralis und Gyrus temporalis inferior (variabel)
16. Sulcus hippocampi
17. Substantia perforata anterior
18. Polus temporalis
19. Sulci orbitales
20. Bulbus und Tractus olfactorius

Die kaudale Grenze des **verlängerten Marks** wurde willkürlich auf eine Ebene unmittelbar oberhalb der Austrittsstelle des 1. Spinalnervenpaares festgelegt. Auf der Vorderfläche setzt sich die **Fissura mediana ventralis (anterior)** vom Rückenmark auf die Medulla oblongata fort. Sie endet mit dem **Foramen caecum**. Dicht neben der Fissura mediana tritt beiderseits die Pyramidenbahn als dicker Strang, **Pyramis**, hervor. Die Pyramidenkreuzung **(Decussatio pyramidum)** ist in der Tiefe der Fissura mediana sichtbar. Seitlich von der Pyramis erkennt man die **Oliva**, die den *Nucleus olivaris inferior (caudalis)* umschließt. Zwischen Pyramide und Olive liegt der **Sulcus parolivaris medialis** *(Sulcus ventrolateralis)*, aus dem die Wurzelfasern des **N. hypoglossus** *(N. XII)* treten. Dorsal der Olive wölbt sich die seitliche Partie des verlängerten Marks als **Pedunculus cerebellaris inferior** vor. Zwischen diesem und der Oliva (im **Sulcus parolivaris lateralis** seu *Sulcus dorsolateralis*) treten seitlich die Wurzelfasern der **Nn. glossopharyngeus** *(N. IX),* **vagus** *(N. X)* und **accessorius** *(N. XI)* aus.

An den beiden Seiten des Hirnstammes erscheinen die basalen Flächen der **Kleinhirnhemisphären**. Die **Tonsillae cerebelli** umgeben das verlängerte Mark. Die Lagebeziehung der Kleinhirntonsillen zur Medulla oblongata und zum Foramen magnum ist von praktischer Bedeutung: Bei Hirndrucksteigerung kann es zu einer Kaudalverschiebung von Kleinhirnteilen kommen, wobei die Kleinhirntonsillen wie ein Korken in den Flaschenhals in das Hinterhauptsloch gepreßt werden, was durch Schädigung des Atem- und Kreislaufzentrums zum plötzlichen Tod führen kann (z.B. bei Lumbalpunktion).

Im **Kleinhirn-Brückenwinkel**, worin verlängertes Mark, Brücke, unterer und mittlerer Kleinhirnstiel zusammenstoßen, treten der **N. facialis** *(N. VII)* und **N. vestibulocochlearis** *(N. VIII)* aus dem Gehirn aus bzw. in dieses ein. Hier erkennt man einen phylogenetisch alten Kleinhirnhemisphärenanteil, den **Flocculus** und den aus der *Apertura lateralis ventriculi quarti (Luschkae)* vergewölbten Plexus choroideus **(Bochdalekscher Blumenkörbchen)**.

6.2. ERÖFFNUNG DER VENTRIKEL DES GEHIRNS

6.2.1. Darstellung des Centrum semiovale (Abb. 24)

Das **Centrum semiovale** wird durch einen etwa 1 cm oberhalb des Balkens angelegten Horizontalschnitt dargestellt. Bevor man den Schnitt anlegt, muß die Höhe des Corpus callosum in der Tiefe der Fissura longitudinalis cerebri festgestellt werden.

Die Schnittfläche zeigt außen die gefaltete graue Substanz, die Rinde, innen die subkortikale weiße Substanz, das Centrum semiovale. Im Centrum semiovale sind die Fasern in verschiedenen Richtungen getroffen. Es enthält *Projektions-, Kommissuren-* und *Assoziationsfasern*. In der weißen Substanz erkennt man Querschnitte von kleinen *Gefäßen*.

6.2.2. Freilegung des Balkens (Abb. 25)

Entweder durch einen weiteren Horizontalschnitt oder durch zwei parasagittale Schnitte wird das **Corpus callosum** freigelegt. Die Dorsalfläche des Balkens ist von einer dünnen grauen Substanz **(Indusium griseum)** überzogen und weist zwei mediane und zwei laterale Längsstreifen *(Striae longitudinales mediales* et *laterales)* auf. Das Indusium griseum gehört zur Hippocampusformation (limbisches System). Man unterscheidet den *Balkenkörper* **(Truncus corporis callosi)**, hinten den verdickten *Balkenwulst* **(Splenium corporis callosi)** und vorn das gebogene *Balkenknie* **(Genu corporis callosi)**. Das Knie verjüngt sich kaudalwärts schnabelförmig **(Rostrum corporis callosi)**.

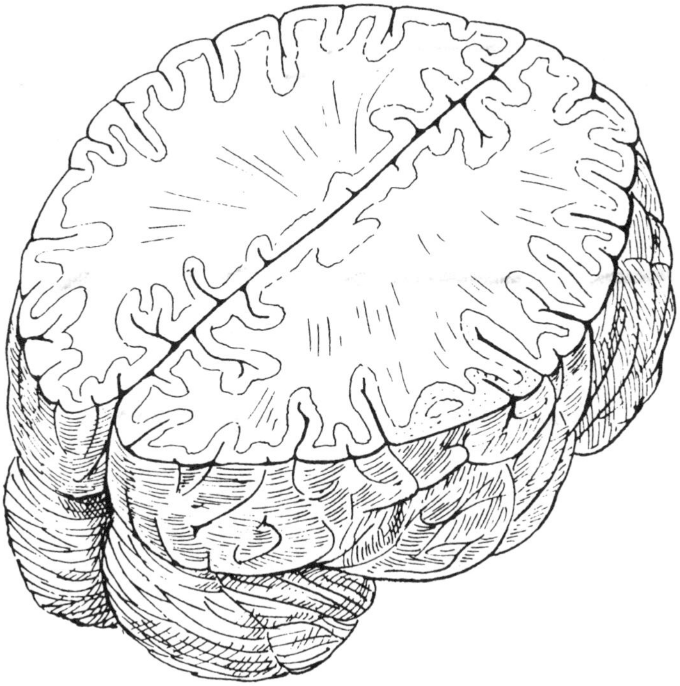

Abb. 24 Centrum semiovale

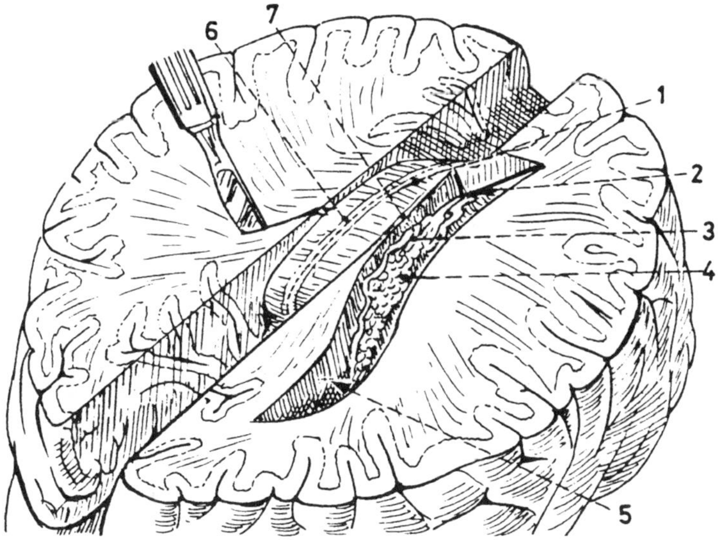

Abb. 25 Freilegung des Balkens und Eröffnung des Seitenventrikels (Pars centralis, Cornu anterius und Cornu posterius)

1. Corpus callosum
2. Cornu anterius ventriculi lateralis
3. A. und V. choroidea
4. Plexus choroideus ventriculi lateralis
5. Cornu posterius ventriculi lateralis
6. Striae longitudinales mediales
7. Stria longitudinalis lateralis

Der Balken stellt die größte Kommissur des Endhirns dar. Seine Fasern bilden die *Balkenstrahlung* **(Radiatio corporis callosi)**. Der vorderen Strahlenbogen in der Richtung zum Frontallappen ist der *Forceps anterior (minor)*, und die hinteren Fasern, die in den Occipitallappen einmüden, bilden den *Forceps posterior (major)* (siehe bei der Abfaserung des Gehirns - 6.6.2.).

6.2.3. Eröffnung des Seitenventrikels (Abb. 25-29)

Das **Cornu anterius**, die **Pars centralis** und das **Cornu posterius** des Seitenventrikels **(Ventriculus lateralis)** werden *von oben* her eröffnet (Abb. 25). Um den Seitenventrikel zu eröffnen, müssen die Seitenpartien der Balkens entfert werden. Man tastet das Centrum semiovale seitlich vom Balken ab und beginnt mit vorsichtigen Skalpellschnitten die Freilegung des Raumes an einer Stelle, die dem Druck am leichtesten nachgibt. Diese entspricht dem höchsten Teil des Ventrikels **(Pars centralis)**. Die Entfernung des Ventrikeldaches soll schrittweise unter Sichtkontrolle erfolgen. Durch das Loch führt man eine Pinzette in den Ventrikelraum, benutzt sie als Sonde und trägt allmählich das Ventrikeldach mit Hilfe eines Skalpells zuerst oberhalb der Pars centralis und des Vorderhorns ab. Schließlich wird die Pinzette in das Hinterhorn eingeführt und auch hier die Balkenstrahlung etwa in Form eines Dreiecks abgetragen. *Die Eröffnungslinie des Seitenventrikels ist S-förmig, ihre vordere Biegung nach medial, die hintere nach lateral*

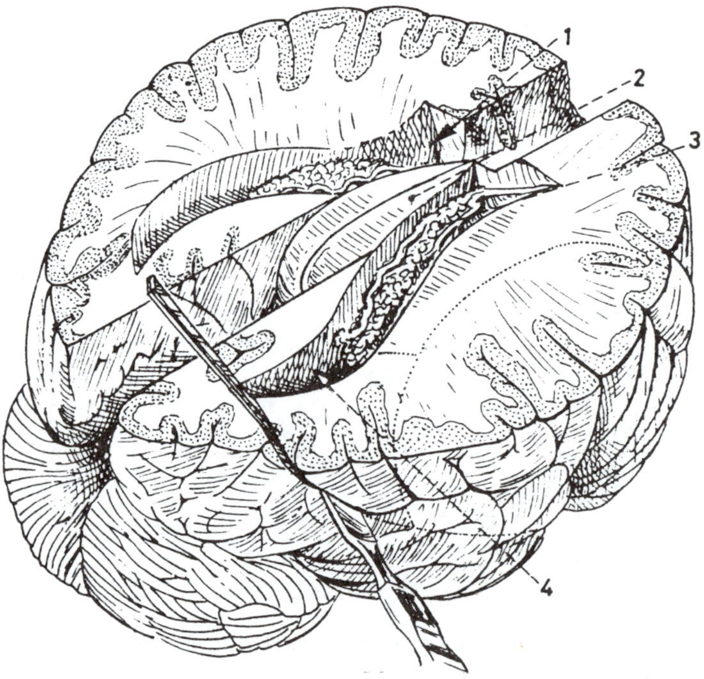

Abb. 26 Eröffnung des Seitenventrikels (Cornu inferius)

1. Cornu anterius ventriculi lateralis
2. Corpus callosum
3. Plexus choroideus in Pars centralis
4. Cornu posterius ventriculi lateralis

gewölbt. Der mediane Abschnitt des Balkens bleibt umberührt, weil er medial nur bis zum Fornixrand präpariert wird.

Das *Unterhorn* **(Cornu inferius)** des Seitenvertikels wird *von lateral* her präpariert (Abb. 26). Die Lage des Unterhorns ist durch den *Sulcus temporalis superior* markiert. Man führt eine Pinzette in das Lumen des Unterhorns von oben ein und folgt dem Verlauf des Plexus choroideus. Mit einem Skalpell wird ein Schnitt entlang dieser Pinzette vom Hinterhorn ausgehend nach vornunten bis zum Schläfenpol durchgeführt. Nach Eröffnung des Unterhorns wird der Gyrus temporalis superior angehoben und entlang des Sulcus temporalis superior entfernt. Das Cornu inferius endet etwa 2 cm vom Schläfenpol. Die Eröffnung des Unterhorns kann man mit der Freilegung der **Insula** verbinden. Man kann das Unterhorn vom Präparat abtrennen, und nun erst tritt das Verhältnis des **Hippocampus**, der **Fimbria hippocampi**, des **Gyrus parahippocampalis** zueinander zutage.

Die Wände des Seitenventrikels (I. und II. Ventrikels):

Cornu anterius: Die mediale Wand wird durch das *Septum pellucidum* gebildet. Im Boden befindet sich die Ausstrahlung des *Rostrum corporis callosi*. Durch den *Caput Nuclei caudati* wird die laterale Wand gebildet. Die vordere und obere Wand werden durch die *Ausstrahlung des Genu* sowie *des Truncus corporis callosi* gebildet (Abb. 25, 26, 30 und 31).

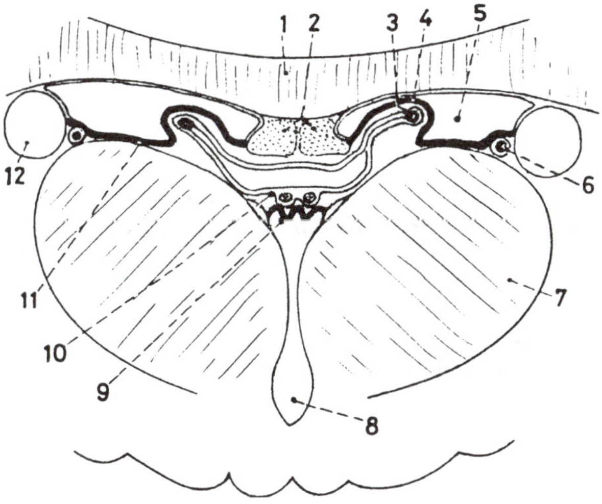

Abb. 27 Schematische Darstellung der Seitenventrikel (Partes centrales) und des III. Ventrikels an einem Frontalschnitt

1. Corpus callosum
2. Corpus fornicis
3. Tela choroidea ventriculi lateralis mit Plexus choroideus und V. choroidea
4. Lamina choroidea epithelialis ventriculi lateralis
5. Pars centralis ventriculi lateralis
6. Stria terminalis mit V. thalamostriata
7. Thalamus und Hypothalamus
8. III. Ventrikel
9. Lamina choroidea epithelialis ventriculi tertii
10. Tela choroidea ventriculi tertii mit Plexus choroideus und V. cerebri interna
11. Lamina affixa thalami
12. Corpus nuclei caudati

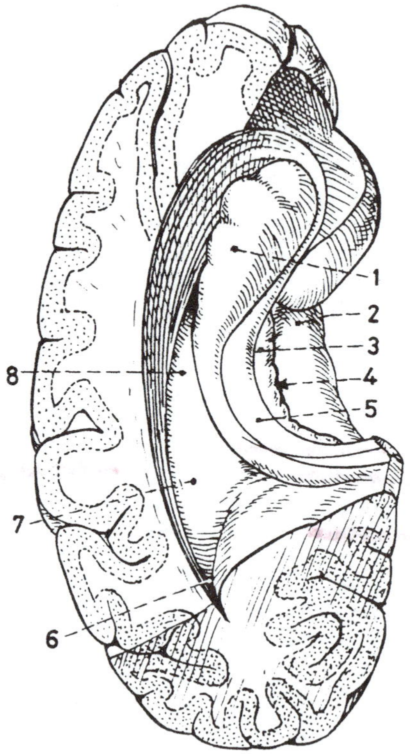

Abb. 28 Unterhorn des Seitenventrikels mit Hippocampusformation

1. Hippocampus
2. Gyrus parahippocampalis
3. Gyrus dentatus
4. Sulcus hippocampi
5. Fimbria hippocampi
6. Cornu posterius ventriculi lateralis
7. Trigonum laterale
8. Eminentia collateralis

Pars centralis: Der Boden wird durch *Nucleus caudatus, Stria terminalis, Lamina affixa thalami, Lamina choroidea epithelialis ventriculi lateralis* (darüber Tela choroidea mit Plexus choroideus) und *Fornix* gebildet (in latero-medialer Reihenfolge) (Abb. 27). Die Lamina choroidea epithelialis ist einerseits zum Thalamus und anderseits zum Fornix befestigt *(Taenia choroidea* und *Taenia fornicis* - Abb. 32). Das Dach ist wiederum die *Ausstrahlung des Balkens*. Der Mittelteil enthält an seiner medialen Seite vorn eine Öffnung, das **Foramen interventriculare (Monroi)**, das jederseits die Seitenventrikel mit dem III. Ventrikel verbindet. Der Plexus choroideus der Pars centralis erhält seine Blutversorgung aus der *A. choroidea posterior* (Ast der A. cerebri posterior).

Cornu posterius: Laterale Begrenzung durch *Balkenstrahlung (Tapetum)* im übrigen durch das *Marklager des Occipitallappens* (Abb. 25, 26, 30 und 31). Tief einschneidende Furchen der Hirnoberfläche bewirken entsprechende Vorwölbungen in den Ventrikelraum *(Calcar avis, Trigonum collaterale)*.

Cornu inferius: Der Boden wird durch den *Hippocampus* und die *Eminentia collateralis* begrenzt. Nach vorne schließen sich nacheinander die folgenden Strukturen an: *Fimbria hippocampi, Lamina choroidea epithelialis ventriculi lateralis* mit Tela choroidea und Plexus choroideus sowie *Stria terminalis, Cauda nuclei caudatus* (Abb. 28 und 29). Die Lamina choroidea epithelialis ist an der Stria terminalis und Fimbria hippocampi fixiert *(Taenia terminalis* und *Taenia fimbriae)*. Von lateral wird sie durch die *Balkenstrahlung (Tapetum)* und die *Sehstrahlung* bedeckt. Die Spitze des Unterhorns ist dem Corpus amygdaloideum benachbart. Der Plexus choroideus des Unterhorns wird durch die *A. choroidea anterior* (Ast der A. carotis interna oder der A. cerebri media) versorgt. Beim Übergang der Pars centralis in das Unterhorn schwillt der Plexus zum **Glomus choroideum** an.

6.2.4. Eröffnung des III. Ventrikels (Abb. 27, 30-32)

Der unpaare **III. Ventrikel** wird *von oben* her eröffnet. Man schneidet den *Balken* quer hinter dem Genu corporis callosi durch, hebt den Truncus hoch und trennt ihn vom Septum pellucidum und dem Fornix sowie der Commissura fornicis ab (Abb. 30 und 31). Das Splenium läßt man vorläufig unberührt und entfernt den Balkenstamm. Nach Entfernung des Truncus corporis callosi werden vorn die beiden *Septa pellucida* mit dem *Cavum septi pellucidi*, weiter hinten das doppelseitige, miteinander verwachsene *Corpus fornicis* und die divergenten *Crura fornicis* mit der *Commissura fornicis* sichtbar.

Im Foramen interventriculare werden die *Columnae fornicis* durchgeschnitten. Man hebt das Corpus fornicis auf und trennt seine Ränder von den beiden Laminae choroideae epitheliales der Seitenventrikel ab. Das Corpus fornicis und die Crura fornicis mit der Commissura fornicis werden nach hinten gebogen. Auf diese Weise wird die **Tela choroidea ventriculi tertii** sichtbar (Abb. 30). Unterhalb der Tela, mit dieser dichtverwachsen, liegt die **Lamina choroidea epithelialis ventriculi tertii**, sie bildet das Dach des III. Ventrikels (Abb. 27 und 32). Die Telae choroideae des III. Ventrikels und der beiden Seitenventrikel sind eine

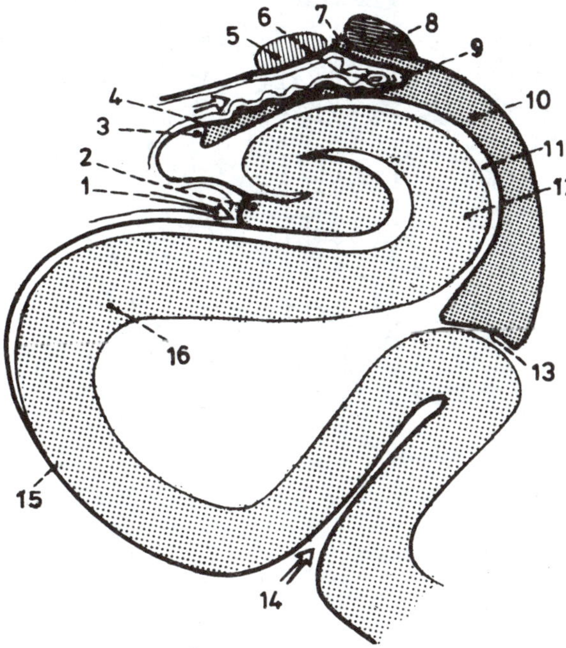

Abb. 29 Schematische Darstellung des Unterhorns an einem Frontalschnitt

1. Sulcus hippocampi
2. Gyrus dentatus
3. Fimbria hippocampi
4. Taenia fimbriae
5. Corpus geniculatum laterale
6. Tela choroidea ventriculi lateralis
7. V. thalamostriata mit Stria terminalis und Taenia terminalis
8. Cauda nuclei caudati
9. Lamina choroidea epithelialis ventriculi lateralis
10. Cornu inferius ventriculi lateralis
11. Alveus hippocampi
12. Hippocampus
13. Eminentia collateralis
14. Sulcus collateralis
15. Gyrus parahippocampalis
16. Subiculum

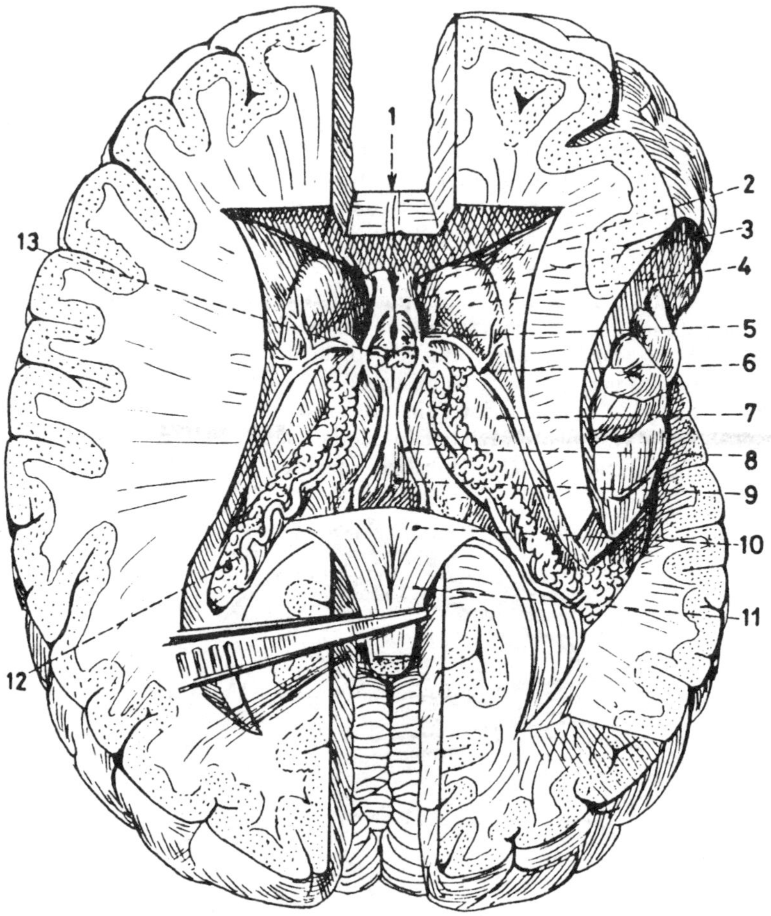

Abb. 30 Eröffnung des III. Ventrikels (I)

1. Genu corporis callosi mit Striae longitudinales mediales
2. Rostrum corporis callosi (Boden des Cornu anterius)
3. Septum pellucidum
4. Caput nuclei caudati
5. Columna fornicis
6. Stria terminalis mit V. thalamostriata
7. Lamina affixa thalami
8. V. cerebri interna
9. Tela choroidea ventriculi tertii
10. Commissura fornicis
11. Crus fornicis
12. Plexus choroideus ventriculi lateralis
13. Plexus choroideus ventriculi tertii

zusammenhängende Duplikatur (Sack) der Pia mater, die sich zwischen der Lamina tecti und dem Splenium corporis callosi einsenkt. Diese Duplikatur breitet sich zwischen dem Fornix und dem Thalamus bis zu den Columnae fornicis aus, sie enthält die Adergeflechte **(Plexus choroidei)** der Ventrikel mit ihren zuführenden und ableitenden Gefäßen. Vorn, bei den Foramina interventricularia kann man die Telae choroideae und die Laminae choroideae des III. Ventrikels und der beiden Seitenventrikel gemeinsam hochheben, dadurch wird der III. Ventrikel geöffnet.

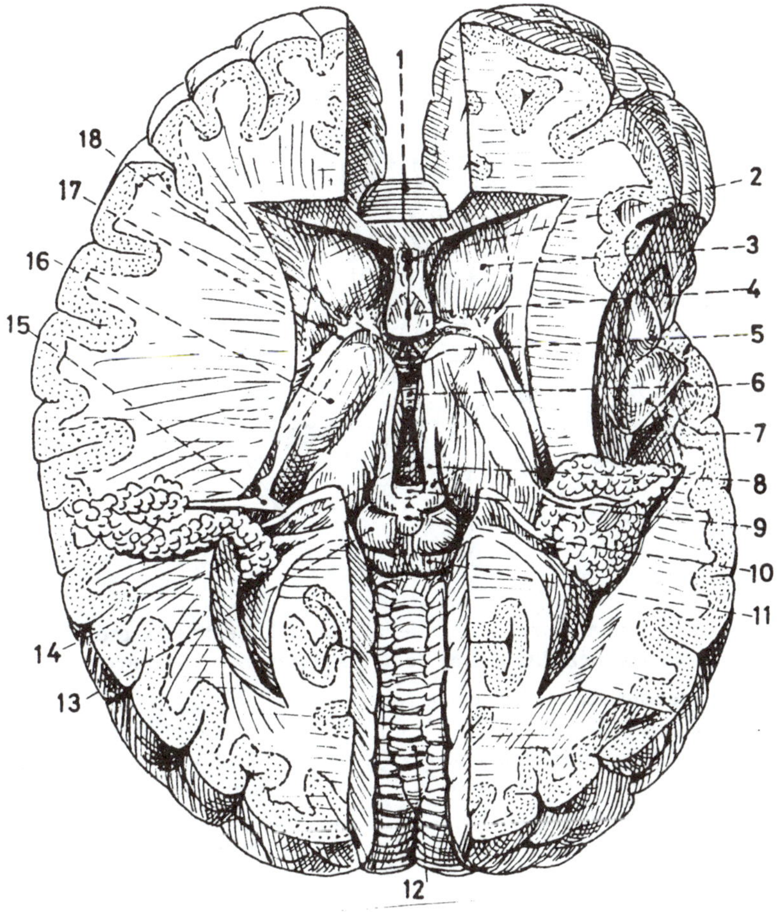

Abb. 31 Eröffnung des III. Ventrikels (II)

1. Genu corporis callosi
2. Septum pellucidum mit Cavum septi pellucidi
3. Caput nuclei caudati
4. Columna fornicis
5. Commissura anterior (rostralis)
6. Adhaesio interthalamica
7. Insula
8. Stria medullaris thalami und Trigonum habenulae
9. Commissura posterior (epithalamica)
10. Commissura habenularum und Corpus pineale
11. Colliculus inferior (caudalis)
12. Vermis superior cerebelli
13. Colliculus superior (rostralis)
14. III. Ventrikel
15. Lamina affixa thalami
16. Thalamus
17. Stria terminalis mit V. thalamostriata
18. Recessus triangularis

Der III. Ventrikel ist der Hohlraum des Zwischenhirns. Durch die **Foramina interventricularia** steht er mit den Seitenventrikeln in Verbindung. Seine Ableitung ist der **Aquaeductus cerebri** in den IV. Ventrikel.

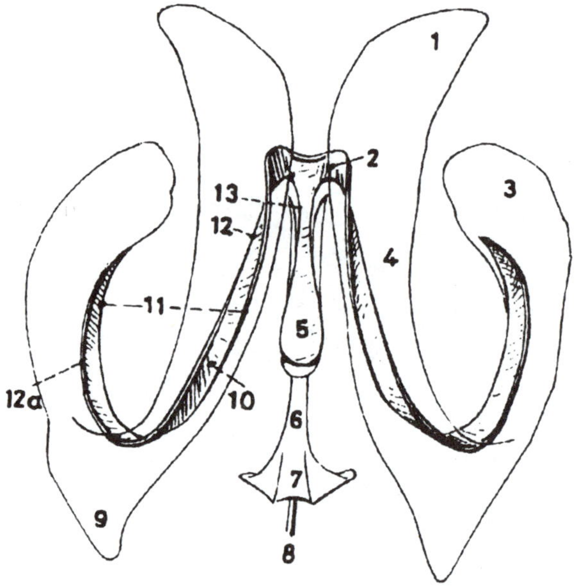

Abb. 32 Schema der Lamina choroidea epithelialis des III. Ventrikels und beider Seitenventrikel in Beziehung zum Ventrikelsystem. Ansicht von oben.

1. Cornu anterius ventriculi lateralis
2. Foramen interventriculare
3. Cornu inferius ventriculi lateralis
4. Pars centralis ventriculi lateralis
5. Lamina choroidea epithelialis ventriculi tertii
6. Aquaeductus cerebri
7. Ventriculus quartus
8. Canalis centralis
9. Cornu posterius ventriculi lateralis
10. Lamina choroidea epithelialis ventriculi lateralis
11. Taenia fornicis und Taenia fimbriae
12. Taenia choroidea und Taenia terminalis (12a)
13. Taenia thalami

Die Wände des III. Ventrikels:

Die Seitenwand: wird durch den *Thalamus* mit der *Adhaesio interthalamica*, den *Sulcus hypothalamicus* und den *Hypothalamus* gebildet (Abb. 20, 21 und 27).

Die Vorderwand: wird durch die *Columnae fornicis*, die *Commissura anterior (rostralis)*, die *Lamina rostralis (Rostrum corporis callosi)* und die *Lamina terminalis* gebildet (Abb. 31 und 38). Dieser Teil des Ventrikels gehört eigentlich zum Endhirn.

Den Boden: bildet der *Hypothalamus* mit dem *Chiasma opticum*, dem *Infundibulum*, den *Corpora mamillaria* und der Übergang des *Subthalamus* zum Tegmentum mesencephali (Abb. 21).

Die hintere Wand: ist schmal und verengt sich zum *Eingang des Aquaeductus cerebri*. Sie wird durch die *Commissura posterior (epithalamica)* und die *Commissura habenularum* gebildet.

Das Dach: wird durch die *Lamina choroidea epithelialis ventriculi tertii* gebildet, die an den *Striae medullares thalami, Habenulae* und der *Commissura habenularum* befestigt ist *(Taenia thalami)*. Beim Foramen interventriculare geht die Lamina choroidea epithelialis des III. Ventrikels in die gleichen Zellplatten der Seitenventrikel über (Abb. 32). Die

Lamina epithelialis wird durch die *Tela choroidea* bedeckt, worin der *Plexus choroideus* eingebettet ist. Der Plexus wird durch die *A. choroidea posterior* (aus A. cerebri posterior) versorgt.

Der III. Ventrikel hat fünf Aussackungen:

der Recessus triangularis: wird durch die beiden *Columnae fornicis* und die *Commissura anterior (rostralis)* an der Vorderwand gebildet, der vorn vom *Rostrum corporis callosi (Lamina rostralis)* begrenzt wird (Abb. 38);

der Recessus opticus: liegt zwischen dem queren, durch das *Chiasma opticum* gebildeten Wulst und der *Lamina terminalis* (Abb. 21);

der Recessus infundibuli: liegt hinter dem Chiasma am *Ventrikelboden*;

der Recessus suprapinealis: bildet sich *oberhalb der Commissura habenularum* durch die Auswölbung des Ventrikeldaches;

der Recessus pinealis: stülpt sich *zwischen der Commissure habenularum und der Commissura posterior (epithalamica)* in die Epiphyse vor.

6.2.5. Darstellung der Kleinhirnkerne (Abb. 33)

Durch einen Horizontalschnitt in der Höhe der Pedunculi cerebellares superiores werden die **Kleinhirnkerne** sowie Rinde und Marksubstanz des Kleinhirns freigelegt. Man schneidet entweder von vorn (beim abgetrennten Hirnstamm) oder von hinten (beim ganzen Gehirn).

Am Vorderrand der Schnittfläche sind die **Pedunculi cerebellares superiores (rostrales)** und zwischen denen die **Lingula cerebelli** zu erkennen. Nach Aufheben der Lingula wird das **Velum medullare superius (rostrale)** sichtbar. Am vorderen Ende der Pedunculi cerebellares superiores liegen die *Colliculi inferiores* der Lamina tecti. Aus ihrer medianen Trennfurche geht das **Frenulum veli medullaris superioris** aus, und seitlich von ihm treten beiderseits die *Nn. trochleares (Nn. IV)* aus dem Mittelhirn heraus.

Der größte Kleinhirnkern ist der **Nucleus dentatus**, seineWände sind gefaltet und sein Hilus ist nach vorne und nach medial, in Richtung der Pedunculi cerebellares superiores gerichtet.

Die übrigen Kleinhirnkerne sind klein und hell, deshalb können sie häufig nicht wahrgenommen werden. Der **Nucleus emboliformis** ist pfropfenförmig und liegt vor dem Hilus des Nucleus dentatus. Der eiförmige **Nucleus globosus** liegt weiter medial und etwas tiefer als der Nucleus emboliformis. Der **Nucleus fastigii** befindet sich seitlich von der Mittellinie über dem First *(Fastigium)* des IV. Ventrikels.

6.2.6. Eröffnung des IV. Ventrikels (Abb. 33)

Der **IV. Ventrikel** wird *von oben* her, vom Horizontalschnitt des Kleinhirns eröffnet. Man entfernt den mittleren Teil des Kleinhirns mit zwei divergierenden vertikalen Schnitten entlang der medialen Ränder der oberen Kleinhirnstiele bis zum Ventrikelraum. Vom durchgeschnittenen Vermis trennt man das hintere Kammerdach, die **Lamina choroidea epithelialis ventriculi quarti** mit der **Tela choroidea**, ab. Mit einer Pinzette kann man auch die Tela choroidea behutsam abziehen, wodurch die **Fossa rhomboidea** vollstandig freigelegt wird. Dadurch kann man die basale Haftlinie der Lamina choroidea epithelialis erkennen, wo sie vom Obex über den *Tubercula gracile*, den *Tubercula cuneati*, den *Pedunculi cerebellares inferiores* in die basal gerichteten Recessus laterales übergeht.

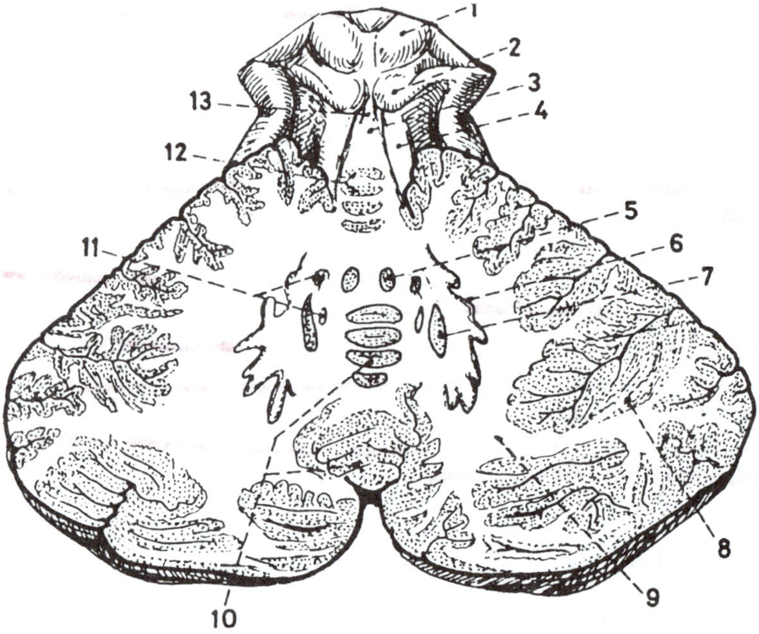

Abb. 33 Darstellung der Kleinhirnkerne

1. Colliculus superior (rostralis)
2. Colliculus inferior (caudalis)
3. Velum medullare superius (rostrale)
4. Pedunculus cerebellaris superior (rostralis)
5. Nucleus fastigii
6. Nucleus dentatus
7. Nucleus emboliformis
8. Cortex hemisphaerii cerebelli
9. Corpus medullare hemisphaerii
10. Vermis
11. Nuclei globosi
12. Lingula cerebelli
13. Frenulum veli medullaris superioris (rostralis)

Die Reste der Kleinhirnhemisphäre werden nach Durchtrennung der Kleinhirnstiele entfernt. Die zum Mittelhirn führenden **Pedunculi cerebellares superiores (rostrales)** liegen dorsal, die mächtigsten **Pedunculi cerebellares medii** treten ventral von der Brücke in das Kleinhirn ein. Die **Pedunculi cerebellares inferiores (caudales)** können als Fortsetzung der Seitenstränge verfolgt werden. Sie treten in das Kleinhirn zwischen den oberen und mittleren Kleinhirnstielen ein. Man kann sie von diesen Strukturen her *"aufknöpfen"*.

Der IV. Ventrikel entwickelte sich aus dem Hohlraum des **Rhombencephalon**.

Die Wände des IV. Ventrikels:

Der Boden: des Ventrikels wird durch die Rautengrube ***(Fossa rhomboidea)*** gebildet (Abb. 34). Der rostrale Teil der Rautengrube gehört zur Brücke. Kaudal von den *Striae medullares* wird sie dem verlängerten Mark zugeordnet. Eine sagittale Mittelfurche *(Sulcus medianus)* grenzt die beiden Hälften der Rautengrube gegeneinander ab. Kaudal geht der Sulcus medianus mit schreibfederförmiger Zuspitzung, *Calamus scriptorius*, in den Zentralkanal über. Die *Eminentia medialis* erhebt sich als flacher Hügel beiderseits der Mittelfurche. In der Mitte tritt als stärkere Vorwölbung der *Colliculus facialis* hervor, verursacht durch den Kern des *N. abducens (N. VI)* und das innere Facialisknie. Die Eminentia läuft kaudal in ein kleines dreieckiges Feld, *Trigonum nervi hypoglossi*, aus. Durch den *Sulcus limitans* getrennt, liegt seitlich davon das Kerngebiet des *N. glossopharyngeus (N. IX)* und des *N. vagus (N. X)* als kleines graues Dreieck, *Trigonum nervi vagi (Ala cinerea)*. Es wird durch einen verdickten Ependymstreifen, *Funiculus separans*, von der *Area postrema* abgegrenzt. Lateral und rostral davon erhebt sich die *Area vestibularis*, bedingt durch die Vestibularis- und die Kochleariskerne. Im oberen Drittel der Rautengrube schimmert lateral der längliche *Locus coeruleus* bläulich durch die Oberfläche, der noradrenerge pigmentierte Neurone enthält.

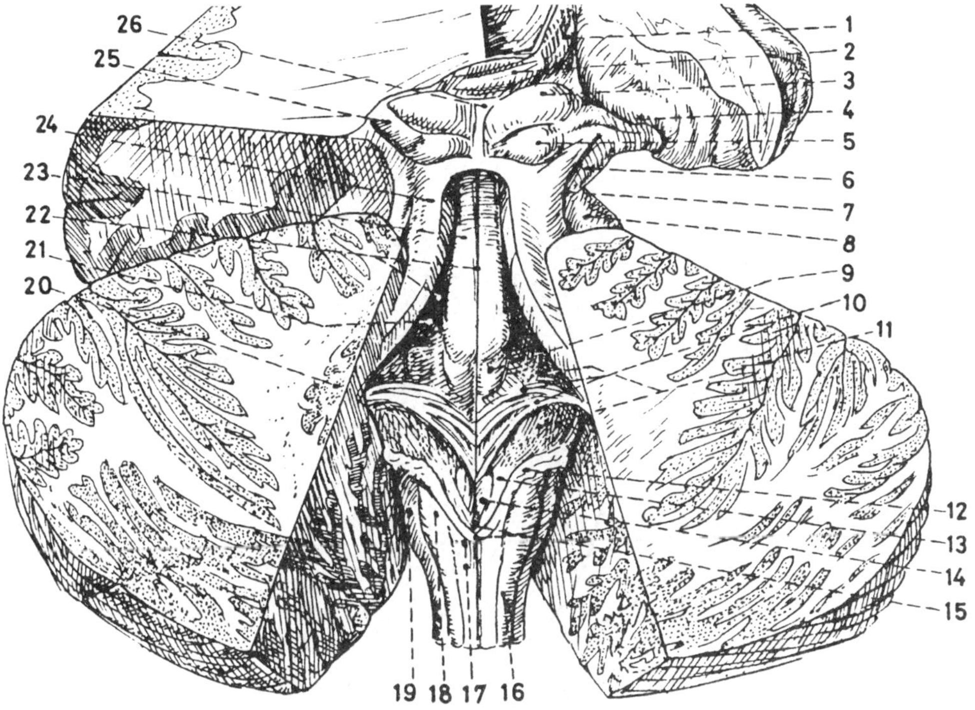

Abb. 34 Eröffnung des IV. Ventrikels, die Fossa rhomboidea

1. Habenula
2. Commissura habenularum
3. Colliculus superior (rostralis)
4. Pulvinar
5. Colliculus inferior (caudalis)
6. Pedunculus cerebri
7. Sulcus lateralis mesencephali
8. Pedunculus cerebellaris medius
9. Colliculus facialis
10. Striae medullares
11. Area vestibularis
12. Taenia ventriculi quarti
13. Trigonum n. vagi (Ala cinerea)
14. Trigonum n. hypoglossi
15. Calamus scriptorius und Obex
16. Fasciculus cuneatus (Burdach)
17. Fasciculus gracilis (Goll) und Tuberculum gracile
18. Tuberculum cuneatum
19. Pedunculus cerebellaris inferior (caudalis)
20. Nucleus dentatus
21. Locus coeruleus
22. Sulcus medianus und Sulcus limitans
23. Eminentia medialis
24. Pedunculus cerebellaris superior (rostralis)
25. Brachium colliculi inferioris
26. Trigonum subpineale

hinteres Spitze Rautengrube

Sein Dach: wird rostral durch das *Velum medullare superius (rostralis)* gebildet. Im First des Daches, *Fastigium*, befindet sich, ein Teil des Kleinhirnwurmes *(Nodulus)*, kaudalwärts lateral kann man das kurze, paarige *Velum medullare inferius (caudalis)* und weiter die *Lamina choroidea epithelialis ventriculi quarti* mit *Tela choroidea* und *Plexus choroideus* erkennen (Abb. 35 und 36). Die Taenien ventriculi quarti der Lamina choroidea verlaufen vom Obex an beiderseits am Rand der Rautengrube aufwärts bis zu deren seitlicher Ausstülpung, *Recessus lateralis* (Abb. 35 und 36).

Drei Öffnungen des IV. Ventrikels sind Löcher im Ventrikeldach, durch die der Ventrikelliquor in den Subarachnoidealraum abfließen kann. Die **Apertura mediana ventriculi quarti (Magendii)** liegt rostral vom Obex und öffnet sich in die *Cisterna cerebellomedullaris*. Die **Apertura lateralis ventriculi lateralis (Luschkae)** befindet sich

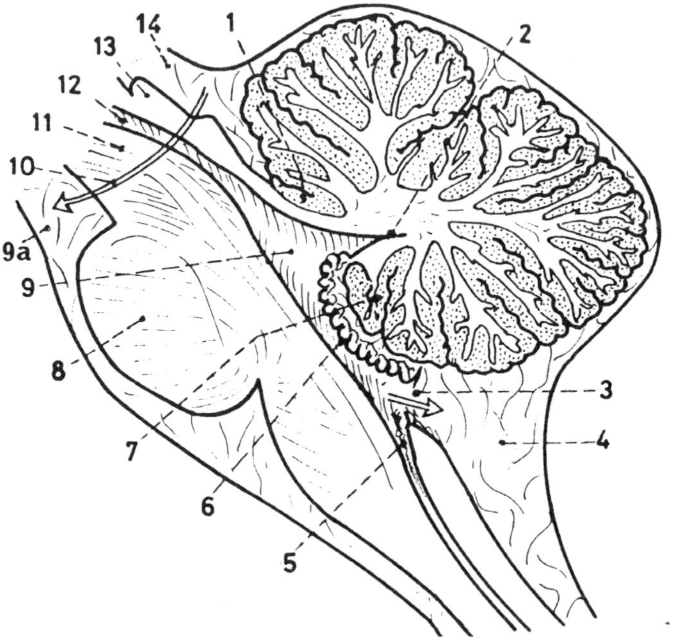

Abb. 35 Medianschnitt von Mittel- und Rautenhirn zur Darstellung des IV. Ventrikels und der Zisternen

1. Lingula cerebelli
2. Fastigium
3. Apertura mediana ventriculi quarti (Magendii)
4. Cisterna cerebellomedullaris (magna)
5. Canalis centralis medullae oblongatae
6. Lamina choroidea epithelialis und Tela choroidea ventriculi quarti
7. Nodulus
8. Pons
9. IV. Ventrikel
9a. Cisterna interpeduncularis
10. Verlauf der Cisterna ambiens
11. Tegmentum mesencephali
12. Aquaeductus cerebri
13. Lamina tecti
14. Cisterna venae magnae cerebri

beiderseits an der Spitze des *Recessus lateralis* und öffnet sich in die *Cisterna pontocerebellaris* (Abb. 36).

Der **Plexus choroideus** liegt annährend T-förmig. Das laterale Ende des Plexus quillt durch die Apertura lateralis hervor **(Bochdaleksches Blumenkörbchen)** (im Kleinhirn-Brücken-Winkel). Der Plexus wird aus der A. cerebellaris inferior posterior versorgt.

6.3. DER FLECHSIGSCHE SCHRÄGSCHNITT (Abb. 37)

Der **Flechsigsche Schrägschnitt** wird auf einem mediosagittal halbierten Gehirn für die Demonstration der *Basalganglien* und der *Gliederung der weißen Substanz der Hemisphäre* durchgeführt. Mit einem Hirnmesser schneidet man einen Schrägschnitt vom Balkenrücken ausgehend in Richtung der *Fossa lateralis cerebri* (Anfang des Sulcus lateralis an der Hirnbasis), also nach lateral und unten. Der Neigungswinkel beträgt etwa *45°*.

Am obersten medialen Teil der Schnittfläche sind das **Corpus callosum**, und der ihm anhaftende **Fornix** zu erkennen. Man kann einen gewölbten Spalt, den **Seitenventrikel** sowie

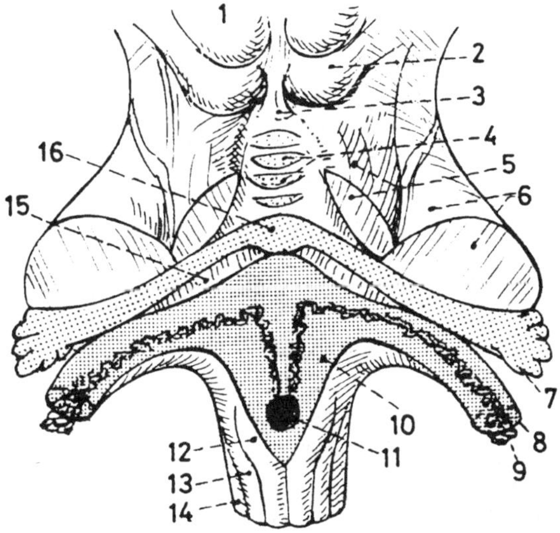

Abb. 36 Schematische Darstellung des Dachs des IV. Ventrikels

1. Colliculus superior (rostralis)
2. Colliculus inferior (caudalis)
3. Velum medullare superius (rostrale) und Frenulum veli medullaris superioris
4. Lingula cerebelli
5. Pedunculus cerebellaris superior (rostralis)
6. Pedunculus cerebellaris medius
7. Flocculus
8. Apertura lateralis ventriculi quarti (Luschkae)
9. Bochdaleksches Blumenkörbchen
10. Lamina choroidea epithelialis und Tela choroidea ventriculi quarti mit Plexus choroideus
11. Apertura mediana ventriculi quarti (Magendii)
12. Tuberculum gracile
13. Tuberculum cuneatum
14. Pedunculus cerebellaris inferior (caudalis)
15. Velum medullare inferius (caudale)
16. Nodulus

lateral davon den **Thalamus**, den **Nucleus caudatus**, den **Nucleus lentiformis** mit dem **Putamen** und **Globus pallidus**, das **Claustrum** und den **Hippocampus** sehen. Der Nucleus caudatus kommt zweimal in der Schnittebene vor: *Caput* (vorn) und *Cauda nuclei caudati* (hinten). Das Caput nuclei caudati und der Thalamus bilden einen nach lateral offenen Winkel. In der Spitze des Winkels befindet sich die **Stria terminalis** mit der *V. thalamostriata*.

Der **Nucleus lentiformis** wird mit einer bikonvexen Linse verglichen, hat aber eher die Form eines horizontal gestellten Kegels, deshalb erscheint er sowohl am Schräg-, am Horizontal- als auch am Frontalschnitt als Dreieck. Der äußere dunkle Teil, das *Putamen*, bildet den basalen, der hellgraue innere Teil, der *Globus pallidus (Pallidum)*, den apikalen Abschnitt des Kegels. Die weiße Substanz bildet eine Kapsel um den Linsenkern herum, die sich in eine **Capsula interna** und eine **Capsula externa** gliedert. Auf die äußere Kapsel folgt nach außen ein dünner scheibenförmiger Kern, das **Claustrum**. Die dünne Marklamelle zwischen Claustrum und Inselrinde wird **Capsula extrema** genannt.

Die **Capsula interna** stellt eine *zwischen dem Nucleus lentiformis und dem Nucleus caudatus bzw. Thalamus* anderseits eingeschobene V-förmige Faserplatte dar, an der man zwei Schenkel, *Crus anterius* und *Crus posterius*, sowie das Knie, *Genu capsulae internae* unterscheidet. Der vordere Schenkel liegt zwischen dem Caput nuclei caudati und dem Nu-

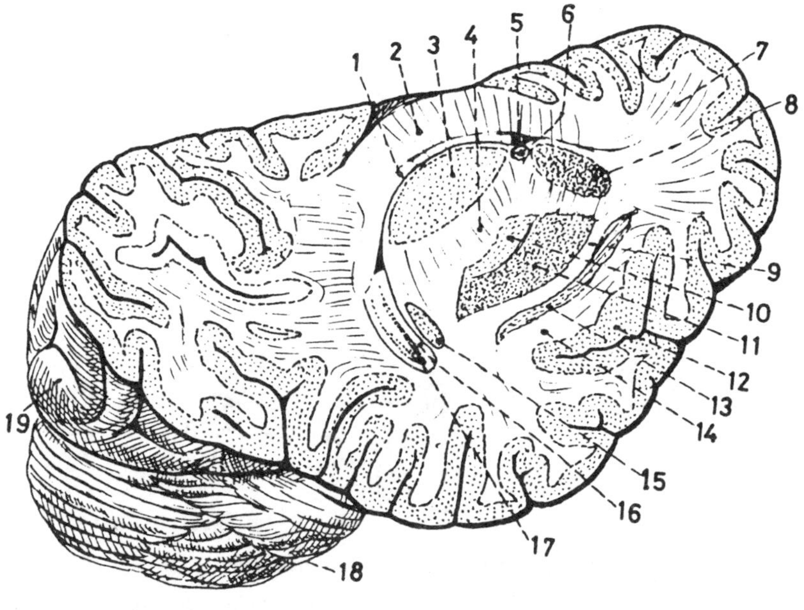

Abb. 37 Flechsigsche schräge Schnittfläche

1. Fornix
2. Corpus callosum
3. Thalamus
4. Capsula interna
5. Ventriculus lateralis
6. V. thalamostriata mit Stria terminalis
7. Forceps minor
8. Caput nuclei caudati
9. Capsula externa
10. Globus pallidus
11. Putamen
12. Insula
13. Claustrum
14. Capsula extrema
15. Cauda nuclei caudati
16. Fimbria hippocampi
17. Hippocampus
18. Cerebellum
19. Polus occipitalis

cleus lentiformis, der hintere Schenkel zwischen Thalamus und Nucleus lentiformis. Räumlich gesehen ist die innere Kapsel einem Trichter ähnlich.

Die innere Kapsel besteht aus Projektionsbahnen (Abb. 94). *Die Capsula externa und die Capsula extrema werden durch Assoziationsfasern gebildet.*

6.4. DIE FRONTALSCHNITTE DES GEHIRNS

Allgemein werden am Gehirn vier Frontalschnitte ausgeführt: In der Höhe der *Commissura anterior (I), durch das Tuber cinereum (II), durch die Corpora mamillaria (III)* und *zwischen den Corpora mamillaria und dem Eingang des Aquaeductus cerebri - möglichst in der Höhe des Corpus geniculatum laterale (IV).* Die Schnitte können an mediosagittal halbiertes Gehirn oder am ganzen Gehirn angefertigt werden. Am ganzen Gehirn kann man die Strukturen, die in der Mittellinie oder deren Nähe liegen, leichter demonstrieren.

6.4.1. Frontalschnitt I (in der Höhe der Commissura anterior - Abb. 38)

In dieser Höhe sind die **Stirn-** und **Schläfenlappen** getroffen. Die **Insel** ist vom frontalen und vom temporalen **Operculum** bedeckt. Oben, unterhalb der Rinde, kann man das **Centrum semiovale** erkennen, in das die Fasern des Corpus callosum und der Capsula interna einstrahlen.

Den ventralen Bereich beider Hemisphären verbindet die **Commissura anterior (rostralis)**. Über der Kommissur nahe der Mittellinie erscheinen die **Columnae fornicis** mit dem **Recessus triangularis**. Zwischen der Kommissur und dem Chiasma opticum kann man das Lumen des **III. Ventrikels** erkennen. Vom Seitenventrikel ist das **Vorderhorn** getroffen. Seine laterale Wand wird durch das **Caput nuclei caudati** und seine mediale Wand durch das **Septum pellucidum** gebildet. Die paarigen Septa pellucidi schließen das **Cavum septi pellucidi** ein.

In der Tiefe der Hemisphäre liegt das **Corpus striatum**, das von der **Capsula interna** in den **Nucleus caudatus** und das **Putamen** geteilt wird. Über der Kommissur befindet sich der **Globus pallidus (Pallidum)**. An der lateralen Fläche des Putamen liegt das **Claustrum**. Es wird vom Putamen durch die **Capsula externa** und von der Inselrinde durch die **Capsula extrema** getrennt.

In der Tiefe des Temporallappens kann auch das **Corpus amygdaloideum** erscheinen.

6.4.2. Frontalschnitt II (durch das Tuber cinereum - Abb. 39)

Die **Insel**, das **Centrum semiovale**, das **Corpus callosum**, die **Capsula interna**, das **Putamen**, der **Globus pallidus**, das **Claustrum**, die **Capsula externa**, die **Capsula extrema** und das **Corpus amygdaloideum** erscheinen auch in dieser Schnittebene.

Zwischen den Hemisphären liegt hier das **Zwischenhirn** mit dem **Thalamus** und dem **Hypothalamus**. Im Hypothalamus kann man die Querschnitte der **Columnae fornicis** sehen. Der ventrale Teil des Hypothalamus wird durch das **Tuber cinereum** gebildet. Von dort etwas nach lateral kann man den Querschnitt des **Tractus opticus** sehen. Der **Nucleus caudatus** befindet sich etwas seitlich über dem Thalamus, dazwischen an der Oberfläche des Seitenventrikels erscheint die **Stria terminalis** mit der *V. thalamostriata*.

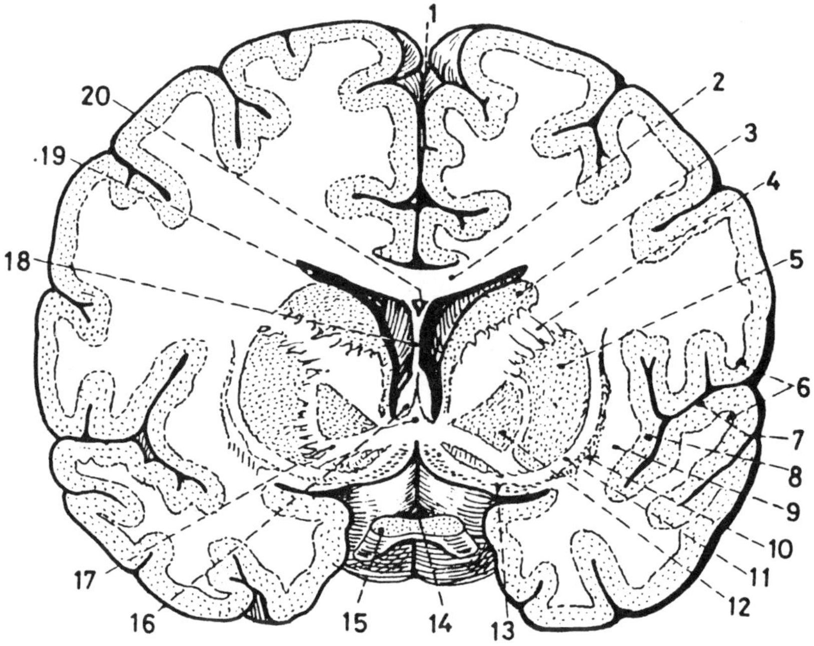

Abb. 38 Frontalschnitt des Gehirns I, in der Höhe der Commissura anterior (rostralis)

1. Fissura longitudinalis cerebri
2. Corpus callosum
3. Caput nuclei caudati
4. Capsula interna
5. Putamen
6. Operculum frontale (oben) und temporale (unten)
7. Sulcus lateralis cerebri
8. Inselrinde
9. Capsula extrema
10. Claustrum
11. Capsula externa
12. Globus pallidus
13. Substantia perforata anterior
14. III. Ventrikel
15. Chiasma opticum
16. Columna fornicis und Recessus triangularis
17. Commissura anterior (rostralis)
18. Septum pellucidum
19. Cornu anterius ventriculi lateralis
20. Cavum septi pellucidi

Unter dem Balken ist der **Fornix** getroffen. In dieser Schnittebene kann man den **III. Ventrikel** mit seinem *Plexus choroideus* sowie die *Partes centrales* und die *Cornus inferiores* der **Seitenventrikel** mit ihren *Plexus choroidei* sowie in Unterhörnern auch die **Hippocampi** sehen.

6.4.3. Frontalschnitt III (durch die Corpora mamillaria - Abb. 40)

In dieser Schnittebene ist der Querschnitt des **Thalamus** größer geworden. Im Hypothalamus kann man eventuell den Schnitt des **Fasciculus mamillothalamicus (Vicq d'Azyri)** und lateral vom Hypothalamus auch den **Nucleus subthalamicus (Luysi)** beobachten.

Zwischen Nucleus caudatus und Thalamus an der Oberfläche der Seitenventrikel liegt die **Stria terminalis** mit der *V. thalamostriata.* Auch in dieser Schnittebene kann man den durch

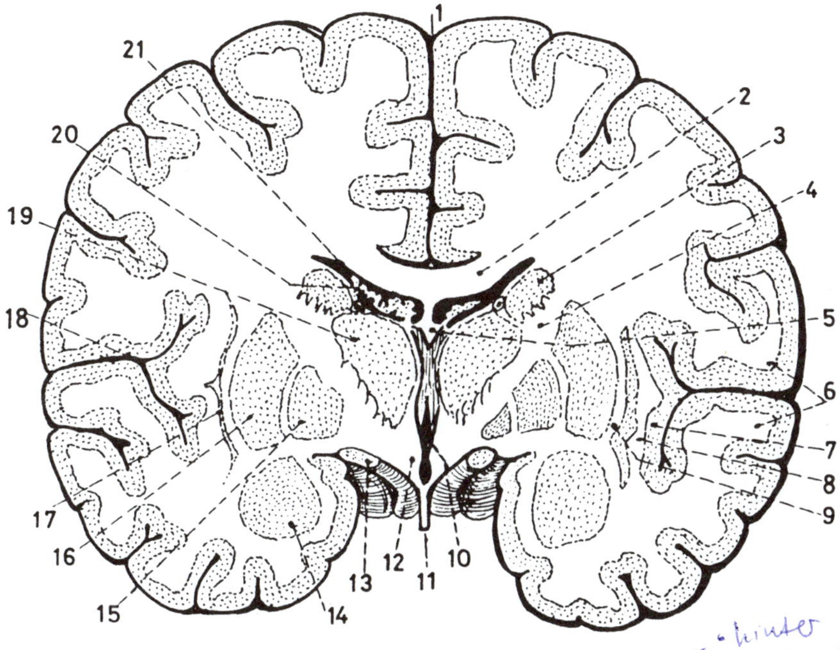

Abb. 39 Frontalschnitt des Gehirns II, durch das Tuber cinereum

1. Fissura longitudinalis cerebri
2. Corpus callosum
3. Corpus nuclei caudati
4. Capsula interna
5. Corpus fornicis
6. Operculum frontale und temporale
7. Inselrinde
8. Capsula extrema
9. Capsula externa
10. III. Ventrikel
11. Infundibulum
12. Hypothalamus
13. Tractus opticus
14. Corpus amygdaloideum
15. Globus pallidus
16. Putamen
17. Claustrum
18. Sulcus lateralis cerebri
19. Thalamus
20. Plexus choroideus ventriculi lateralis
21. Pars centralis ventriculi lateralis

die Adhaesio interthalamica aufgeteilten **III. Ventrikel** mit seinem *Plexus choroideus* sowie die *Partes centrales* und die *Cornus inferiores* der **Seitenventrikel** mit ihren *Plexus choroidei* sowie in Unterhörnern auch die **Hippocampi** und die **Cauda nuclei caudati** mit der **Stria terminalis** sehen.

6.4.4. Frontalschnitt IV (in der Höhe des Corpus geniculatum laterale - Abb. 41)

Neben dem **Endhirn** und dem **Zwischenhirn** erscheinen in dieser Schnittebene das **Mittelhirn** sowie die **Brücke**. In den Hemisphären kann man das **Centrum semiovale**, den **Balken**, den **Fornix**, den **Nucleus caudatus**, das **Putamen**, die **Capsula interna**, die *Partes centrales* und die *Cornus inferiores* der **Seitenventrikel** mit ihren *Plexus choroidei* erkennen. An der medialen Fläche des Schläfenlappens, überlagert vom **Gyrus parahippocampalis**, ist

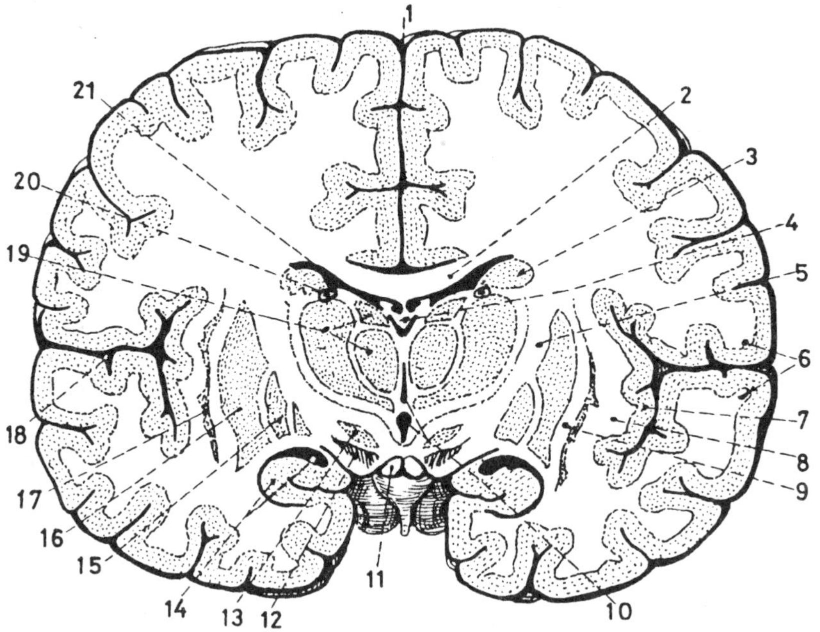

Abb. 40 Frontalschnitt des Gehirns III, durch die Corpora mamillaria

1. Fissura longitudinalis cerebri
2. Corpus callosum
3. Corpus nuclei caudati
4. Corpus fornicis
5. Capsula interna
6. Operculum parietale und temporale
7. Inselrinde
8. Capsula extrema
9. Capsula externa
10. III. Ventrikel
11. Corpus mamillare
12. Substantia nigra
13. Nucleus subthalamicus (Luysi)
14. Hippocampus und Cornu inferius ventriculi lateralis
15. Globus pallidus
16. Putamen
17. Claustrum
18. Sulcus lateralis cerebri
19. Nuclei thalami
20. V. thalamostriata und Stria terminalis
21. Pars centralis ventriculi lateralis

die Rinde zum **Hippocampus** eingerollt. Auf der Dorsalfläche des Hippocampus liegt die *Fimbria hippocampi* und unter ihr der **Gyrus dentatus**.

Das Zwischenhirn ist durch den **Thalamus** vertreten. Abgesondert von seinem Hauptkomplex liegt das **Corpus geniculatum laterale**. Es zeigt eine sehr charakteristische Lage an der ventrolateralen Oberfläche des Zwischenhirns, oberhalb der Hippocampusformation, und seine *"Jockei-Mützen"-ähnliche Gestalt* ist auffalend. (Das Mützenschild ist nach lateral gerichtet.) Lateral vom Corpus geniculatum laterale erscheint die **Cauda nuclei caudati** mit der **Stria terminalis**.

Die Strukturen des **Mittelhirns** und der **Brücke** werden infolge der Abknickung des Hirnstammes schräg angeschnitten. Dorsal liegt entweder der **III. Ventrikel** oder der **Aquaeductus cerebri**, darunter der **Nucleus ruber** und ein schmaler dunkler Streifen, die **Substantia nigra**. Ventrolateral davon sind die **Crura cerebri** getroffen, deren Fasermassen in ihrem Verlauf von der Capsula interna bis in die Brücke zu verfolgen sind.

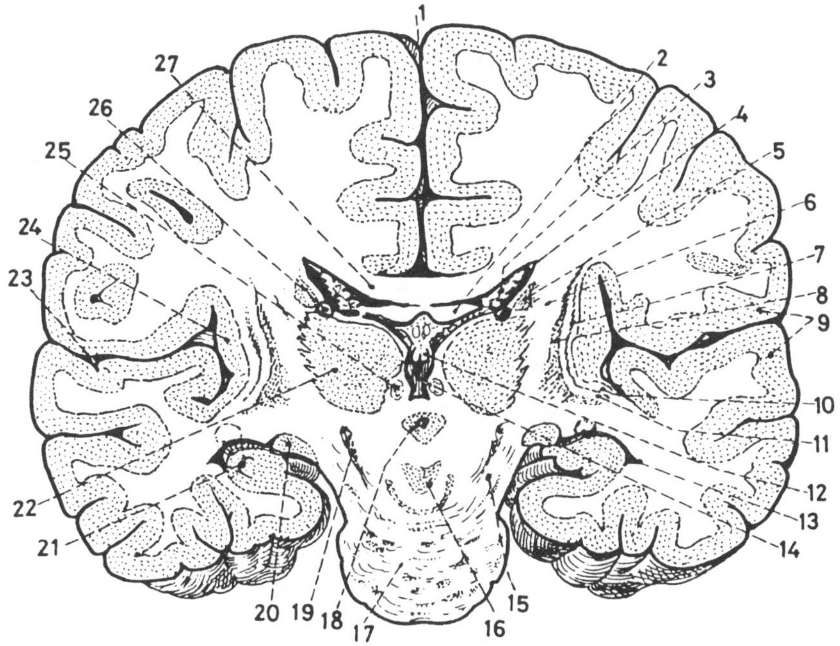

Abb. 41 Frontalschnitt des Gehirns IV, in Höhe des Corpus geniculatum laterale

1. Fissura longitudinalis cerebri
2. Crus fornicis
3. Plexus choroideus ventriculi lateralis
4. Pars centralis ventriculi lateralis
5. Nucleus caudatus
6. Capsula interna
7. Claustrum
8. Putamen
9. Operculum parietale und temporale
10. Capsula extrema
11. Capsula externa
12. Plexus choroideus ventriculi tertii
13. Cornu inferius ventriculi lateralis
14. III. Ventrikel
15. Pedunculus cerebri
16. Decussatio pedunculorum cerebellarium superiorum
17. Basis pontis mit Nuclei pontis und Fibrae pontis longitudinales et transversae
18. Aquaeductus cerebri mit Substantia grisea centralis
19. Substantia nigra
20. Corpus geniculatum laterale
21. Hippocampus
22. Thalamus
23. Sulcus lateralis cerebri
24. Inselrinde
25. Nucleus habenulae
26. V. thalamostriata und Stria terminalis
27. Corpus callosum

6.5. MAKROSKOPISCHE ANATOMIE DES HINSTAMMES (Abb. 42)

Der **Hirnstamm, Truncus encephalicus,** reicht vom rostralen Ende des Rückenmarks bis zum Übergang in das Diencephalon. Der Hirnstamm gliedert sich in das *verlängerte Mark* **(Medulla oblongata)**, die *Brücke* **(Pons)** und das *Mittelhirn* **(Mesencephalon)**. In der Klinik wird üblicherweise auch noch das *Zwischenhirn (Diencephalon)* zum Hirnstamm gerechnet.

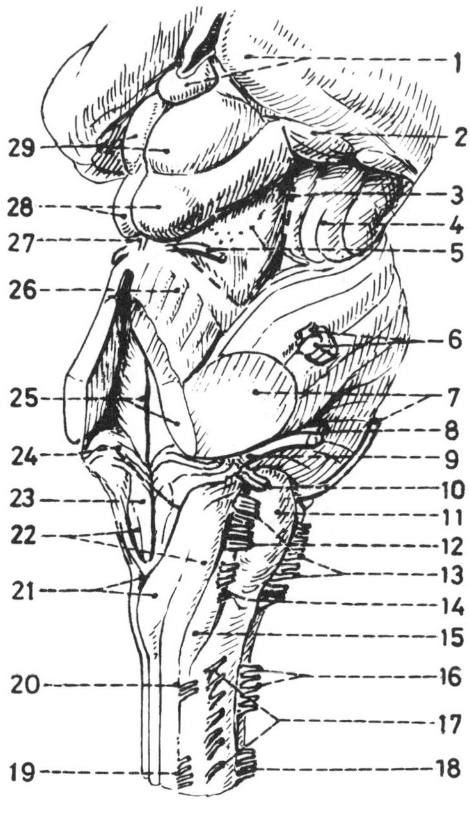

Abb. 42 Hirnstamm von der Seite

1. Corpus pineale und Pulvinar thalami
2. Corpus geniculatum mediale
3. Sulcus lateralis mesencephali
4. Crus cerebri
5. N. trochlearis (N. IV) und Trigonum lemnisci
6. N. trigeminus (N. V) (Radix motoria et sensoria)
7. Pedunculus cerebellaris medius und N. abducens (N. VI)
8. N. facialis und N. intermedius (N. VII)
9. N. vestibulocochlearis (N. VIII)
10. N. glossopharyngeus (N. IX)
11. Oliva
12. N. vagus (N. X)
13. N. hypoglossus (N. XII)
14. Radix cranialis n. accessorii (N. XI)
15. Tuberculum trigeminale (Tuberculum cinereum)
16. Radix ventralis n. cervicalis I
17. Radix spinalis n. accessorii (N. XI)
18. Radix ventralis n. cervicalis II
19. Radix dorsalis n. cervicalis II
20. Radix dorsalis n. cervicalis I
21. Tuberculum gracile und Obex
22. Tuberculum cuneatum und Trigonum n. vagi
23. Trigonum n. hypoglossi
24. Striae medullares und Taenia ventriculi quarti
25. Sulcus medianus fossae rhomboideae und Pedunculus cerebellaris inferior
26. Pedunculus cerebellaris superior
27. Frenulum veli medullaris superioris
28. Colliculi inferiores
29. Colliculi superiores

Seine kaudale Grenze wurde willkürlich auf eine Ebene unmittelbar *oberhalb der Austrittsstelle des 1. Spinalnervenpaars oder unmittelbar unterhalb der Pyramidenkreuzung* festgelegt. Das verlängerte Mark endet kranial am Hinterrand der Brücke, am **Sulcus bulbopontinus**.

Die drei Abschnitte gehen kontinuierlich ineinander über und weisen trotz auffälliger Unterschiede ihrer äußeren Form einen vergleichbaren inneren Aufbau auf: Der Hirnstamm ist aus drei *längsorientierten* Strukturelementen zusammengesetzt, die den zugehörigen Abschnitt des Ventrikelsystems einschließen. Die drei in dorsoventraler Richtung untereinanderliegenden Strukturelemente sind:

a.) das **Dach, Tectum mesencephali** und **Tegmen ventriculi quarti**, das dorsal vom Ventrikelsystem liegt;

b.) die **Haube, Tegmentum**, die das Ventrikelsystem ventral begrenzt;

c.) die **Basis**, die den ventralsten Teil des Hirnstammes, die *neenzephalen absteigenden Fasersysteme* enthält.

6.5.1. Verlängertes Mark (Medulla oblongata)

Das verlängerte Mark setzt das Rückenmark rostralwärts fort. Es entsteht aus der unteren Hälfte des **Rautenhirns** und wird auch als **Myelencephalon (Nachhirn)** oder **Bulbus** bezeichnet. Die medulla oblongata ist etwa 3 cm lang.

An der Ventralseite des verlängerten Marks sehen wir die vom Rückenmark bis zum unteren Rand der Brücke emporsteigende **Fissura mediana ventralis (anterior)**. Sie endet kranial mit dem **Foramen caecum**. Die Furche trennt zwei wulstartige Vorsprünge, die **Pyramiden**, voneinander, die durch die Pyramidenbahnfasern gebildet werden. Die Pyramiden setzen sich unter rascher Verjüngung in die Vorderstränge des Rückenmarks fort. In der Tiefe der Medianfissur kann man die *Pyramidenkreuzung*, **Decussatio pyramidum**, sehen (Abb. 43d). Lateral von den Pyramiden wölbt sich beiderseits die *Olive*, **Oliva** vor, die den **Nucleus olivaris inferior (caudalis)** umschließt. Zwischen Pyramide und Olive liegt der **Sulcus parolivaris medialis** *(Sulcus ventrolateralis)*, in der die Wurzelfasern des **N. hypoglossus** *(N. XII)* austreten. Das Kaudalende der Olive wird von querlaufenden Faserzügen, **Fibrae arcuatae externae ventrales**, bedeckt. Diese gekreuzten Fasern ziehen von den Nuclei arcuati zum Kleinhirn.

Dorsal der Olive wölbt sich der seitliche Teil des verlängerten Marks, der *untere Kleinhirnstiel*, **Pedunculus cerebellaris inferior (caudalis** seu *Corpus retiforme)* vor, der in der kranialen Fortsetzung des Seitenstrangs des Rückenmarks liegt. Zwischen Pedunculus cerebellaris inferior und Olive, im **Sulcus parolivaris lateralis (Sulcus dorsolateralis)** treten die Wurzelfasern der **N. glossopharyngeus** *(N. IX)*, **N. vagus** *(N. X)* und **N. accessorius** *(N. XI)* - kranio-caudal - aus. Im **Kleinhirn-Brückenwinkel**, in dem verlängertes Mark, Brücke, unterer und mittlerer Kleinhirnstiel zusammenstoßen, treten **N. facialis** *(N. VII)*, **N. intermedius** und **N. vestibulocochlearis** *(N. VIII)* - medio-lateral - aus dem Hirnstamm aus.

Die dorsale Seite des verlängerten Marks läßt sich in einen rostralen und einen kaudalen Abschnitt zerlegen. Der kaudale Abschnitt besteht aus der Verlängerung der Hinterstränge des Rückenmarks. Die Mittellinie ist durch den **Sulcus medianus dorsalis (posterior)** markiert. Die Hinterstränge enden mit Anschwellungen, **Tuberculum gracile** und **Tuberculum cuneatum**, die durch die gleichnamigen Hinterstrangkerne hervorgerufen werden. Seitlich des Tuberculum cuneatum kann man einen schmalen Streifen, **Tuberculum trigeminale (cinereum)** beobachten, der die Fortsetzung der Hintersäule des Rückenmarks ist. Die Vorwölbung wird durch den spinalen Trigeminuskern, *Nucleus tractus spinalis n. trigemini*, hervorgerufen.

Die kaudale Hälfte des verlängerten Marks endet rostral mit einer querlaufenden Marklamelle, **Obex**, der unmittelbar am Übergang des **Canalis centralis** in den IV. Ventrikel liegt. Die kraniale Hälfte des verlängerten Marks ist gekennzeichnet durch die Erweiterung des Zentralkanals zum **IV. Ventrikel, Ventriculus quartus**. Den Boden des IV. Ventrikels bildet die *Rautengrube,* **Fossa rhomboidea**. Eine sagittale Mittelfurche, **Sulcus medianus**, grenzt die beiden Hälften der Rautengrube ab. Kaudal geht der Sulcus medianus mit schreibfederförmiger Zuspitzung, **Calamus scriptorius**, in den Zentralkanal über. Die seitlichen Winkel der Rautengrube sind als **Recessus lateralis** ausgezogen. In diesem Gebiet ziehen querlaufende markhaltige Faserzüge, **Striae medullares ventriculi quarti**, von der Mittellinie der Rautengrube zum lateral Winkel. Diese Faserzüge markieren die Grenze zwischen verlängertem Mark und Brücke.

Der dorsale Teil des verlängerten Marks besteht aus grauer Substanz, **Tegmentum medullae oblongatae**, wo die *Ursprungs- und Endkerne der Hirnnerven*, die *Formatio reticularis, eigene Kerngebiete* sowie *auf- und absteigende Bahnen* untergebracht sind.

Im basalen Teil des verlängerten Marks, in der **Basis medulae oblongatae**, liegen die neenzephalen Projektionsbahnen, *Pyramidenbahnen.*

6.5.2. Die Brücke (Pons)

Die Brücke ist ein etwa 2,5 cm langer Querwulst des Hirnstammes, der rostral an das verlängerte Mark anschließt. Dorsal sitzt der Brücke das Kleinhirn auf, mit dem sie über die beiden *mittleren Kleinhirnstiele*, **Pedunculi cerebellares medii** *(Brachii pontis)* verbunden ist. (Sie verbindet brückenförmig die Kleinhirnhemisphären miteinander.) Kleinhirn und Brücke bilden zusammen die *obere Hälfte des Rhombencephalon,* das **Metencephalon** (Hinterhirn). Der zugehörige Ventrikelabschnitt ist die rostrale Hälfte des **IV. Ventrikels**. Der dorsale Brückenteil besteht aus grauer Substanz, dem **Tegmentum pontis**, das sich ohne scharfe Grenze in die Haubenabschnitte vom Mittelhirn und verlängertem Mark fortsetzt. Der ventralc Teil, **Basis pontis**, ist, abgesehen von den Brückenkernen, weiße Substanz. Die Bündel der *Pyramidenbahn* steigen in der Basis ab und wölben sich beiderseits etwas vor. Zwischen den Vorwölbungen liegt eine seichte sagittale Furche, **Sulcus basalis**, in der die *A. basilaris* verläuft. Vorn am Übergang der Brücke in den Pedunculus cerebellaris medius tritt der **N. trigeminus** *(N. V),* am Unterrand der Brücke nahe der Medianebene der **N. abducens** *(N. VI)* aus.

Zur Brücke gehören die rostralen zwei Drittel der Rautengrube (Abb. 34).

6.5.3. Tegmen ventriculi quarti

Die Decke des IV. Ventrikels heißt Tegmen ventriculi quarti. In der Höhe der Brücke wird die Rautengrube vom **Kleinhirn** überdacht, das mit seinem Marksegeln, dem unpaaren **Velum medullare superius** *(anterius* seu *rostrale)* und dem paarigen **Velum medullare inferius** *(posterius* seu *caudale)*, sowie einem kleinen Areal des **Nodulus** den dickeren rostralen Teil des Tegmens bildet. Im Bereich des verlängerten Marks ist die Deckplatte auf eine einschichtige Lage von Ependymzellen reduziert, die **Lamina choroidea epithelialis ventriculi quarti**. Sie wird durch Pia mater, **Tela choroidea ventriculi quarti**, bedeckt.

6.5.4. Das Mittelhirn (Mesencephalon)

Das Mittelhirn, mit 1,5 cm Länge der kürzeste Abschnitt des Hirnstammes, verbindet Brücke und Kleinhirn mit dem Großhirn. Es besteht aus den *Hirnstielen,* **Pedunculi cerebri**, und dem

Mittelhirndach, **Tectum mesencephali**. Die mittlere Etage des Mittelhirns wird durch die dorsalen Teile der Hirnstiele gebildet, die dem **Tegmentum mesencephali** genannt wird. In der basalen Etage des Mittelhirn, gebildet von den ventralen Teilen der Hirnschenkel, liegt beiderseits die **Basis pedunculi cerebri (Crus cerebri)**, in der neenzephale Bahnen absteigen. Das Ventrikelsystem ist im Mittelhirn zum **Aquaeductus cerebri (mesencephali)** eingeengt, der im Grenzbereich von Tegmentum und Tectum verläuft und den III. mit dem IV. Ventrikel verbindet.

Die *Haube*, **Tegmentum mesencephali** ist die Fortsetzung der grauen Substanz im Boden der Rautengrube, die *Kerngebiete der Augenmuskeln,* die *Formatio reticularis, eigene Kerngebiete* sowie durchlaufende aufsteigende und absteigende *Bahnen* enthält.

Jeder Hirnschenkel wird oberflächlich beiderseits durch eine Furche abgegrenzt. Die mediale Furche ist der **Sulcus oculomotorius**, wo der **N. oculomotorius** *(N. III)* austritt. Die laterale Furche wird **Sulcus lateralis mesencephali** genannt. Beide Hirnschenkel divergieren von der Brücke zum Zwischenhirn und umfassen die **Fossa interpeduncularis**. Ihr Boden wird von zahlreichen Löchern perforiert, **Substantia perforata posterior (interpeduncularis)**, wodurch Gefäße in Mittel- und Zwischenhirn eindringen.

Das Tectum mesencephali besteht aus der *Vierhügelplatte,* **Lamina tecti**, und den *Bindearmen*. Die beiden *oberen Hügel*, **Colliculi superiores (craniales)**, sind an die *Sehbahn* angeschlossen, die *unteren Hügel*, **Colliculi inferiores (caudales)**, *Schaltstellen der Hörbahn*. Jeder Colliculus superior wird seitlich durch den oberen Bindearm, **Brachium colliculi superioris (cranialis)** mit dem *Corpus geniculatum laterale*, jeder Colliculus inferior durch den unteren Bindearm, **Brachium colliculi inferioris (caudalis)**, mit dem *Corpus geniculatum mediale* verbunden.

Im kaudalen Grenzbereich des Mittelhirns zur Brücke treten hinter den unteren Hügeln die *oberen Kleinhirnstiele,* **Pedunculi cerebellares superiores**, die durch das **Velum medullare superius (craniale)** verbunden sind, in das Mesencephalon über. Unmittelbar hinter den Colliculi inferiores und seitlich von *Frenulum veli medullaris superioris* verläßt der **N. trochlearis** *(N. IV)* das Mittelhirn. Er tritt als einziger Hirnnerv dorsal aus.

Im kranialen Grenzbereich des Mittelhirns zum Zwischenhirn grenzt die Lamina tecti an den *Epithalamus* des Diencephalon. Hier kreuzt die **Commissura posterior (epithalamica)**. Das *Corpus pineale* legt sich von rostral her auf die Lamina tecti.

An der lateralen Oberfläche des Mittelhirns ist zwischen *Sulcus lateralis mesencephali* (äußere Grenzfurche zwischen Tegmentum und Basis pedunculi cerebri [Crus cerebri]), *Brachium colliculi inferioris* und *Pedunculus cerebellaris superior* das **Trigonum lemnisci** sichtbar. Hier liegen der *Lemniscus lateralis* und der *Tractus spinothalamicus* unmittelbar unter der Oberfläche des Mittelhirns. Die Schmerzbahn kann hier operativ unterbrochen werden *(Traktotomie).*

6.5.5. Die Frontalschnitte des Hirnstammes

6.5.5.1. Querschnitt des Mittelhirns (durch die Colliculi superiores - Abb. 43A)

Der Querschnitt durch das Mittelhirn zeigt drei übereinanderliegende Etagen: Die **Basis**, das **Tegmentum** *(Haube)* und das **Tectum**. Basis und Tegmentum bilden zusammen den **Pedunculus cerebri**.

Die basale Etage des Mittelhirns wird von der **Basis pedunculi cerebri (Crus cerebri)** gebildet, in der neenzephale Bahnen absteigen. Seitlich ist sie durch den *Sulcus lateralis mesencephali*, medial durch den *Sulcus oculomotorii* begrenzt. Die Grenze zwischen Basis

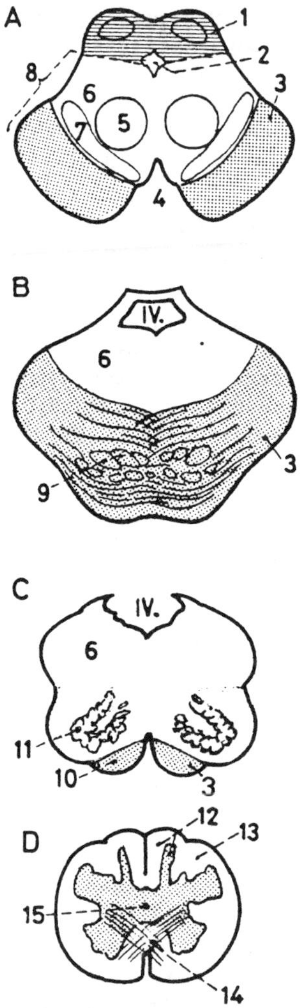

Abb. 43 Querschnitte des Hirnstammes, durch Mesencephalon (A), Pons (B) sowie durch offenen Abschnitt (C) und geschlossenen Abschnitt (D) der Medulla oblongata

1. **Lamina tecti (Tectum)**
2. Aquaeductus cerebri
3. **Basis**
4. Fossa interpeduncularis
5. Nucleus ruber
6. **Tegmentum**
7. Substantia nigra
8. Pedunculus cerebri
9. Nuclei pontis
10. Pyramis
11. Nucleus olivaris inferior (caudalis)
12. Fasciculus gracilis (Goll) und Nucleus gracilis
13. Fasciculus cuneatus (Burdach)
14. Decussatio pyramidum
15. Canalis centralis

IV. = IV. Ventrikel

und Tegmentum wird durch die **Substantia nigra** als schräg gestelltes, schwarzes Band gebildet. Die Substantia nigra gehört zum Tegmentum mesencephali. In der Haube ist der runde Querschnitt des **Nucleus ruber** sichtbar. Die Tegmentum-Tectum-Grenze bildete eine durch den **Aquaeductus cerebri** gelegte Horizontallinie. Der Aquaeductus ist von einer herzförmigen grauen Substanz, **Substantia grisea centralis**, umgeben.

6.5.5.2. Querschnitt der Brücke (Abb. 43B)

Der Querschnitt durch die Brücke zeigt zwei Etagen, das **Tegmentum** und die **Basis**. Das Tegmentum wird von der grauen Substanz des Ventrikelbodens gebildet. Die Basis zeigt eine charakteristische Querstreifung. Die weißen Streifen **(Fibrae pontis transversae)** stellen Faserbündel der *pontocerebellaren Bahnen* dar, die seitlich in die Brückenarme **(Pedunculus cerebellaris medius)** übergehen. Unter den Querfasern sind auch Querschnitte von longitudinalen Fasern **(Fibrae pontis longitudinales)**, den Fasern der *Pyramidenbahn* zu beobachten. Unter den Faserbündeln liegen die **Nuclei pontis**. Ein weißer Streifen in der Mittellinie **(Raphe pontis)** entsteht aus der Kreuzung der pontocerebellaren Bahnen.

6.5.5.3. Querschnitt des verlängerten Marks in der Höhe der Fossa rhomboidea (Abb. 43C)

Der Querschnitt durch die Medulla oblongata zeigt ebenfalls zwei Etagen: Das **Tegmentum** und die **Basis**. Das Tegmentum wird von der grauen Substanz des Ventrikelbodens gebildet, es enthält die *Hirnnervenkerne*, die *Formatio reticularis, auf- und absteigende Bahnen* sowie den gezahnten **Nucleus olivaris inferior (caudalis)**. Die Basis wird durch die **Pyramiden** gebildet, wo die Fasern der *Pyramidenbahn* ziehen. Die weiße Raphe ist in der Mittellinie zu sehen.

6.5.5.4. Querschnitt des verlängertes Marks in seinem geschlossesenen Abschnitt (Abb. 43D)

Dieser Querschnitt durch die Medulla oblongata stellt einen Übergang zwischen dem Rückenmark und dem verlängerten Mark dar. Die Fortsetzung des IV. Ventrikels ist der **Canalis centralis**. Die Oberfläche der Medulla oblongata zeigt fünf Vorwölbungen an beiden Seiten (von ventromedial nach dorsal): Die **Pyramis**, die **Oliva**, den **Pedunculus cerebellaris inferior (caudalis)** als Fortsetzung des Seitenstrangs, das **Tuberculum cuneatum** und das **Tuberculum gracile** als Fortsetzung des Hinterstrangs. Im kaudalen Teil des verlängerten Marks hört die Olive auf. Dadurch sind die Vorwölbungen weniger ausgeprägt (Abb. 43d).

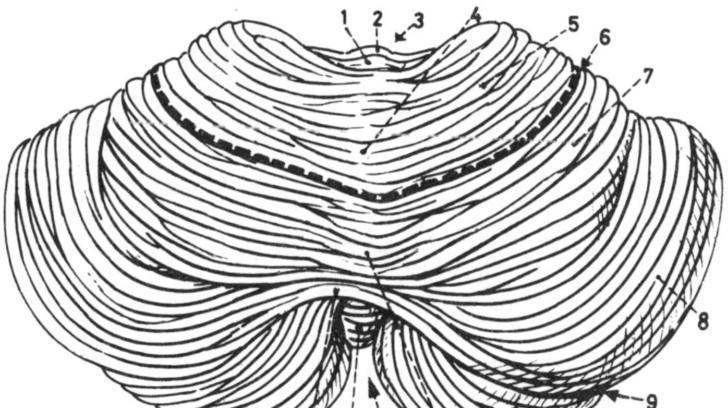

Abb. 44 Facies superior cerebelli

1. Lobulus centralis
2. Lingula cerebelli
3. Incisura cerebelli anterior (rostralis)
4. Culmen
5. Lobulus quadrangularis
6. Fissura prima
7. Lobulus simplex
8. Lobulus semilunaris superior (rostralis)
9. Fissura horizontalis cerebelli
10. Lobulus semilunaris inferior (caudalis)
11. Declive
12. Incisura cerebelli posterior (caudalis)
13. Tuber vermis
14. Folium vermis

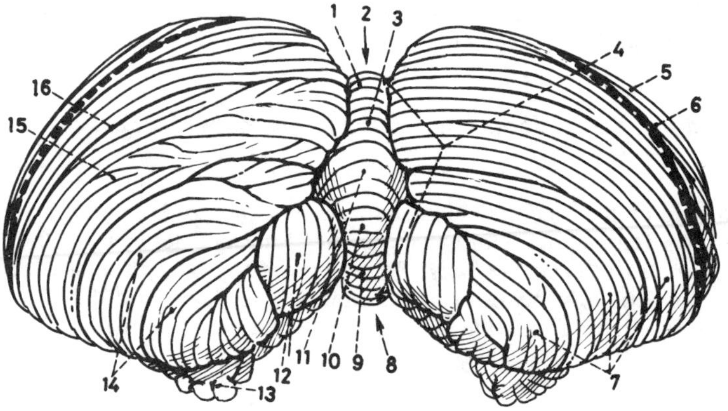

Abb. 45 **Facies inferior cerebelli** (hinterer Anteil)

1. Folium vermis
2. Incisura cerebelli posterior
3. Tuber vermis
4. Pars inferior vermis
5. Lobulus semilunaris superior
6. Fissura horizontalis
7. Hemisphaerium cerebelli, Facies inferior
8. Vallecula cerebelli
9. Nodulus
10. Uvula vermis
11. Pyramis vermis
12. Tonsilla cerebelli
13. Flocculus
14. Lobulus biventer
15. Lobulus gracilis
16. Lobulus semilunaris inferior

6.6. DAS KLEINHIRN (CEREBELLUM)

Das Kleinhirn liegt dorsal der Rautengrube, von den Hinterhauptlappen des Großhirns durch die *Fissura transversa cerebri* und das *Tentorium cerebelli* getrennt, in der hinteren Schädelgrube.

Das Kleinhirn ist ein gänseeigroßer Hirnteil, der mir seiner Längsachse transversal eingestellt ist. Es wird vorne durch einen flachen Einschnitt, **Incisura cerebelli anterior (rostralis)**, und hinten durch einen engen tiefen, **Incisura cerebelli posterior (caudalis)**, gegliedert (Abb. 44).

Das Kleinhirn besteht aus dem unpaaren Mittelstück, dem *Wurm* - **Vermis cerebelli**, und aus zwei *Hemisphären,* **Hemisphaeria cerebelli**, die beiderseits den Hirnstamm umgreifen. Die obere Fläche des Kleinhirns, **Facies superior**, ist flach gefirstet (Abb. 44). Der Wurmabschnitt der Kleinhirnoberseite, der **Vermis superior**, springt einem Dachfirst ähnlich etwas vor, ist aber gegen die Hemisphären nur undeutlich abgegrenzt.

An der unteren Oberfläche des Kleinhirns liegt der Wurm am Boden einer tief einschneidenden Bucht, der **Vallecula cerebelli**. Hier ist er beiderseits durch schmale Furchen gegen die Hemisphären deutlich abgegrenzt. Im quergestellten First des Daches des IV. Ventrikels, **Fastigium**, schließt sich an das **Velum medullare superius (rostrale)** das kurze, paarige **Velum medullare inferius (caudale)**, ein rudimentärer Kleinhirnteil, kaudalwärts an. Der Mittelteil der hinteren Hälfte des Ventrikeldachs wird für eine kurze Strecke vom Nodulus des Kleinhirnwurms gebildet.

Die Oberfläche von Hemisphären und Wurm wird durch zahlreiche, unterschiedlich tiefe, verzweigte *Furchen,* **Fissurae cerebelli**, in dünne *Windungen,* **Folia cerebelli**, zerklüftet. Die

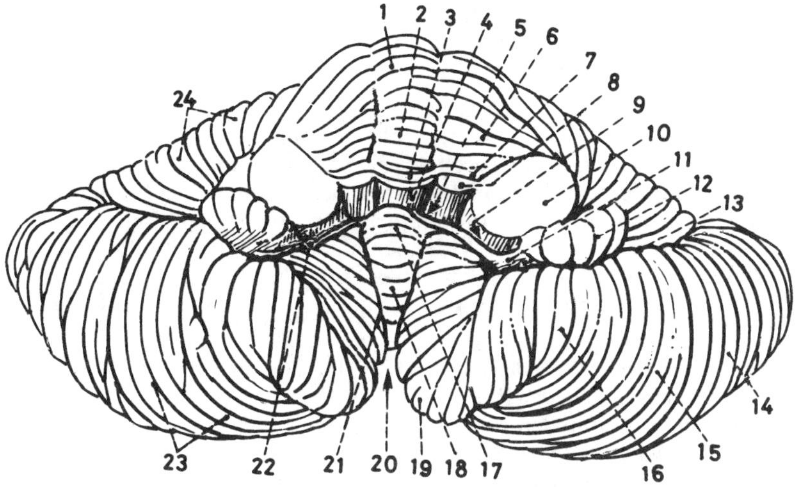

Abb. 46 Facies superior und Facies inferior cerebelli (vordere Anteile)

1. Culmen
2. Lobulus centralis
3. Lingula cerebelli
4. Velum medullare superius (rostrale)
5. Tegmen ventriculi quarti
6. Ala lobuli centralis
7. Vinculum lingulae
8. Pedunculus cerebellaris superior (rostralis)
9. Velum medullare inferius (caudale)
10. Pedunculus cerebellaris medius et inferior (caudalis)
11. Pedunculus flocculi
12. Flocculus
13. Fossa lateralis cerebelli
14. Lobulus semilunaris inferior
15. Lobulus gracilis
16. Lobulus biventer
17. Nodulus
18. Uvula vermis
19. Tonsilla cerebelli
20. Vallecula cerebelli
21. Sulcus valleculae
22. Recessus lateralis ventriculi quarti
23. Facies inferior cerebelli
24. Facies superior cerebelli

Furchen verlaufen nahezu parallel, in rostralwärts konkavem Bogen vom Vorderrand der einen Hemisphäre über den Wurm zum Vorderrand der anderen Hemisphäre. Sie enden sowohl an der oberen als auch an der unteren Kleinhirnoberfläche an einer quergestellten Bucht, der **Fossa lateralis cerebelli**, in deren Bereich die *Kleinhirnstiele* eintreten (Abb. 46). Hier liegen, in den *Kleinhirn-Brücken-*(verlängertes Mark)-*Winkeln*, die phylogenetisch ältesten Hemisphärenanteile, die charakteristisch tatzenförmigen *Flocken,* **Flocculi** und medial davon die **Bochdalekschen Blumenkörbchen** (Abb. 36). Das verlängerte Mark wird dorsal von den **Tonsillae cerebelli** umlagert. Die Lagebeziehung der Kleinhirntonsillen zur Medulla oblongata und zum Foramen magnum ist von praktischer Bedeutung (siehe 6.1.4.).

Drei *Kleinhirnstiele* und zwei *Marksegel* verbinden das Kleinhirn mit den unterschiedlichen Abschnitten des Hirnstammes. Über den *unteren Kleinhirnstiel,* **Pedunculus cerebellaris inferior** *(caudalis - Corpus restiforme),* ziehen Bahnen aus dem Rückenmark und dem verlängerten Mark zum Kleinhirn und zurück. Der *mittlere Kleinhirnstiel,* **Pedunculus cerebellaris medius** *(Brachium pontis),* setzt die Querfaserung der Brücke in das Kleinhirn fort. Der *obere Kleinhirnstiel,* **Pedunculus cerebellaris superior** *(rostralis - Brachium conjunctivum),* verbindet das Kleinhirn mit dem Mittelhirn und weiter dem Thalamus. Die oberen Kleinhirnstiele fassen das **Velum medullare superius (rostrale)** zwischen sich, das das Kleinhirn mit der Lamina tecti verbindet. Das paarige, schmale, halbmondförmige **Velum medullare inferius (caudale)** zieht vom *Pedunculus flocculi* zur *Lamina choroidea epithelialis ventriculi quarti*.

Das Kleinhirn besteht bei allen Wirbeltieren aus zwei ungleich großen Teilen, dem **Lobus flocculonodularis** und dem **Corpus cerebelli**, sie werden durch die phylogenetisch älteste **Fissura dorsolateralis (posterolateralis)** voneinander getrennt. Das Corpus cerebelli wird durch die **Fissura prima** in den **Lobus anterior (rostralis)** und den **Lobus posterior (caudalis)** unterteilt. Der bei niederen Wirbeltieren noch mächtige Lobus flocculonodularis bleibt im Verhältnis zum Corpus cerebelli in seiner Entwicklung zurück. Innerhalb des Corpus cerebelli erfährt bei Säugern der Lobus posterior eine stärkere Ausbildung als der Lobus anterior.

Die Vorstellung der weiteren Gliederung des Kleinhirns kann nur dem Informationszweck dienen, weil diese Kenntnisse in den Prüfungen nicht abgefragt werden. Die Furchen gliedern die Kleinhirnlappen in **Läppchen**, wo die entsprechenden Abschnitte des Vermis die Läppchen der Hemisphären miteinander verbinden. *Larsell* schuf eine heute bei Mensch und Tier häufig benutzte **Nummerneinteilung** der Läppchen mit römischen Ziffern (der Vermis wurde von vorn nach hinten nummeriert).

Der phylogenetisch älteste Abschnitt des Kleinhirns ist das **Archicerebellum**, das *Nodulus, Flocculus* und *Lingula cerebelli* umfaßt. Dieser Teil des Kleinhirns bildet bei vielen Fischen fast das ganze Cerebellum. Beim Menschen ist es der weitaus kleinste Abschnitt des Kleinhirns und enthält über den *Pedunculus cerebellaris inferior* direkte und indirekte vestibuläre Fasern **(Vestibulocerebellum)**.

Lobuli des Vermis	Lobuli der Hemisphäre	Lappengliederung u. phylogenetische Gliederung
Lingula cerebelli (Archicereb.)	Vinculum lingulae	**Corpus cerebelli**
Lobulus centralis	Ala lobuli centralis	*Lobus anterior*
Culmen	Lobulus quadrangularis	*Palaeocerebellum*
	Fissura prima	
Declive	Lobulus simplex	**Corpus cerebelli**
Folium vermis	Lobulus semilunaris superior	*Lobus posterior*
Fissura horizontalis cerebelli		
Tuber vermis	Lobulus semilunaris inferior	*Neocerebellum*
	Lobulus gracilis	
Pyramis vermis	Lobulus biventer	
Uvula cerebelli	Tonsilla cerebelli	*Palaeocerebellum*
	Fissura dorsolateralis	
Nodulus	Flocculus	**Lobus flocculonodularis** *Archicerebellum*

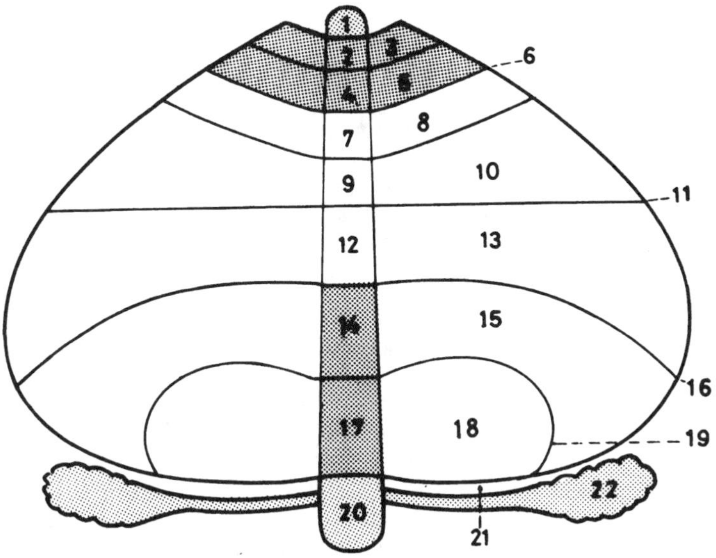

Abb. 47 **Morphologische und funktionelle Einteilung des Kleinhirns** (Schematisierung der Kleinhirnoberfläche)

1. Lingula (Archicerebellum)
2. Lobulus centralis (Palaeocerebellum)
3. Ala lobuli centralis (Palaeocerebellum)
4. Culmen (Palaeocerebellum)
5. Lobulus quadrangularis (Palaeocerebellum)
6. Fissura prima
7. Declive (Neocerebellum)
8. Lobulus simplex (Neocerebellum)
9. Folium vermis (Neocerebellum)
10. Lobulus semilunaris superior (Neocerebellum)
11. Fissura horizontalis
12. Tuber vermis (Neocerebellum)
13. Lobulus semilunaris inferior (Neocerebellum)
14. Pyramis vermis (Palaeocerebellum)
15. Lobulus biventer (Neocerebellum)
16. Fissura praepyramidalis
17. Uvula cerebelli (Palaeocerebellum)
18. Tonsilla cerebelli (Neocerebellum)
19. Fissura postpyramidalis
20. Nodulus (Archicerebellum)
21. Fissura dorsolateralis
22. Flocculus (Archicerebellum)

Zum Palaeocerebellum rechnet man den Lobus anterior (Vinculum lingulae, Lobulus centralis, Ala lobuli centralis, culmen, Lobulus quadrangularis) sowie die zum Lobus posterior gehörenden Pyramis vermis und Uvula cerebelli. Bei Amphibien und primitiven Säugern macht es den größten Teil des Kleinhirns aus, beim Menschen ist es relativ klein. Seine Afferenzen kommen vor allem über die spinocerebellaren Bahnen aus dem Rückenmark (Spinocerebellum).

Das **Neocerebellum** umfaßt als phylogenetisch jüngster Teil alles, was zwischen Fissura prima und Fissura dorsolateralis liegt, mit Ausnahme der Tonsilla und Uvula. Seine Afferentierung erfolgt über die Nuclei pontis aus der Großhirnrinde **(Corticocerebellum** oder **Pontocerebellum)**.

Die Verteilung von grauer und weißer Substanz des Kleinhirns erinnert etwas an die Lage im Großhirn: An der Oberfläche ist das Kleinhirn von einer dünnen Schicht grauer Substanz, der *Kleinhirnrinde* **(Cortex cerebelli)**, überzogen. Unter der Rinde liegt ein *zentrales Marklager,*

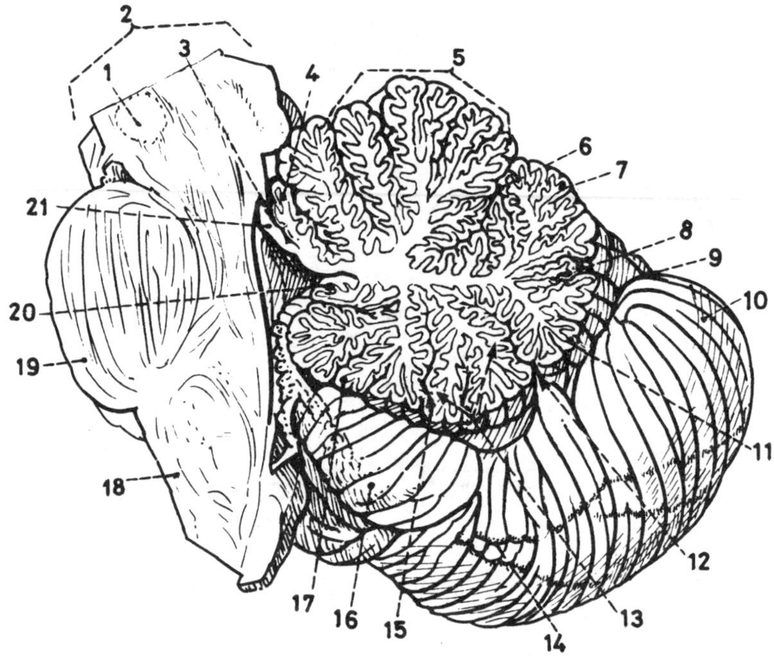

Abb. 48 Mediosagittalschnitt des Kleinhirns und des Hirnstammes

1. Nucleus ruber
2. Mesencephalon
3. Lingula cerebelli
4. Lobulus centralis
5. Culmen
6. Fissura prima
7. Declive
8. Folium vermis
9. Fissura horizontalis
10. Lobulus semilunaris inferior
11. Tuber vermis
12. Fissura praepyramidalis
13. Pyramis vermis
14. Lobulus biventer
15. Fissura postpyramidalis
16. Tonsilla cerebelli
17. Uvula cerebelli
18. Medulla oblongata
19. Pons
20. Nodulus
21. Velum medullare superius

das **Corpus medullare**, das durch die auf- und absteigenden Projektionsfasern des Kleinhirns gebildet wird. Im Corpus medullare sind vier Paare von *Kleinhirnkernen* eingelagert: Der **Nucleus dentatus**, der **Nucleus emboliformis**, der **Nucleus globosus** und der **Nucleus fastigii** (Abb. 33 - siehe 6.2.5.). Das charakteristische Bild des Mediosagittalschnitts durch den Kleinhirnwurm (Abb. 20 und 48) geht auf die Anordnung der Furchen und Windungen sowie auf die Verteilung von Rinden- und Marksubstanz zurück: Vom Corpus medullare gehen fächerförmig gestellte *Marklamellen,* **Laminae albae** aus, von denen wiederum feine Markblättchen abzweigen. Der eigentümlichen Verästelung wegen spricht man vom *"Lebensbaum",* **Arbor vitae cerebelli**.

6.7. ABFASERUNG DES GEHIRNS (Abb. 49 und 50)

Durch Abfasern des Gehirns können Fasersysteme dargestellt werden. Mit einem Skalpellgriff oder mit einem Modellierholz kann man schichtweise die einzelnen Faserlamellen abtragen. Zuerst schabt man die Rinde ab, dann präpariert man sorgfältig die einzelnen Faserbündel, die auch makroskopisch wahrnehmbar sind. Bei der Abfaserung des Gehirns soll man den Verlauf der Faserbündel verfolgen. Das Bild erinnert an die lamellenförmige Spaltung eines frischen Pilzes.

Alle drei Fasersysteme der Großhirnhemisphären können präpariert werden.

6.7.1. Die Assoziationsfasern

Die Assoziationsfasern, die Rindenregionen derselben Hemisphäre miteinander verbinden (Abb. 49 und 91).

Fibrae arcuatae cerebri verbinden die *benachbarten Windungen* miteinander. An der medialen Fläche einer Hemisphäre werden die Windungen von unten nach oben Stumpf abgebröckelt. Die U-Fasern kann man zwischen allen benachbarten Windungen mit einem bogenförmig in der weißen Substanz geführten Skalpellgriff darstellen.

Das **Cingulum** wird dargestellt, wenn die Rinde parallel zum Balken von vorn nach hinten vom *Gyrus cinguli,* vom *Isthmus gyri cinguli* und vom *Gyrus parahippocampalis* abgetragen wird.

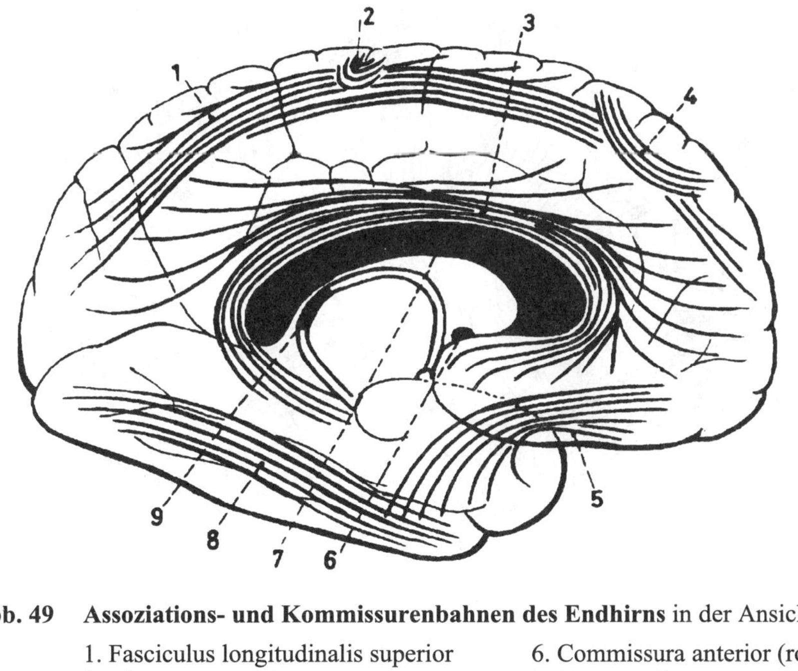

Abb. 49 **Assoziations- und Kommissurenbahnen des Endhirns** in der Ansicht von medial

1. Fasciculus longitudinalis superior
2. Fibrae arcuatae breves
3. Cingulum
4. Fibrae arcuatae longae
5. Fasciculus uncinatus
6. Commissura anterior (rostralis)
7. Corpus callosum
8. Fasciculus longitudinalis inferior
9. Commissura fornicis

Der **Fasciculus longitudinalis superior**, der **Fasciculus longitudinalis inferior** und der **Fasciculus uncinatus** werden von lateral her nach der Freilegung der Insel dargestellt. Man führt den Skalpellgriff um den Sulcus circularis insulae herum und präpariert in dieser Furche den **Fasciculus longitudinalis superior**, der den *Stirnlappen mit dem Hinterhauptslappen* verbindet. Er sendet Abzweigungen zu Scheitel- und Schläfenlappen. Unterhalb der Insel kann man den **Fasciculus longitudinalis inferior** freilegen, der die *Schläfen- und Hinterhauptslappen* verbindet. Der **Fasciculus uncinatus** zieht bogenförmig unter dem Limen insulae vom *Stirnlappen zum Schläfenlappen*.

6.7.2. Die Kommissurenfasern

Die Kommissurenfasern verbinden die korrespondierenden Bezirke der Hemisphären.

Die Strahlung des **Corpus callosum** kann man freilegen, wenn das Cingulum vom Sulcus corporis callosi aus angehoben und entfernt wird.

Ebenfalls von der medialen Fläche der Hemisphäre kann man die **Commissura anterior (rostralis)** herausschälen, die die *basalen Teile des Schläfenlappens* und des *Riechhirns* beider Hemisphären miteinander verbindet. Sie kreuzt den vorderen Schenkel der Capsula interna und durchbohrt den Globus pallidus.

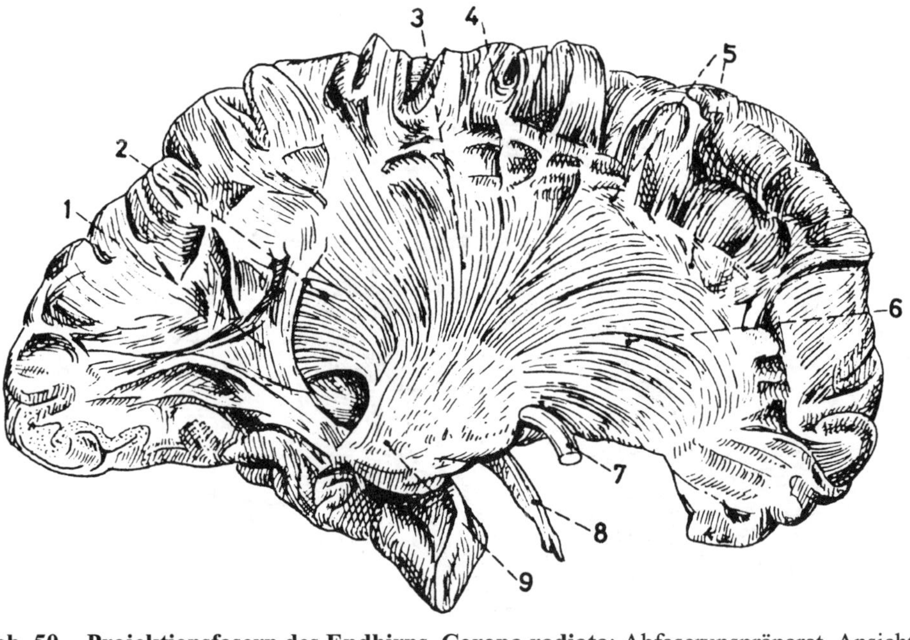

Abb. 50 **Projektionsfasern des Endhirns, Corona radiata**; Abfaserunspräparat, Ansicht von medial

1. Tapetum
2. Crus posterius capsulae internae
3. Genu capsulae internae
4. Fibrae arcuatae breves
5. Treffpunkt der Projektions- und Kommissurenfasern
6. Crus anterius capsulae internae
7. Commissura anterior (rostralis)
8. Tractus opticus
9. Pedunculus cerebri

6.7.3. Die Projektionsfasern

Die Projektionsfasern, die zu den auf- und absteigenden Bahnen gehören, ziehen durch die innere Kapsel. Die Gesamtheit der Fasern wird wegen ihrer Fächerform *Strahlenkranz* **(Corona radiata)** genannt.

Die **Corona radiata** kann man entweder von medial oder lateral her freilegen. Bei der ***medialen Freilegung*** werden der *Balken,* der *Nucleus caudatus,* der *Thalamus* und der *Hypothalamus* entfernt, dann kann man die Projektionsfasern *vom Hirnschenkel bis zur Großhirnrinde* verfolgen (Abb. 50).

Bei der empfehlenswerten ***lateralen Darstellung*** der Corona radiata kann man nacheinander auch die Faserbündel der **Capsula extrema** und der **Capsula externa** freilegen. Diese Präparation wird mit der Entfernung der Opercula und der Insel eingeleitet.Nach Abziehen der Capsula extrema erscheint das **Claustrum**. Nach Abtragen der Capsula externa erscheint der **Nucleus lentiformis**, darauf kann man den Nucleus lentiformis herausschälen. Die mediale Fläche des Nucleus lentiformis wird durch die Ausstrahlung der **Capsula interna** bedeckt. Die Corona radiata wird vom Crus cerebri bis in die Großhirnrinde dargestellt.

Vom Hypothalamus kann man die **Pars tecta columnae fornicis** und den **Fasciculus mamillothalamicus** freilegen. Die graue Substanz des Hypothalamus wird zwischen *Pars libera columnae fornicis* und *Corpus mamillare* entfernt. Der Fasciculus mamillothalamicus zieht aus dem Corpus mamillare nach dorsolateral anfangs etwas nach hinten, dann biegt er nach vorn zu den vorderen Thalamuskernen um.

An der ventralen Fläche des Hirnstammes kann man die **Pyramidenbahnfasern** herauspräparieren. Aus dem *Crus cerebri* ziehen diese Fasern durch die *Basis pontis* in die *Pyramis* der Medulla oblongata.

7. MAKROSKOPISCHE ANATOMIE DES RÜCKENMARKS (MEDULLA SPINALIS)

Das Rückenmark (Abb. 51-52) liegt im Wirbelkanal, umgeben von den Rückenmarkshäuten und dem Liquor cerebrospinalis. Es ist ein etwa kleinfingerdicker, beim Erwaschenen etwa 45 cm langer Strang, der vom Atlas bis in die Höhe des *1-2. Lumbalwirbels* reicht. Das untere Ende spitzt sich zum **Conus medullaris** zu. Sein **Filum terminale spinalis** läßt sich bis an das Kaudalende des Wirbelkanals verfolgen und enthält keine neuronalen Elemente.

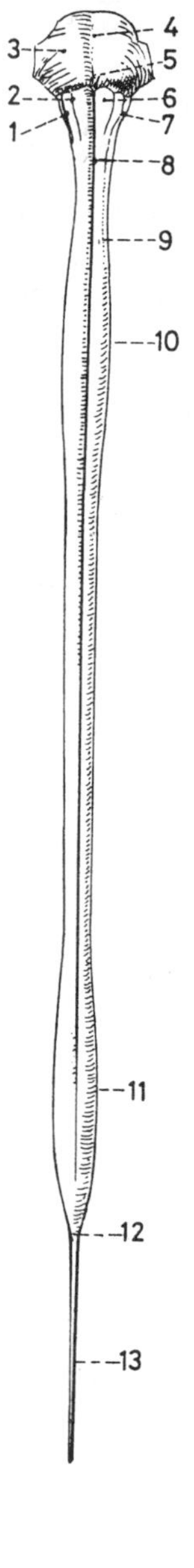

Das Rückenmark hat zwei spindelförmige Anschwellungen, die **Intumescentiae cervicalis** et **lumbalis**, die für die Innervation der Extremitäten zuständig sind (Abb. 51). Durch die **Fissura mediana ventralis (anterior)** an der Vorderseite und durch den **Sulcus medianus dorsalis (posterior)** an der Rückseite wird die Grenze der beiden symmetrischen Rückenmarkshälften markiert. Der Sulcus medianus dorsalis setzt sich als **Septum medianum dorsale (posterius)** fort. Der paramediane **Sulcus intermedius dorsalis (posterior)** liegt an der Grenze zwischen den **Fasciculi gracilis** und **cuneatus** des Hinterstranges im Hals- und oberen Brustmark. Im flachen **Sulcus dorsolateralis** treten die *Hinterwurzeln* **(Radices dorsales)** der Spinalnerven in das Rückenmark ein. Durch den gelegentlich ausgebildeten flachen **Sulcus ventrolateralis** treten die *Vorderwurzeln* **(Radices ventrales)** der Spinalnerven aus dem Rückenmark aus. In den Hinterwurzeln liegen die sensiblen *Spinalganglien* **(Ganglia spinales)**.

Die sensible dorsale und die motorische ventrale Wurzel eines Spinalnervs vereinigen sich im *Foramen intervertebrale* zum **N. spinalis**. Der N. spinales teilt sich nach kurzem Verlauf in seine vier Hauptäste auf, in die starken **R. ventralis** und **R. dorsalis** sowie in die schwächeren **Rr. communicantes** und **R. meningeus**. Vom Rückenmark gehen jederseits 31 Paar Spinalnerven ab. Die Spinalnerven werden in 8 paarige **Nn. cervicales**, 12 paarige **Nn. thoracales**, 5 paarige **Nn. lumbales**, 5 paarige **Nn. sacrales** und 1 Paar **Nn. coccygei** unterteilt.

Abb. 51 Außenansicht des Rückenmarks von ventral

1. Oliva
2. Sulcus parolivaris medialis
3. Pons
4. Sulcus basilaris
5. Foramen caecum
6. Pyramis
7. Sulcus parolivaris lateralis
8. Fissura mediana ventralis (anterior)
9. Sulcus ventrolateralis
10. Intumescentia cervicalis
11. Intumescentia lumbalis
12. Conus medullaris
13. Filum terminale spinalis

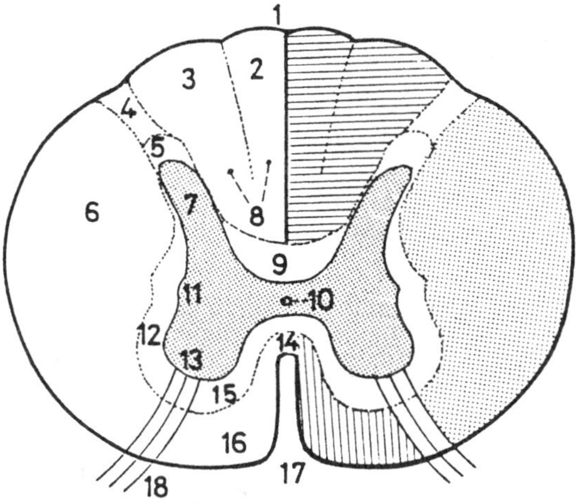

Abb. 52 Schematischer Querschnitt des Rückenmarks

1. Sulcus medianus dorsalis (posterior)
2. Fasciculus gracilis (Goll)
3. Fasciculus cuneatus (Burdach)
4. Tractus dorsolateralis (Lissauersche Randzone)
5. Substantia gelatinosa (Rolandi)
6. Funiculus lateralis
7. Cornu dorsale (posterius)
8. Funiculus dorsalis (posterior)
9. Fasciculus proprius dorsalis (posterior)
10. Canalis centralis
11. Cornu laterale
12. Fasciculus proprius lateralis
13. Cornu ventrale (anterius)
14. Commissura alba
15. Fasciculus proprius ventralis (anterior)
16. Funiculus ventralis (anterior)
17. Fissura mediana ventralis (anterior)
18. Radices ventrales

Ursprünglich haben Rückenmark und Wirbelkanal die gleiche Länge, so daß jeder Spinalnerv durch das in gleicher Höhe liegende Foramen austreten kann. Während der Entwicklung nimmt die Wirbelsäule erheblich mehr an Länge zu als das Rückenmark, dessen unteres Ende im Verhältnis zu den umgebenden Wirbeln immer höher steigt (siehe bei der Entwicklung des Rückenmarks - 2.2). Die Spinalnerven können nicht mehr in gleicher Höhe austreten, sondern ihre Wurzeln verlaufen eine Strecke im Wirbelkanal abwärts bis zu ihrem Austrittsloch. Die im kaudalen Anteil des Wirbelkanals liegenden Wurzeln der unteren Spinalnerven bilden gemeinsam mit dem Filum terminale spinalis die **Cauda equina** *(Pferdeschwanz).*

Der *Zentralkanal,* **Canalis centralis**, beginnt im unteren Winkel der Rautengrube, durchzieht das Rückenmark in ganzer Länge und kann am kaudalen Ende eine kleine Erweiterung, **Ventriculus terminalis**, aufweisen.

Die graue Substanz, **Substantia grisea**, erscheint auf dem Rückenmarksquerschnitt als Schmetterlingsfigur, umgeben von der weißen Substanz, **Substantia alba** (Abb. 52). Man kann beiderseits ein *Hinterhorn,* **Cornu dorsale (posterius)** und ein *Vorderhorn,* **Cornu ventrale (anterius)** unterscheiden. Sie bilden in der Längsausdehnung des Rückenmarks Säulen, **Columna ventralis (anterior)** und **Columna dorsalis (posterior)**. Dazwischen liegt die **Substantia intermedia centralis**. Im Bereich des Thorakalmarks bildet sie auch ein *Seitenhorn,* **Cornu laterale**, aus.

Die weiße Substanz wird gegliedert in den *Hinterstrang,* **Funiculus dorsalis (posterior)** (vom Septum medianum dorsale bis zum Hinterhorn), den *Seitenstrang,* **Funiculus lateralis** (vom Hinterhorn bis zur Vorderwurzel) und in den *Vorderstrang,* **Funiculus ventralis (anterior)** (von der Vorderwurzel bis zur Fissura mediana ventralis). Beide Rückenmarkshälften verbindet die **Commissura alba**, sie verläuft vor dem Zentralkanal zwischen Substantia intermedia centralis und Fissura mediana ventralis.

8. MIKROSKOPISCHE ANATOMIE DES ZNS

8.1. MIKROSKOPISCHE ANATOMIE DES RÜCKENMARKS

8.1.1. Die Anordnung der Nervenzellen in der grauen Substanz (Abb. 53)

Die graue Substanz des Rückenmarks enthält die Perikaryen von **Wurzelzellen** und von **Binnenzellen**.

Die **Wurzelzellen** sind *motorische (efferente) Neurone,* deren Neuriten das Rückenmark in der vorderen Wurzel verlassen. Die *somatomotorischen Wurzelzellen* entsenden ihre Neuriten zu den Muskeln des Bewegungsapparates, die *viszeromotorischen Wurzelzellen* zu den Eingeweiden und den Gefäßen sowie zu den Schweißdrüsen und den glatten Muskeln der Haut.

Die **Binnenzellen** besitzen Neuriten, die das ZNS nicht verlassen. Man kann *Strangzellen* und *Zellen des Eigenapparats* unterscheiden. Die ***Strangzellen*** bilden das 2. Neuron der sensiblen (afferenten) Bahnen. Ihre Neuriten verlaufen in den Strängen der weißen Substanz zu den Kerngebieten des 3. Neurons der sensiblen (afferenten) Bahnen bzw. zur Kleinhirnrinde. Die Zellen des Eigenapparats sind Schalt-, Kommissuren- und Assoziationszellen sowie Interneurone. Die ***Schaltzellen*** verbinden Neurone innerhalb der grauen Substanz ein- und derselben Seite eines Segments. Die ***Kommissurenzellen*** verknüpfen Neurone der einen Seite mit Neuronen der Gegenseite, ihre Neuriten kreuzen in der Commissura alba zur Gegenseite. Die ***Assoziationszellen*** verbinden Neurone verschiedener Segmente derselben Seite

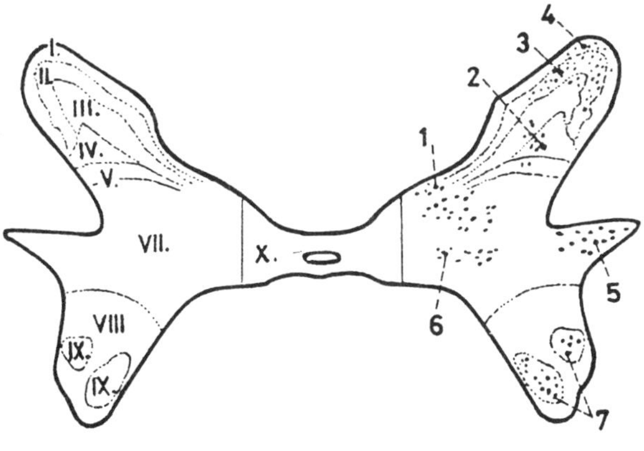

Abb. 53 Rexed-Laminae I-X und Zellgruppen der grauen Substanz des Rückenmarks (Th_{10}). Die Lamina VI ist nicht eingezeichnet.

1. Nucleus dorsalis (Clarke-Stilling)
2. Nucleus proprius columnae dorsalis (posterioris)
3. Substantia gelatinosa (Rolandi)
4. Zona marginalis
5. Nucleus intermediolateralis
6. Nucleus intermediomedialis
7. Motorische Kerne des Vorderhorns

(intersegmentale Korrelationsapparat). Die ***Zwischenneurone*** oder ***Interneurone*** sind *hemmende Nervenzellen,* die mit ihren lokalen Axonverzweigungen die zu große Ausbreitung der sensiblen und motorischen Erregungen verhindern können und sie regeln die Erregungsübertragung (z.B. *Renshaw-Zellen,* usw.).

In der Columna ventralis liegen ***somatomotorische***, in der Columna lateralis ***viszeromotorische Neurone***, die Columna dorsalis enthält ***viszerosensible*** und ***somatosensible Neurone*** (Abb. 6).

Für die **Einteilung der grauen Substanz des Rückenmarks** werden eine ***klassische*** und eine ***neue laminäre Gliederung*** nach **Rexed** (Laminae I-X) vorgestellt (Abb. 53).

Die **Zona marginalis (Lamina I)** bildet die dorsale Grenzschicht des Hinterhornkopfes, die die relativ großen spindelförmigen *Marginalzellen* enthält. Hier wurden *Primärafferenzen für Schmerz- und Temperaturempfindungen* sowie auch *viszeroafferente* Fasern und vom Hirnstamm absteigende *monoaminerge Nervenfasern* nachgewiesen. Die Axone der Marginalzellen ziehen teilweise als Assoziationsfasern über den Fasciculus proprius in andere Rückenmarksegmente, teilweise als aufsteigende Fasern zu höher gelegenen Zentren (z.B. im Tractus spinothalamicus).

Die **Substantia gelatinosa (Rolandi) (Lamina II)** bildet den Hauptteil des Hinterhornkopfes, die zahlreiche kleine Neurone in dichter Lage enthält. Ihre marklosen und dünnen markhaltigen *Afferenzen* stammen vorwiegend *aus der Haut*. Eine Anzahl absteigender Fasern aus dem Hirnstamm bildet *monoaminerge Endingungen* in der Substantia gelatinosa. Sie spielt eine große Rolle in der *Schmerzwahrnehmung*. Die Axone ihrer Neurone enden vorwiegend innerhalb der Substantia gelatinosa selbst.

Der **Nucleus proprius columnae posterioris (Laminae III und IV)** wird vorwiegend von Strangzellen gebildet. Er ist reich an markhaltigen Nervenfasern. Seine Afferenzen stammen vor allem von *Mechanorezeptoren* der Haut. In Lamina IV entspringen überwiegend die Fasern des *Tractus spinothalamicus*.

Die **Basis des Hinterhorns (Laminae V und VI)** wird von den verschieden geformten Nervenzellen meist mittlerer Größe gebildet. Ihre *Primärafferenzen* vermitteln *taktile* und *viszerale Reize* sowie *Schmerz*. Hier enden auch vom Hirnstamm absteigende Fasern. Ihre Neurone projizieren teils in andere Rückenmarkspartien, teils auch zum Thalamus (durch den *Tractus spinothalamicus*).

Die **Zona (Substantia) intermedia (Laminae VII und X):**

Die **Lamina VII** liegt zwischen dem Hinterhorn und dem Vorderhorn des Rückenmarks. Ihr Hauptteil enthält mittelgroße,verschieden geformte Neurone. Im Thorakolumbalbereich *(Th_9-L_3)* medial am Übergang zur Hinterhornbasis befindet sich der **Nucleus dorsalis (thoracicus - Clarke-Stillingscher Kern)**. Er ist eine Anhäufung der relativ großen Neurone, wohin *Tiefen- und Hautsensibilität* der unteren Körperhälfte geleitet werden. Seine Efferenzen bilden den *Tractus spinocerebellaris dorsalis (Flechsig)*.

Das **Seitenhorn** gehört auch zur Lamina VII *(Th_1-L_3)*, wo man den **Nucleus intermediolateralis** recht gut abgrenzen kann. Im Grenzbereich zwischen Lamina VII und Lamina X befindet sich ein diskontinuierlicher **Nucleus intermediomedialis**. Diese Kernsäulen enthalten präganglionäre sympathische Neurone, die multipolare Nervenzellen verschiedener Größe darstellen. Dieser Kern ist auch im Sakralmark nachweisbar, dort aber wird er von präganglionären parasympathischen Neuronen gebildet.

Viele Nervenzellen der Lamina VII sind *Schaltneurone,* die motorischen Vorderhornzellen vorgeschaltet sind. Auch viele *Renshaw-Zellen* liegen hier. Die Lamina VII erhält *Primärafferenzen* aus den Muskeln und Gelenken sowie meist sekundäre Afferenzen und *absteigende Fasern* aus dem Tractus corticospinalis und dem Tractus reticulospinalis.

Aus dem lateralen Teil der Lamina entsteht der *Tractus spinocerebellaris ventralis (anterior - Gowers)*, der über dem kontralateralen Seitenstrang zum Kleinhirn zieht.

Die **Lamina X** ist die den Zentralkanal des Rückenmarks umgebende graue Substanz, **Substantia grisea centralis**, die relativ kleine Neurone enthält. Sie hat afferente und efferenteVerbindungen zu anderen Teilen des Rückenmarks.

Das **Vorderhorn (Laminae VII, VIII** und **IX):**

Die **Lamina VII** beteiligt sich je nach Segment, auch in verschiedenem Ausmaß am Aufbau des Vorderhorns.

Die **Lamina VIII** bildet den medialen Anteil desVorderhorns. Ihre Zellpopulation erscheint größen- und formmäßig heterogen. Die Axone vieler Zellen kreuzen in der Commissura alba zur Gegenseite (**Kommissuralkern** *nach Lenhossék*).

Die **Lamina IX** umfasst die Spitze und den dorsolateralen Teil des Vorderhorns. Sie enthält die großen *Motoneurone*, deren Axone über die ventrale Wurzel das Rückenmark verlassen, und zahlreiche kleine Zellen, darunter *γ-Motoneurone* und viele *Interneurone* (z.B. *Renshaw-Zellen*).

Die **Lamina IX** besitzt eine *somatotopische Gliederung*, nach der die medialen Zellgruppen die Nacken- und Rückenmuskulatur, die Interkostal- und Bauchmuskulatur versorgen. Die ventrolateralen Zellgruppen versorgen die Muskeln von Schultergürtel und Oberarm, die dorsolateralen Zellgruppen die Muskulatur von Unterarm und Hand. Im ventralen Feld des Vorderhorns liegen die Neurone für die Streckmuskulatur, dorsal davon die Neurone für die Beugemuskulatur (Abb. 54). Die Neurone für den Schultergürtel liegen in einer höheren Ebene, darunter die für den Oberarm und auf tieferer Ebene die für Unterarm und Hand (Abb. 55).

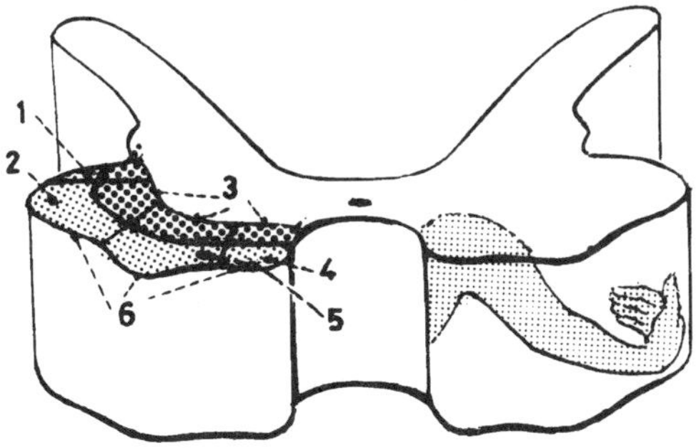

Abb. 54 Somatotopik der grauen Substanz des Vorderhorns im Zervikalmark

1. Nucleus retrodorsolateralis: kleine Fingermuskeln
2. Nucleus dorsolateralis: Muskeln von Unterarm und Hand
3. Dorsal: Beugemuskulatur
4. Nucleus ventromedialis et dorsomedialis: Nacken- und Rückenmuskulatur sowie Interkostal- und Bauchmuskulatur
5. Nucleus ventrolateralis: Muskeln von Schultergürtel und Oberarm
6. Ventral: Streckmuskulatur

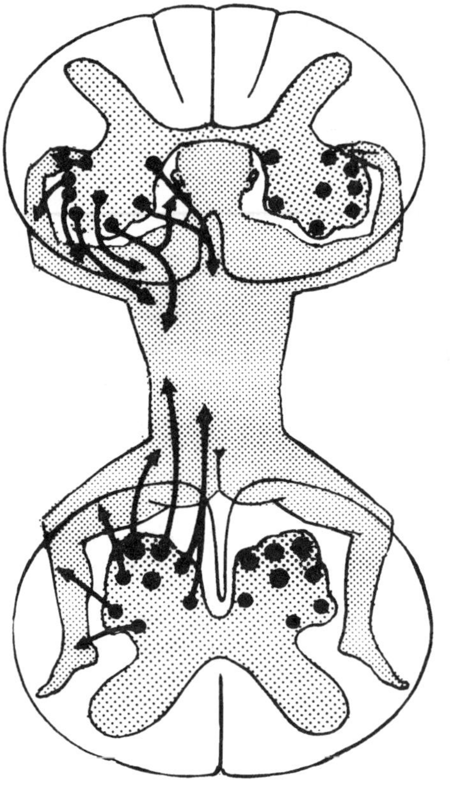

Abb. 55 Somatotopik der grauen Substanz des Vorderhorns im Rückenmark

8.1.2. Der Eigenapparat des Rückenmarks

Der Eigenapparat besteht aus allen Nervenzellen und Fasern, die der intra- und intersegmentalen Verknüpfung der verschiedenen Rückenmarkabschnitte dienen und den Ablauf einfacher und komplizierter Reflexvorgänge auf Rückenmarksebene ermöglichen. Am Aufbau des Eigenapparats sind auch afferente Hinterwurzelfasern und efferente Vorderwurzelfasern beteiligt.

Der intersegmentalen Verknüpfung dienen die *Grundbündel* **(Fasciculi proprii)** und *längsverlaufende Fasern* innerhalb der grauen Substanz. Über Schaltneurone, die oft mit einer großen Zahl anderer Zellen verbunden sind, können ins Rückenmark einfließende afferente Impulse eine beträchtlichc Ausbreitung erfahren **(Divergenz)**. Diese Ausbreitung kann auch mehrere Segmente umfassen, aber gleichzeitig kann ein Schaltneuron Impulse von verschiedenen Hinterwurzelfasern und auch von anderen Schaltneuronen erhalten **(Konvergenz)**. Da die Einflüsse anderer Zellen erregend oder hemmend sein können, ergibt sich die Möglichkeit, daß die den Eigenapparat des Rückenmarks erreichenden Afferenzen nicht nur weiterverteilt, sondern auch verstärkt, abgeschwächt oder gehemmt werden können. Auf dieser Basis kann der Eigenapparat des Rückenmarks seine integrativen Leistungen erbringen.

8.1.3. Reflexe des Rückenmarks

8.1.3.1. Eigenreflex (propriozeptiver Reflex, monosynaptischer Dehnungsreflex - Abb. 56-57)

Ein quergestreifter Muskel beantwortet eine Dehnung, die auch durch einen kurzen Schlag auf die Muskelsehne verursacht werden kann, mit einer reflektorischen Kontraktion. Hierbei werden die im Muskel befindlichen Dehnungsrezeptoren **(Muskelspindel)** gereizt, die Erregungen gelangen über schnell leitende afferente Fasern ins Rückenmark und werden direkt den *α-Motoneuronen* des entsprechenden Rückenmarkssegments zugeführt, die nun ihrerseits Impulse an den selben Muskel abgeben. Der Reflexbogen besitzt nur eine Synapse, weshalb man von monosynaptischen Reflexen spricht. Diese laufen sehr schnell ab. Sie dienen der automatischen *Längsregulierung der Muskeln,* die sich mit Hilfe der Stellungsänderungen eines Gliedes anpassen können (z.B. Patellarsehnenreflex - Abb. 56, Achillessehnenreflex, Bizepsreflex).

Die **Rezeptoren** des Dehnungsreflexes sind die **Muskelspindeln** (Abb. 57). Sie bestehen aus 5 bis 10 dünnen *intrafusalen Muskelfasern,* die von einer bindegewebigen Kapsel umgeben sind. Sowohl die intrafusalen Muskelfasern als auch die ganze Muskelspindel liegen parallel zu den extrafusalen Muskelfasern (Arbeitsmuskulatur). Wegen ihrer parallelen Lage wird die Muskelspindel nur bei Streckung des Muskels erregt, deren Aktivität aber bei Kontraktion des Muskles erlischt.

Jede intrafusale Muskelfaser verfügt über sensible Endingungen. An ihrem Mittelteil endet eine starke sensible Nervenfaser, deren Enden sich spiralig um die Muskelfasern wickeln und die **anulospiraligen Endigungen** bilden. An den Seiten der Anulospiralendigungen kann eine dünnere sensible Faser, die *Blütendolden* ähnelt, ansetzen **(Flower-spray-Endigungen)**. Die

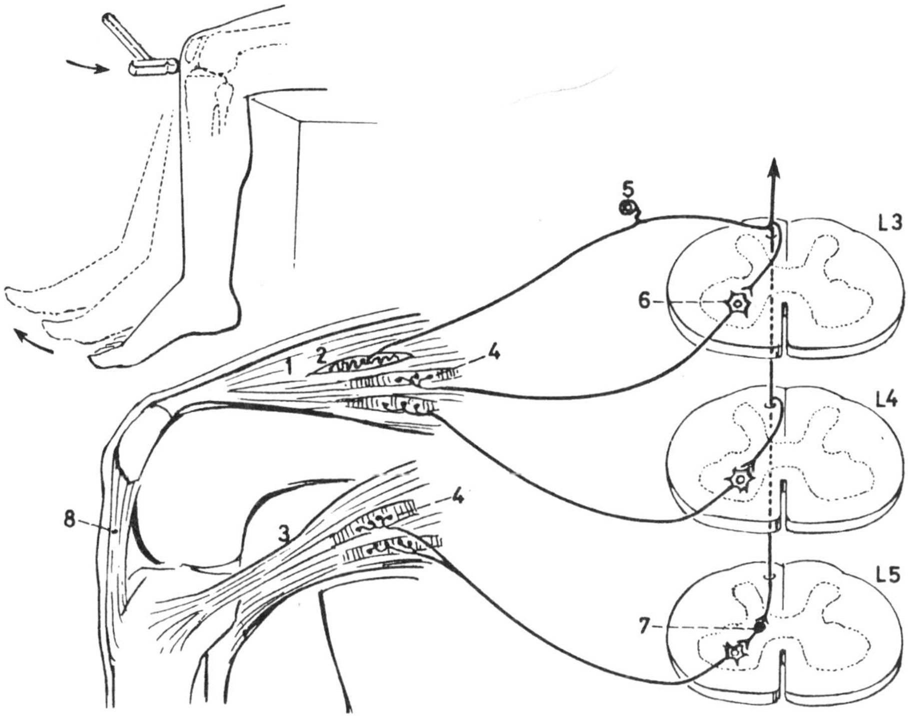

Abb. 56 **Schema des Patellarsehnenreflexes** (Quadrizepsreflexes). Ein kurzer Schlag auf die Sehne des M. quadriceps dehnt kurz diesen Muskel. Die Muskelspindeln reagieren sofort auf die Dehnung und senden entsprechende Impulse über die Motoneurone des Vorderhorns zurück zum Muskel, worauf eine kurze Zuckung erfolgt **(monosynaptischer Dehnungsreflex)**. Die Afferentation der Eigenreflexe wirkt durch hemmende Interneurone auch auf die Motoneurone der Antagonisten (reziproke Hemmung).

1. M. quadriceps femoris
2. Muskelspindel
3. Kniebeuger
4. Motorische Endplatten der Arbeitsmuskulatur
5. Pseudounipolare Nervenzelle im Spinalganglion
6. α-Motoneuron im Vorderhorn des Rückenmarks
7. Hemmendes Interneuron
8. Lig. patellae

intrafusalen Muskelfasern werden durch **γ-Motoneurone** des Vorderhorns innerviert. Die *γ-Fasern* bilden motorische Endplatten an den kontraktilen Enden der intrafusalen Muskelfasern, über die die Empfindlichkeit der intrafusalen Fasern den unterschiedlichen Kontraktionszuständen des Muskels angepasst werden kann.

Als **afferenter Schenkel** des Reflexbogens dienen die *primär sensiblen Neurone des Spinalganglions (1. Neurone - pseudounipolare Neurone* mit Ia-(Aα)-Fasern). Der Neurit gelangt durch die hintere Wurzel des Spinalnervs ins Rückenmark, er gibt Reflexkollateralen zu **α-Motoneuronen** *(2. Neurone)* im Vorderhorn des Rückenmarks ab. Schaltneurone fehlen in der Regel, der Eigenreflex ist **monosynaptisch**.

Als **efferenter Schenkel** des Reflexbogens dienen die *α-Motoneurone*. Sein Neurit verläßt in der vorderen Spinalnervenwurzel das Rückenmark und endet mit *myoneuralen Synapsen (motorische Endplatten)* im Arbeitsmuskel.

Die **Arbeitsmuskulatur** bildet den **Effektor** des Reflexbogens.

Die reflektorische Konstanthaltung der Muskellänge ist von besonderer Bedeutung für die Aufrechterhaltung eines Haltetonus in der ***Stützmotorik***, der *der Haltung und Stellung des Körpers im Raume* sowie insbesondere der Aufrechterhaltung gegen die Schwerkraft dient. So wird zum Beispiel jedes leichte Einknicken der Kniegelenke zu einer Dehnung des M. quadriceps femoris und damit zu einer verstärkten Aktivierung der primären Muskelspindelendigungen führen. Dadurch kommt es zu einer zusätzlichen Erregung der α-Motoneuronen des M. quadriceps femoris und damit zu einem erhöhten Muskeltonus, der das beginnende Einknicken sofort wieder ausgleicht. Umgekehrt führt eine zu starke Kontraktion des Muskels zu einer Entlastung der Dehnungsrezeptoren. Über diese Regelkreise wird also die **Länge des Muskels** konstant gehalten. Die Anzahl der Muskelspindel pro Muskel hängt von seiner Größe und seiner Funktion ab. Die *Spindeldichte ist besonders hoch in kleinen Muskeln,* die an Feinbewegungen beteiligt sind, wie den Augenmuskeln und den kleinen Nacken- und Handmuskeln. Dieser Reflex spielt eine

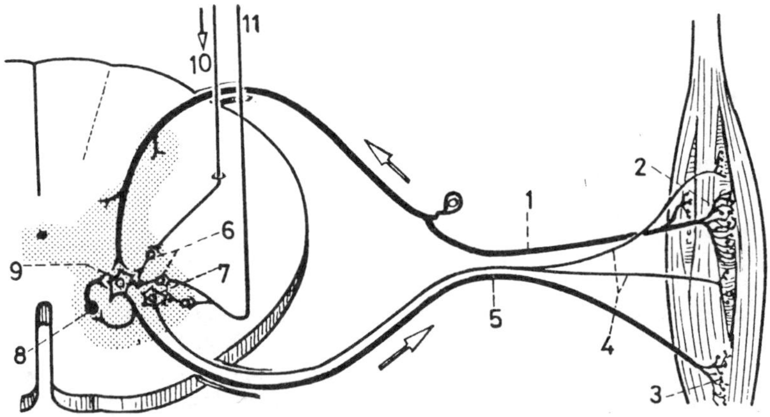

Abb. 57 Regelkreis für die Muskellänge

1. Ia-Faser, Primärafferenz
2. Muskelspindel mit anulospiraler Endigung
3. Myoneurale Synapse
4. γ-Fasern für intrafusale Muskelfasern
5. Aα-motorische Faser für extrafusale Muskelfasern
6. Zwischenneurone
7. γ-Motoneuron
8. Renshaw-Zelle
9. α-Motoneuron
10. Tractus corticospinalis
11. Absteigende extrapyramidale Bahnen

wichtige Rolle auch bei der *Antigravitationsmuskulatur* (z.B. M. quadriceps femoris, M. triceps surae usw.)

Eigenreflexe bleiben in ihrer Wirksamkeit nicht auf den eigenen Muskel beschränkt, sie wirken durch hemmende Interneurone auch auf die Motoneurone der Antagonisten. Diese Wirkung wird als **reziproke Hemmung** bezeichnet.

Eine Anzahl von Eigenreflexen, die von außen leicht auslösbar sind, spielt in der **neurologischen Rückenmarksdiagnostik** eine bedeutende Rolle. Die *Nichtauslösbarkeit* eines Reflexes zeigt eine Unterbrechung im Reflexbogen an und gibt einen Hinweis darauf, welche Segmenthöhe von der Störung betroffen ist. Eine auffällige *Steigerung von Eigenreflexen* kann Symptom einer Unterbrechung vom Gehirn absteigender Bahnen sein, die normalerweise dämpfend in die Reflexabläufe eingreifen. Sie geht mit einer Krampfbereitschaft in den betreffenden Muskeln einher - *Spastizität.*

Die γ-Spindel-Schleife (Abb. 57)

Es gibt zwei Möglichkeiten, eine Kontraktion der extrafusalen Muskulatur auszulösen: Erstens durch direkte Erregung der **α-Motoneurone**, zweitens über eine Erregung der **γ-Motoneurone**, die ihrerseits über eine intrafusale Kontraktion eine Aktivierung des Dehnungsreflexbogens bewirken und dadurch die extrafusale Muskulatur zur Kontraktion bringen. Diese zweite Möglichkeit wird als ***γ-Spindel-Schleife*** bezeichnet. Bei Kontraktion des Muskels über die γ-Spindel-Schleife folgt also einer Kontraktion der intrafusalen Muskulatur eine verstärkte Kontraktion der extrafusalen Muskulatur, bis die ursprüngliche Entladungsrate der primären Muskelspindelafferenzen wieder erreicht ist. Die γ-Spindel-Schleife mit dem in ihr eingeschlossenen Dehnungsreflexbogen bildet einen **Folge-Servomechanismus**, bei dem die Muskellänge der Muskelspindellänge folgt. Bei den Bewegungen kann man eine Koaktivierung zwischen den α-Motoneuronen und der γ-Spindel-Schleife beobachten. Die γ-Innervation bewirkt durch die Tätigkeit der γ-Motoneurone vermehrte Muskelspindelaktivität und somit eine Unterstützung der ablaufenden Bewegung. An den γ-Neuronen enden absteigende Bahnen, die die Muskelspannung regulieren (z.B. Tractus reticulospinalis, Tractus vestibulospinalis). Durch die γ-Efferenz können Willkürbewegungen modifiziert und feiner abgestuft werden.

Die **Golgi-Sehnenorgane (Sehnenspindel)** liegen im muskelnahen Anfang der Sehne. Ib-(Aα)-Fasern enden in diesem Rezeptor. Die Rezeptorendigungen werden sowohl bei Dehnung als auch bei Kontraktion des Muskels verformt und gereizt. Die Aktivierung der Golgi-Sehnenorgane übt über Interneurone hemmende Wirkung auf das α-Motoneuron und das γ-Motoneuron aus, wodurch eine Herabsetzung der Muskelspannung bewirkt wird **(Entlastungsreflex)**. Dieser Reflex ist **disynaptisch**. Seine Rezeptoren stehen im Dienste eines Rückkopplungsmechanismus, durch den die **Muskelspannung** reguliert wird.

8.1.3.2. Fremdreflexe (Abb. 58)

Wenn Reiz und Antwort nicht im gleichen Organ oder System erfolgen, spricht man von **Fremdreflexen**. Diese Reflexe sind **polysynaptisch**, weil zumeist mehrere Schaltneurone zwischen afferentem und efferentem Schenkel eingeschaltet sind.

Die **Rezeptoren** der Fremdreflexe liegen außerhalb des Muskels, sie sind ***Hautrezeptoren:*** *Schmerz-, Temperatur-* und *Tastrezeptoren* der Haut *(Nozizeptoren)* oder ***Schleimhautrezeptoren***.

Die **afferenten Neurone** der *Spinalganglien* (pseudounipolare Nervenzellen) mit ihren *III*-oder *IV-Fasern (Aδ -,* oder *C-Fasern)* enden an den Schaltneuronen. Die Schaltneurone besitzen Kollateralen, über die sie Motoneurone mehrerer Rückenmarkssegmente erreichen. Über Fremdreflexe können mehrere Muskeln aktiviert werden.

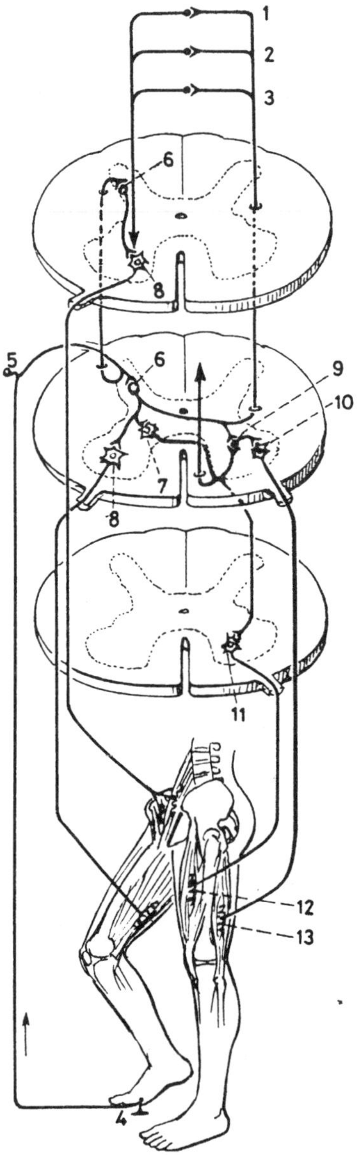

Abb. 58 **Polysynaptischer Fremdreflex**, ipsilateraler Flexorreflex und gekreuzter Extensorreflex

1. Endhirn
2. Hirnstamm
3. Kleinhirn
4. Schmerzreiz
5. Pseudounipolare Nervenzelle im Spinalganglion
6. Zwischenneurone bzw. Strangzellen im Hinterhorn
7. Kommissuralzelle in der Lamina VIII des Vorderhorns
8. α-Motoneurone für die ipsilateralen Oberschenkel- und Kniebeuger
9. Hemmendes Interneuron
10. α-Motoneuron für die kontralateralen Kniebeuger
11. α-Motoneuron für die kontralateralen Kniestrecker
12. Kniestrecker (M. quadriceps femoris)
13. Kniebeuger (M. biceps femoris, M. semimembranosus, M. semitendinosus)

Die **efferenten Neurone** der Fremdreflexe sind die α- und γ-*Motoneurone* des Vorderhorns. Sie enden mit *myoneuralen Synapsen*.

Die **Effektoren** sind die *Arbeitmuskulatur*.

Zu den Fremdreflexen gehören die **Flexorreflexe** an den Extremitäten, die **Bauchhautreflexe** (Kontraktion von Bauchmuskelabschnitte bei Bestreichen der Bauchhaut), der **Cremaster-Reflex** (Heben des Hodens durch den Musculus cremaster bei Bestreichen der Innenfläche des Oberschenkels), der **Cornealreflex** (Lidschluß bei Berührung der Cornea) usw. Die Fremdreflexe spielen als ***Flucht-*** oder ***Schutzreflexe*** eine wichtige Rolle **(Husten-** und **Niesreflex, Tränenreflex** sind gleichfalls Fremdreflexe). Bei plötzlichem Auftreten von Schmerz- oder Temperaturreizen wird die Extremität unbewußt weggezogen. Tritt man z.B. auf einen spitzen Stein, läßt der entstehende Schmerz ein kompliziertes vorgegebenes Programm ablaufen. Der schmerzende Fuß wird durch Beugung hochgehoben ***(Flexorreflex)*** bei einer gleichzeitigen reflektorischen Innervation der Strecker der kontralateralen Extremität, die den Körper trägt ***(gekreuzter Streck-*** oder ***Extensorreflex)***. Die afferente Aktivität kreuzt über die vordere Kommissur auf die kontralaterale Seite des Rückenmarks, um dort den Streckreflex zu induzieren. Während der Erregung der ipsilateralen Flexormotoneurone und der kontralateralen Extensormotoneurone werden die ipsilateralen Extensormotoneurone und die kontralateralen Flexormotoneurone gehemmt (**reziproke Hemmung** - durch hemmende Interneurone).

Der Flexorreflex und der gekreuzte Extensorreflex geraten im Laufe der Ausreifung des ZNS zunehmend unter supraspinale Kontrolle und werden durch komplexe Reflexmuster überdeckt.

Die Entladungen von α-Motoneuronen können über ihre recurrenten Kollateralen die *Renshaw-Zellen* (hemmende Interneurone im Vorderhorn des Rückenmarks) erregen, wodurch die benachbarten Motoneurone gehemmt werden **(recurrente** oder **Renshaw-Hemmung)**.

Durch die **präsynaptische Hemmung** können hemmende Interneurone die Aktivität der Primärafferenzen hemmen. Die *axo-axonalen Synapsen* gewährleisten die präsynaptische Hemmung,wodurch eine Selektion der sensiblen Impulse verwirklicht wird *(negative Rückkopplung)*.

8.1.3.3. Eingeweidereflexe (vegetative Reflexe - Abb. 59)

Das **vegetative Nervensystem** *versorgt die glatte Muskulatur in Eingeweiden, die Blutgefäße, die Drüsen, die Haarmuskeln, das Herz und die Geschlechtsorgane.* Die Perikaryen der Neurone, die letztlich diese Organe und Gewebe innervieren, liegen in **vegetativen Ganglien**. Die vegetativen Ganglienzellen siedeln sich auf ihrer entwicklungsgeschichtlichen Wanderung in unterschiedlichem Abstand zu ihren Organen an. In topographischer Hinsicht lassen sie sich deshalb unterteilen in:

a.) ***intramurale Ganglien:*** in den Organen angesiedelt - Parasympathikusneurone);
b.) ***prävertebrale Ganglien:*** vor der Wirbelsäule auf halbem Weg zwischen Rückenmark und Organen gelegen - Sympathikusneurone);
c.) ***paravertebrale Ganglien:*** neben der Wirbelsäule nahe dem Rückenmark angelegt - Sympathikusneurone).

*Diese **vegetativen Ganglien** enthalten die Perikaryen des zweiten Neurons der efferenten vegetativen Leitung.* Das erste Neuron der efferenten vegetativen Leitung ist mit seinem Perikaryon noch im ZNS angesiedelt.

Das **vegetative Nervensystem** besitzt wie das somatische (animale) *afferente Leitungen, zentrale Integrationsorte* und *efferente Leitungen,* d.h. die morphologischen Grundlagen für ***Eingeweidereflexe***. Diese können auf der Ebene des Hirnstammes oder des Rückenmarks, als Eingeweidereflexe des intramuralen Nervensystems des Darms auch auf der Ebene der Organganglien ablaufen.

Eingeweidereflexe auf Rückenmarksebene sind im Lumbal- und Sakralbereich bekannt. Ihr ***afferenter Schenkel*** kann - wie beim *Defäkations-* und *Miktionsreflex* - aus den Eingeweiden ***(Interozeptoren)*** kommen oder - wie ausnahmsweise beim *Erektions-* und beim *Ejakulationsreflex* - auch von Hautrezeptoren ***(Exterozeptoren)*** ausgehen. Die Perikaryen der afferenten vegetativen Neurone liegen in *Spinalganglien (1. Neuron)*.

Beim **viszero-viszeralen Reflex** erregen Afferenzen aus Eingeweiden ***efferente vegetative Wurzelzellen*** *(präganglionäre Neurone - mindestens 3. Neuron),* häufig in mehreren Segmenten. Diese Umschaltung läuft immer über ein oder mehrere *Schaltneurone (2. oder 3. usw. Neuron)*.

*Der **efferente Schenkel** des vegetativen Reflexbogens enthält immer zwei Neurone, das 1. Neuron liegt im ZNS und das 2. Neuron, eine Ganglionzelle, in einem **vegetativen Ganglion** (postganglionäres Neuron - mindestens 4. Neuron des Reflexbogens).*

So führt die Dehnung der Harnblasenwand zur reflektorischen Kontraktion der Blasenwandmuskulatur und zur Erschlaffung des Blasensphincters **(Miktionsreflex)**. Afferenzen aus der Darmwand können auf der Ebene der prävertebralen Ganglien die Darmmotorik beeinflussen.

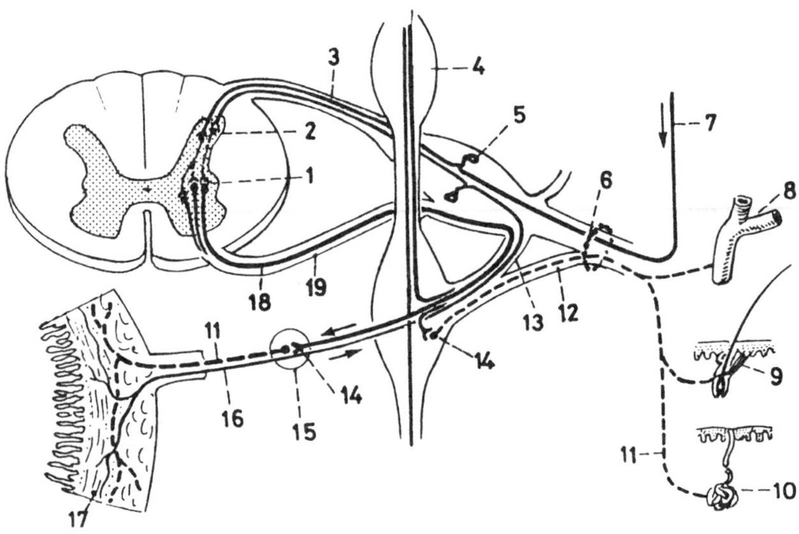

Abb. 59 Schematische Darstellung des Verlaufs der prä- und postganglionären sympathischen Fasern sowie des Aufbaus des vegetativen Reflexbogens

1. Nucleus intermediolateralis mit präganglionären Neuronen
2. Zwischenneurone im Hinterhorn
3. Radix dorsalis
4. Truncus sympathicus mit paravertebralen Ganglien
5. Pseudounipolare Neurone im Spinalganglion
6. N. spinalis
7. Afferente Faser aus der Körperwand und den Extremitäten

8-10. Efferente postganglionäre Fasern

   8. Gefäße der Körperwand und Extremitäten (vasomotorische Innervation)
   9. M. arrector pili (pilomotorische Innervation)
   10. Schweißdrüse (sudomotorische Innervation)

11. Postganglionäre Fasern
12. Ramus communicans griseus
13. Ramus communicans albus
14. Sympathische Ganglienzellen
15. Prävertebrales Ganglion
16. Afferente Faser aus den Eingeweiden
17. Darmwand
18. Präganglionäre Faser (nur eine Faser wurde dargestellt, obwohl eine Faser sich nur einmal umschalten kann, entweder im eigenen oder in einem anderen paravertebralen Ganglion oder in einem prävertebralen Ganglion)
19. Radix ventralis

Ein **viszero-kutaner Reflex** kommt dann zustande, wenn der Neurit einer efferenten Wurzelzelle, die durch Afferenzen aus den Eingeweiden erregt wird, Kollateralen an das die Rumpfwand versorgende 2. Neuron im paravertebralen Ganglion abgibt. Bei entzündlichen Erkrankungen innerer Organe kann die Rumpfwand auf der betroffenen Seite gerötet sein.

Abb. 60 **Head-Zonen** der ventralen Rumpfwand

1. Zwerchfell (C_4)
2. Herz ($Th_{3\text{-}4}$)
3. Speiseröhre ($Th_{4\text{-}5}$)
4. Magen (Th_8)
5. Dünndarm (Th_{10})
6. Dickdarm (Th_{11})
7. Nieren und Gonaden (Th_{10}-L_1)
8. Harnblase (Th_{11}-L_1)
9. Leber und Gallenblase ($Th_{9\text{-}10}$)

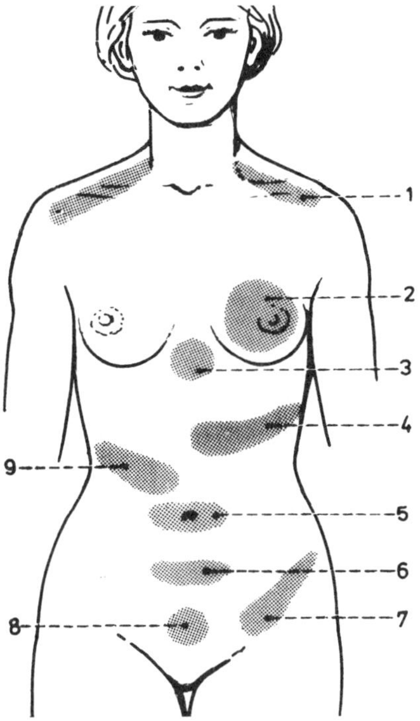

Beim **viszero-motorischen Reflex** werden die Afferenzen aus Eingeweiden durch Kollateralen über Schaltzellen den somatomotorischen Wurzelzellen mitgeteilt. Dieser Reflexbogen ist bei der reflektorischen Abwehrspannung der Bauchwand über erkrankten Bauchorganen wirksam ***(défense musculaire)***.

Beim **kuti-viszeralen Reflex** vermitteln Kollateralen von Neuriten somatosensibler Neurone die Erregung aus der Haut über Schaltzellen an vegetative Wurzelzellen im Rückenmark. Über diesen Reflexbogen soll eine Beeinflussung innerer Organe von der Haut her möglich sein (z.B. durch Wärme kann man Krampfzustände im Darmbereich lösen).

Die Erscheinung des **fortgeleiteten Schmerzes** besteht darin, daß bei Erkrankungen innerer Organe bestimmte Hautzonen, ***Headsche Zonen***, schmerzhaft überempfindlich werden (Abb. 60). Die Headschen Zonen stimmen überein mit dem Ausbreitungsgebiet der Schmerzfasern von Spinalnerven. Die Erscheinung wird damit erklärt, daß sowohl die von den Eingeweiden als auch die von der Haut kommenden 1. afferenten Neurone im Rückenmark auf ein gemeinsames 2. Neuron treffen, wodurch eine Lokalisation des Schmerzes unmöglich wird. Er kann in Form einer Überempfindlichkeit gegenüber Berührungs- und Temperaturreizen in bestimmten Hautzonen erscheinen *(Hyperaesthesie)*.

8.1.4. Bahnen des Rückenmarks (Abb. 62-62

8.1.4.1. Aufsteigende Bahnen

Die aus der Körperperipherie, aus den Rezeptoren der Haut **(Exterozeptoren)** und des Körperinneren **(Propriozeptoren** und **Interozeptoren)** einlaufenden Erregungen, die durch die hinteren Wurzeln zum Rückenmarks gelangen, werden entweder über den Hinterstrang derselben Seite direkt bis zum Gehirn weitergeleitet oder im Rückenmark auf ein 2. Neuron (Strangzelle) übertragen und in Vorder- oder Seitenstrang derselben Seite oder der Gegenseite an das Gehirn weitergegeben. Die aufsteigenden Bahnen des Rückenmarks erreichen vor allem das Kleinhirn sowie den Thalamus und über diesen die Großhirnrinde.

8.1.4.1.1. Die Hinterstrangbahnen

Die *Hinterstrangbahnen* **(Tractus spinobulbares** - ungekreuzt) werden durch die zentralen Fortsätze von *Spinalganglienzellen (1. Neuron)* gebildet, die in den *Hinterstrangkernen,* dem ***Nucleus gracilis*** und ***Nucleus cuneatus*** der Medulla oblongata *(2. Neuron)* enden. Sie stammen zum größten Teil aus den Extremitäten, sind markhaltig, meist großen Kalibers und leiten mechanische Sensibilität der Haut wie *Berührung (Tastsinn), Druck* und *Vibration* ***(epikritische Sensibilität)***, aber auch Impulse aus tiefen Regionen wie Muskulatur, Sehnen, Gelenken und Periost ***(Tiefensensibilität, Propriozeptivität)***. Sie bilden ein **somatosensibles Leitungssystem**.

Der **Fasciculus gracilis (Gollscher Strang)**, die mediale Abteilung des Hinterstranges, enthält die Fasern aus der unteren Körperhälfte.

Der **Fasciculus cuneatus (Burdachscher Strang)**, die laterale Abteilung des Hinterstranges, enthält die Fasern aus der oberen Körperhälfte. Die beiden Fasciculi sind oberflächlich durch den *Sulcus intermedius dorsalis* abgegrenzt.

Die aufsteigenden Bahnen haben Reflexkollateralen zu den α-Motoneuronen, Kollateralen zu den Ursprungsgebieten der spinocerebellaren Bahnen und absteigende Kollateralen, die geschlossene Bündel (im Zervikalmark das ***Schultzesche Komma***, im Thorakal- und Lumbalmark das ***Flechsigsche ovale Feld***, im Sakralmark ***Philippe-Gombaultsche Triangel***) bilden und zum Eigenapparat des Rückenmarks gerechnet werden.

Die Hinterstrangbahnen spielen eine wichtige Rolle bei der **räumlichen Diskrimination**, vor allem bei der **Zweipunkte-Diskrimination** und für den **Lagesinn**.

8.1.4.1.2. Das anterolaterale System

Das *anterolaterale System* **(Tractus spinothalamici)** ist ein ***somatosensibles Leitungssystem***, das *Schmerz-* und *Temperaturwahrnehmungen* sowie *grobe mechanische Sensibilität* ***(protopathische Sensibilität)*** über die kontralateralen Seiten- und Vorderstränge sowie über den Thalamus zur Großhirnrinde führt.

Der **Tractus spinothalamicus lateralis** (gekreuzt) besteht aus Neuriten von Strangzellen, die in der Commissura alba jeweils segmental zur Gegenseite kreuzen; ihre Perikaryen liegen in den *Lamina I* und *Laminae IV-V* des Hinterhorns sowie in den *Laminae VII-VIII (2. Neuron)*. Seine Fasern ziehen im *Seitenstrang* zum Thalamus und leiten Erregungen von *Schmerz-* und *Temperaturrezeptoren* großenteils aus der Haut. Die Perikaryen des *1. Neurons* liegen in den *Spinalganglien*. Ihre Neuriten (III- und IV-Fasern - Aδ- und C-Fasern) treten mit der Hinterwurzel in das Rückenmark ein. Sie teilen sich in (1 bis 3 Segmente) auf- und absteigende Äste, die als ***Tractus dorsolateralis (Lissauersche Randzone)*** unmittelbar lateral der hinteren Wurzeleintrittszone - zwischen Substantia gelatinosa und Rückenmarksoberfläche - verlaufen und an den Strangzellen enden. Die Bahn zeigt eine *somatotopische Gliederung*, da die Fasern aus der unteren Körperhälfte am weitesten lateral und hinten, die Fasern aus der oberen Körperhälfte medial und vorne liegen.

Bei der **lateralen Chordotomie** wird der Seitenstrang vor dem Ansatz des Ligamentum denticulatum operativ durchgetrennt und damit der *Tractus spinothalamicus lateralis*

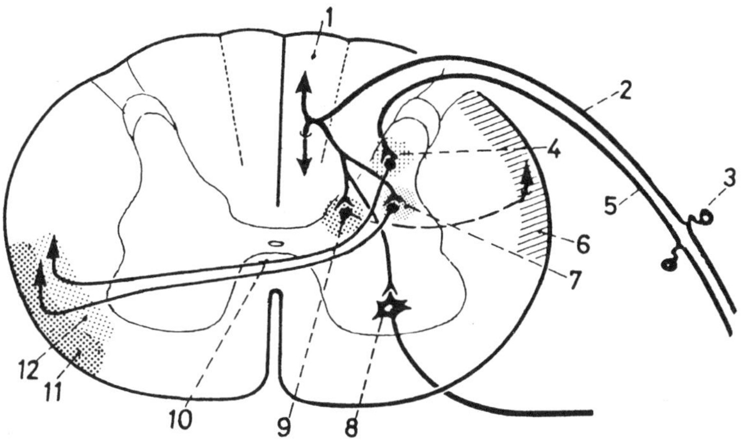

Abb. 61 Wichtigste Fasern des Hinterwurzelsystems. Die Kollateralen der Hinterstrangsbahnen enden in der Hinterhornbasis, dem Nucleus dorsalis und an den Motoneuronen des Vorderhorns.

1. Fasciculus gracilis (Goll)
2. Epikritische Sensibilitätsfaser bzw. propriozeptive Faser
3. Pseudounipolare Zellen des Spinalganglions
4. Strangzelle in der Lamina III-V des Hinterhorns
5. Protopathische Sensibilitätsfaser
6. Tractus spinocerebellaris dorsalis (posterior) (Flechsig)
7. Strangzelle der Hinterhornbasis
8. α-Motoneuron
9. Strangzelle im Nucleus dorsalis (Clarke-Stilling)
10. Kreuzende Fasern in der Commissura alba
11. Tractus spinocerebellaris ventralis (anterior) (Gowers)
12. Tractus spinothalamicus

unterbrochen (bei hoffnungslosen Erkrankungen, die mit unerträglichen Schmerzen verbunden sind.)

Der **Tractus spinothalamicus ventralis (anterior)** (gekreuzt) besteht auch aus Neuriten von Strangszellen *(2. Neuron)*, die in der Commissura alba auf die Gegenseite kreuzen. Ihre Perikaryen liegen diffus verteilt in der *Lamina I* und den *Laminae IV-V* des Hinterhorns sowie in den *Laminae VII-VIII.* Seine Fasern vermitteln grobe *Berührungs-* und *Druckempfindungen* und ziehen im Vorderstrang zum Thalamus. Auch diese Bahn zeigt eine *somatotopische Gliederung*, da die Fasern aus den Sakralsegmenten des Rückenmarks an der Oberfläche, die Fasern aus dem Halsmark in der Tiefe liegen. Die Perikaryen des *1. Neurons* liegen in den *Spinalganglien,* deren markhaltige Axone (II- bzw. Aβ-Fasern) im medialen Bündel der Radix dorsalis den Hinterstrang erreichen, wo sie sich T-förmig teilen. Die absteigenden Äste entlassen Kollateralen zum Reflexapparat des Rückenmarks, während sich die aufsteigenden Äste über mehrere Segmente erstrecken.

8.1.4.1.3. Zum Kleinhirn aufsteigende Bahnen

Zum Kleinhirn aufsteigende Bahnen **(Tractus spinocerebellares)** leiten Erregungen aus Muskeln, Sehnen und Gelenken *(Tiefensensibilität)* sowie auch aus der Haut *(epikritische Sensibilität)* zum Palaeocerebellum und bestehen aus zwei Neuronen. Die Perikaryen des *1. Neurons* sind im *Spinalganglion*. Die markreichen I_a-(Aα)-Fasern erreichen im medialen Bündel der Radix dorsalis den Hinterstrang.

a.) **Tractus spinocerebellaris dorsalis (posterior)** (**Flechsigsches Bündel** - ungekreuzt) entspringt im ***Nucleus dorsalis (Clarke-Stilling*** - *Th_9-L_3) - 2. Neuron* - und verläuft ipsilateral in der lateralen Randzone des hinteren *Seitenstrang*abschnittes, *somatotopisch* geordnet, rostralwärts. Diese Bahn erreicht über den *Pedunculus cerebellaris inferior* das Kleinhirn, wo sie mit *Moosfasern* endet. Seine Primärafferenzen stammen von der *unteren Körperhälfte,* die nach Eintritt in den Hinterstrang über mehrere Segmente aufwärts steigen, bevor sie mit dem 2. Neuron in Kontakt treten.

b.) **Tractus spinocerebellaris ventralis (anterior) (Gowersches Bündel** - gekreuzt) entspringt in Neuronen der *Hinterhornbasis (L_4-S_3) - 2. Neuron*. Seine Axone kreuzen in der *Commissura alba* auf die Gegenseite und steigen in der lateralen Randzone des vorderen *Seitenstrang*abschnittes, somatotopisch geordnet, aufwärts. Er zieht über den *Pedunculus cerebellaris superior* zum Kleinhirn, wo er mit *Moosfasern* endet. (Einigen Daten nach kann sich diese Bahn im Velum medullare superius das zweitemal kreuzen.) Seine Primärafferenzen stammen auch von der *unteren Körperhälfte*.

c.) **Tractus cuneocerebellaris** (ungrekeuzt) ist funktionelles Äquivalent des Tractus spinocerebellaris dorsalis für die *obere Körperhälfte*. Die zentralen Fortsätze der entsprechenden Spinalganglienzellen treten über die Hinterwurzeln ins Rückenmark ein und steigen im Hinterstrang zum ***Nucleus cuneatus accessorius*** des verlängerten Marks auf *(2. Neuron)*. Die ***Fibrae arcuatae externae dorsales*** ziehen durch den *Pedunculus cerebellaris inferior* zum Kleinhirn.

d.) **Tractus spinocerebellaris rostralis** (ungekreuzt) entspricht dem Tractus spinocerebellaris ventralis aus der oberen Extremität. Diese Bahn entspringt in Neuronen der *Hinterhornbasis (2. Neuron)* zwischen C_4 und Th_1 *(Nucleus centrobasalis)*. Die Fasern steigen im mittleren Drittel des *Seitenstranges* zum Kleinhirn auf. Beim Menschen ist diese Bahn noch wenig bekannt.

e.) **Tractus spinoolivaris** (gekreuzt) ist eine indirekte afferente Bahn, die *exterozeptive* und *propriozeptive* Informationen durch den kontralateralen *Seitenstrang* in die ***Nuclei olivares accessorii*** des verlängerten Marks liefert. Nach Umschaltung ziehen seine Fasern über den *Pedunculus cerebellaris inferior* in das kontralaterale *Palaeocerebellum*, wo sie mit *Kletterfasern* enden (zweimal gekreuzte Bahn).

8.1.4.2. Absteigende Bahnen (Abb. 62)

Die Aktivität des Rückenmarks steht hierbei unter dem kontinuierlichen Einfluß der Großhirnrinde und einer Anzahl wichtiger Kerne des Hirnstammes. Diese sind über absteigende lange Bahnen mit dem Rückenmark verbunden. Die über diese Bahnen geleiteten Impulse werden nicht nur an Motoneuronen bzw. an diesen Neuronen vorgeschalteten Schaltneuronen wirksam, sie greifen auch in die Vorgänge der Transmission sensibler Impulse ein.

Das **Motoneuron** des Vorderhorns stellt jenes Element dar, auf das alle zentralnervösen Einflüsse auf das motorische Geschehen letzlich hinzielen und das den entscheidenden Impuls in die Körperperipherie hinausträgt - *"die letzte gemeinsame Endstrecke"* (Sherrington).

Alle absteigenden Bahnen beeinflussen sowohl α- als auch γ-Motoneurone. Die absteigenden Bahnen kann man in drei Gruppen einteilen:

1. die Pyramidenbahn,
2. die extrapyramidalen Bahnen,
3. die absteigenden vegetativen und monoaminerge Bahnen.

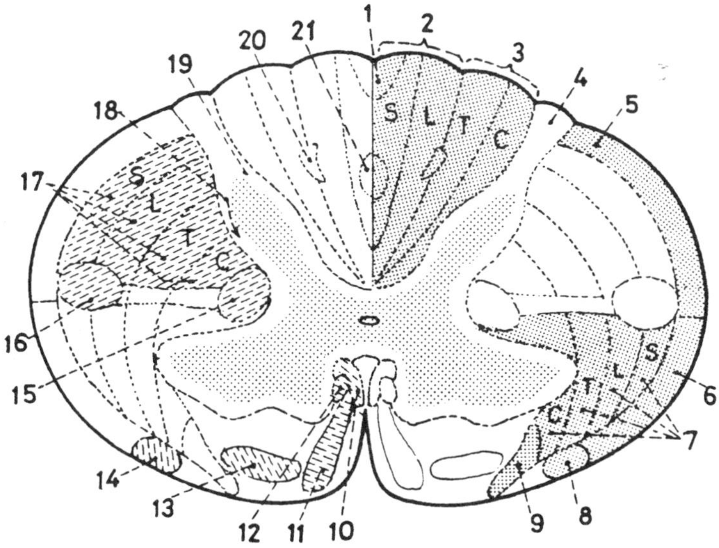

Abb. 62 Die Lage der einzelnen Bahnen innerhalb der weißen Substanz des Rückenmarks. In diesem Schema sind an einem idealen Querschnitt jene Stellen eingezeichnet, an denen sich jeweils die Fasern der einzelnen Tractus befinden. Im Hinterstrang sind alle absteigenden Bündel eingezeichnet, obwohl die entsprechenden Faserbündel jeweils nur in bestimmten Segmenten vorkommen. Auf der rechten Seite sind die absteigenden, auf der linken Seite die aufsteigenden Bahnen dargestellt.

1. Philippe-Gombaultsches Triangel
2. Fasciculus gracilis (Goll)
3. Fasciculus cuneatus (Burdach)
4. Tractus dorsolateralis (Lissauersche Randzone)
5. Tractus spinocerebellaris dorsalis (posterior) (Flechsig)
6. Tractus spinocerebellaris ventralis (anterior) (Gowers)
7. Tractus spinothalamicus lateralis
8. Tractus spinoolivaris
9. Tractus spinothalamicus ventralis (anterior)
10. Fasciculus longitudinalis medialis
11. Tractus corticospinalis ventralis (anterior) (directus)
12. Tractus tectospinalis und Tractus reticulospinalis
13. Tractus vestibulospinalis
14. Tractus olivospinalis
15. Tractus reticulospinalis
16. Tractus rubrospinalis (Monakow)
17. Tractus corticospinalis lateralis (cruciatus)
18. Fasciculus proprius ventrolateralis
19. Fasciculus proprius dorsalis (posterior)
20. Schultzesches Komma
21. Flechsigsches ovales Feld

8.1.4.2.1. Die Pyramidenbahn

Die *Pyramidenbahn* (**Tractus corticospinalis** - gekreuzt) besteht aus Neuriten von *Pyramidenzellen* der V. Schicht der motorischen Rinde (Area 4 und 6) und der weiteren Rindenfelder, die entweder direkt an *Motoneuronen* oder (zum größten Teil) an vorgeschalteten *Schaltneuronen* der kontralateralen Rückenmarksseite enden. Ihre Fasern kreuzen zum größten Teil (70-90%) in der ***Decussatio pyramidum*** am kaudalen Rand der Medulla oblongata die Seite und steigen als ***Tractus corticospinalis lateralis (cruciatus)*** im hinteren Abschnitt des *Seitenstranges* abwärts. Ein kleineres Kontingent von Fasern kreuzt nicht im verlängerten Mark und verläuft im gleichseitigen *Vorderstrang* als ***Tractus corticospinalis ventralis anterior) (directus)*** abwärts, um erst in seinem Zielsegment die Seite zu kreuzen. Die Tractus corticospinales zeichnen sich durch eine strenge *somatotope Gliederung* aus (die längsten Fasern - Sakralsegmente - liegen oberflächlich). Die Fasern enden überwiegend an den Motoneuronen vorgeschalteten ***Schaltneuronen*** im lateralen Teil der *Laminae VI* und *VII*. Auch direkte monosynaptische Übertragung auf ***Motoneurone*** wurde nachgewiesen. Diese Bahn hat im allgemeinen fördernden Einfluß auf Motoneurone, die die Beugemuskeln innervieren und einen hemmenden Einfluß auf solche, die die Streckmuskeln innervieren. Sie wirkt sowohl auf α- als auch *γ-Motoneurone.*

Die Pyramidenbahn spielt für die *gezielten Bewegungen* eine wesentliche Rolle.

8.1.4.2.2. Die extrapyramidalen Bahnen

Die extrapyramidalen Bahnen stammen alle *aus Kernen des Hirnstammes*. Sie sind *polysynaptische* Bahnen.

a.) **Tractus tectospinalis** (gekreuzt) entspringt in den tiefen Schichten des ***Colliculus superior***. Die Fasern kreuzen im Mittelhirn die Seite ***(Decussatio tegmenti dorsalis Meynerti)*** und verlaufen weit vorn im *Vorderstrang* nahe der Fissura mediana ventralis. Die meisten Fasern enden in den oberen vier Halssegmenten, nur wenige erreichen die unteren Segmente. Sie enden hauptsächlich in den *Laminae VII* und *VIII* an ***Schaltneuronen*** und beeinflussen sowohl α- als auch *γ-Motoneurone*. Diese Bahn verbindet ein *optisches Reflexzentrum* mit dem oberen Zervikalmark, wo kopfbewegende Muskeln ihre Motoneurone haben.

b.) **Tractus rubrospinalis (Monakow** - gekreuzt) besteht aus gekreuzten Fasern ***(Decussatio tegmenti ventralis Foreli)***, die dem *magnozellulären Teil* des ***Nucleus ruber (Palaeorubrum)*** entstammen und im *Seitenstrang* des Rückenmarks ventral vom Tractus corticospinalis lateralis verlaufen. Beim Menschen feht er unterhalb der Brustsegmente. Seine Fasern enden in den *Laminae V, VI* und *VII* an den ***Schaltneuronen*** und beeinflussen die *Motoneurone*. Die Bahn hat eine *somatotope Gliederung*. Der Nucleus ruber kontrolliert den Tonus in *Beugemuskelgruppen*.

c.) **Tractus vestibulospinalis** (ungekreuzt) entspringt im ***Nucleus vestibularis lateralis (Deiters)*** und ist im *Vorderstrang* über die ganze Länge des Rückenmarks zu verfolgen. Er zeigt eine *somatotope Gliederung*. Seine Fasern enden in den *Laminae VII* und *VIII* an ***Schaltneuronen*** und beeinflussen die *Motoneurone*. Diese Bahn *erhöht den Tonus der Streckmuskeln* der ipsilateralen Extremitäten. Über diese Bahn werden Erregungen aus dem Vestibularapparat und dem Archicerebellum übermittelt.

d.) **Tractus reticulospinales** nehmen ihren Ursprung in der ***Formatio reticularis*** von *Brücke* und *verlängertem Mark*. So unterscheidet man zwei Faserbündel, den ***Tractus pontoreticularis*** und den ***Tractus bulboreticularis***. Diese Bahnen sind im ganzen *Vorderseitenstrang* des Rückenmarks nachweisbar.

Tractus pontoreticularis seu ***Tractus reticulospinalis ventralis*** (ungekreuzt) setzt sich aus Fasern zusammen, die Neuriten der Zellen in den Brückenkernen der Formatio reticularis darstellen. Die Fasern bleiben ungekreuzt und laufen im ipsilateralen *Vorderstrang*. Sie enden in den *Laminae VII* und *VIII* an *Schaltneuronen* und beeinflussen die *Motoneurone*.

Tractus bulboreticularis seu ***Tractus reticulospinalis lateralis*** (zum größten Teil ungekreuzt) entspringt vor allem im *Nucleus reticularis gigantocellularis* der *Medulla oblongata* und besteht auch zum größten Teil aus ungekreuzten Fasern, die im medialen Abschnitt des *Seitenstrangs* verlaufen und in den *Laminae VII* und *VIII* an *Schaltneuronen* enden. Über die Schaltneurone hat diese Bahn einen Einfluß auf die α- und *γ-Motoneuronen.*

Die *Tractus reticulospinales* wirken einerseits auf *Motoneurone*, wahrscheinlich teils fördernd, teils hemmend; anderseits haben sie Einfluß auf Schaltzellen *sensibler Bahnen.*

e.) **Tractus olivospinalis** zieht vom ***Nucleus olivaris inferior*** an der *Grenze von Vorder- und Seitenstrang* lateral der vorderen Wurzelfasern abwärts. Ihm sind aufsteigende spinoolivare Fasern angeschlossen. Bisher konnte aber noch nicht die Existenz dieser Verbindungen beim Menschen nachgewiesen werden.

f.) **Fasciculus longitudinalis medialis** ist eine Assoziations-Reflexbahn, die wechselseitige Verbindungen zwischen den *motorischen Kernen der Augenmuskeln* und *Blickbewegungszentren* sowie dem *medialen Vestibulariskern* herstellt. Er reicht vom rostralen Mittelhirn bis in das untere Halsmark und verläuft im *Vorderstrang* paramedian. Das mediale Längsbündel schließt die *Kerngebiete des N. accessorius* (N. XI) und der *Halsmuskeln innervierenden Spinalnerven* in den Reflexbogen ein (*Koordination von Erregungen aus dem Gleichgewichtsorgan mit Augen- und Kopfbewegungen).*

8.1.4.2.3. Die absteigenden vegetativen und monoaminergen Bahnen

Die **absteigenden vegetativen Bahnen** sind nicht eindeutig lokalisiert. Sie laufen zumindest teilweise im Verband der ***Tractus reticulospinales*** in *Vorder-* und *Seitenstrang* abwärts. Sie verbinden die *Zentren des autonomen Nervensystems im Gehirn* mit sympathischen und parasympathischen Zellen in der *Zona intermedia des Rückenmarks.* Die absteigenden Bahnen dürften durch Schaltzellen mehrfach unterbrochen sein. Vom Hypothalamus zum Rückenmark sind auch direkte Verbindungen nachgewiesen worden.

Aus dem Bereich der *Formatio reticularis* (Abb. 68) wurden absteigenden Bahnen beobachtet, die aus *noradrenergen Zellgruppen* - vor allem aus dem **Locus coeruleus** entstanden. Sie projizieren auf das *Vorderhorn* und die *Basis des Hinterhorns* des Rückenmarks (Abb. 71). *Serotoninerge Fasern* aus den **Raphekernen** erreichen durch den Vorderstrang das Vorderhorn des Rückenmarks und durch den Seitenstrag die Zona intermedia sowie das Hinterhorn (Abb. 72). Einwirkung der monoaminergen Fasern wurde an den Motoneuronen und den Nervenzellen der Laminae I-V des Hinterhorns nachgewiesen, wo sie die Aktivität der Motoneurone und die Transmission der sensiblen Erregungen beeinflussen können. Aus dem kaudalen Teil des **Hypothalamus** ziehen dopaminerge Fasern in einem *diencephalospinalen System* zu dem *Hinterhorn,* dem *Nucleus intermediolateralis* und der *Gegend um den Zentralkanal* des Rückenmarks.

8.2. MIKROSKOPISCHE ANATOMIE DES HIRNSTAMMES

8.2.1. Verlängertes Mark (Medulla oblongata)

Das verlängerte Mark setzt das Rückenmark rostralwärts fort. Seine rostrale Hälfte ist gekennzeichnet durch die Erweiterung des Zentralkanals zum **IV. Ventrikel**. Es hat auch einen dorsalen Teil, **Tegmentum** und einen ventralen Teil, **Basis** (siehe in Kapitel 6.5.3 und 6.5.4).

An zwei Querschnitten kann man den Aufbau des verlängerten Marks sehr gut erklären. Einen Schnitt führt man durch seinen geschlossenen, kaudalen Teil und einen anderen Schnitt durch seinen offenen, rostralen Abschnitt. Genau genommen ist auch der offene Abschnitt durch die auf die *Lamina choroidea epithelialis* reduzierte **Deckplatte** nach dorsal abgeschlossen.

8.2.1.1. Kaudaler Teil der Medulla oblongata (Abb. 63)

Im untersten Teil des verlängerten Marks ist noch dieÄhnlichkeit mit dem Bau des Rückenmarks erkennbar. Sein Hohlraum ist der **Zentralkanal**. Durch die Kreuzung der Pyramidenbahn **(Decussatio pyramidum)**, deren Fasern größtenteils von den ventral liegenden Pyramiden in den gegenüberliegenden Seitenstrang eintreten und dort den *Tractus corticospinalis lateralis* bilden, wird das Vorderhorn der grauen Substanz durchtrennt und die Motoneurone in zwei Gruppen, die **ventrolaterale (branchialmotorische) Kernsäule** und die **dorsomediale (somatomotorische) Kernsäule** gegliedert. Diese Kernsäulen sind hier durch den **Nucleus ambiguus** (von *N. XI*) und den **Nucleus n. hypoglossi** *(N. XII)* vertreten.

Oberhalb der Pyramidenkreuzung treten die Hinterstrangkerne dorsal auf: Der **Nucleus gracilis** und der **Nucleus cuneatus**. Ihre Fasern ziehen als **Fibrae arcuatae internae** nach ventral und bilden die **Decussatio lemniscorum (medialium)**. Die Fasern steigen als **Lemniscus medialis** nahe der Medianen weiter aufwärts.

In der Fortsetzung der Lissauerschen Randzone und des Hinterhornkopfes (Substantia gelatinosa) des Rückenmarks befinden sich die *absteigenden sensiblen Trigeminusfasern* **(Tractus spinalis n. trigemini)** und der *spinale sensible Trigeminuskern* **(Nucleus tractus spinalis n. trigemini)**.

Durch die **Formatio reticularis** werden die Bahnen des Vorder- und Seitenstrangs des Rückenmarks seitwärts verdrängt: **Tractus spinocerebellares dorsalis** et **ventralis** und **Tractus spinothalamicus**.

8.2.1.2. Rostraler (offener) Teil der Medulla oblongata (Abb. 64)

Der Zentralkanal verlagert sich rostralwärts unter Vermehrung des zentralen Höhlengraus zunehmend nach dorsal und öffnet sich in der oberen Hälfte des verlängerten Marks in die **Rautengrube**. Die sich seitlich der **Pyramide** erhebende *Olive* **(Oliva)** enthält den **Nucleus olivaris inferior (caudalis)** als Hauptkern und die beiden *Nebenoliven,* **Nucleus olivaris accessorius medialis** et **dorsalis**. Der Hauptkern hat die Gestalt eines länglichen Sackes mit stark gefalteter Wand, der schräg gestellt sich medial- und dorsalwärts mit einem Hilus öffnet. Die mediale Nebenolive legt sich vor die Öffnung des Hauptkerns und die dorsale Nebenolive über den Dorsalrand des Hauptkerns. Von der Olive ziehen die *olivocerebellaren Fasern* **(Tractus olivocerebellaris)** durch den *Pedunculus cerebellaris inferior zum kontralateralen Kleinhirn.* Auch der **Tractus spinocerebellaris dorsalis** tritt durch den unteren Kleinhirnstiel in das Kleinhirn ein. In der Olive enden die Fasern des **Tractus tegmentalis centralis** sowie

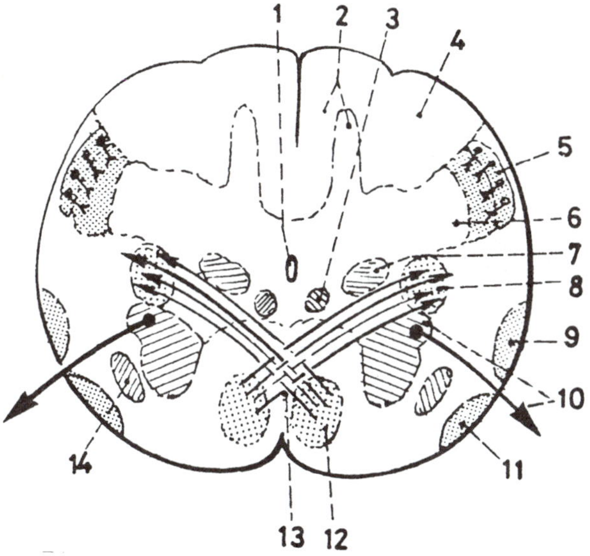

Abb. 63 **Querschnitt der Medulla oblongata, in Höhe der Pyramidenkreuzung** (kaudaler Teil der Medulla oblongata)

1. Canalis centralis
2. Fasciculus gracilis (Goll) und Nucleus gracilis
3. Fasciculus longitudinalis medialis
4. Fasciculus cuneatus (Burdach)
5. Tractus spinalis nervi trigemini und Nucleus tractus spinalis n. trigemini (N. V)
6. Reste des Hinterhorns
7. Nucleus n. hypoglossi (N. XII)
8. Tractus corticospinalis lateralis (cruciatus)
9. Tractus spinocerebellaris dorsalis (posterior) (Flechsig)
10. Nucleus ambiguus und Radices craniales n. accessorii (N. XI)
11. Tractus spinocerebellaris ventralis (anterior) (Gowers)
12. Tractus corticospinalis (Pyramis)
13. Decussatio pyramidum
14. Tractus spinothalamicus

des **Tractus spinoolivaris**. Auch die Fasern des **Tractus olivospinalis** treten aus der Olive aus.

An der ventralen Oberfläche der Pyramiden liegen die **Nuclei arcuati**, von denen aus die **Fibrae arcuatae externae ventrales** und die **Striae medullares** zum unteren Kleinhirnstiel ziehen.

*Die **Pyramiden** bilden die* **Basis** *der Medulla oblongata.*

Das **Tegmentum** liegt zwischen Basis und Ventrikelboden und enthält die *Hirnnervenkerne*, die *Formatio reticularis* sowie *auf- und absteigende Leitungsbahnen*. Der **Nucleus n. hypoglossi** *(N. XII)* liegt medial bereits am Boden der Rautengrube **(Trigonum n. hypoglossi)**. Dorsomedial von diesem erkennt man den **Fasciculus tegmentalis dorsalis (Schütz)** und ventromedial von ihm den **Fasciculus longitudinalis medialis** und den **Tractus tectospinalis**. Lateral des Hypoglossuskerns liegen der **Nucleus dorsalis n. vagi (Nucleus**

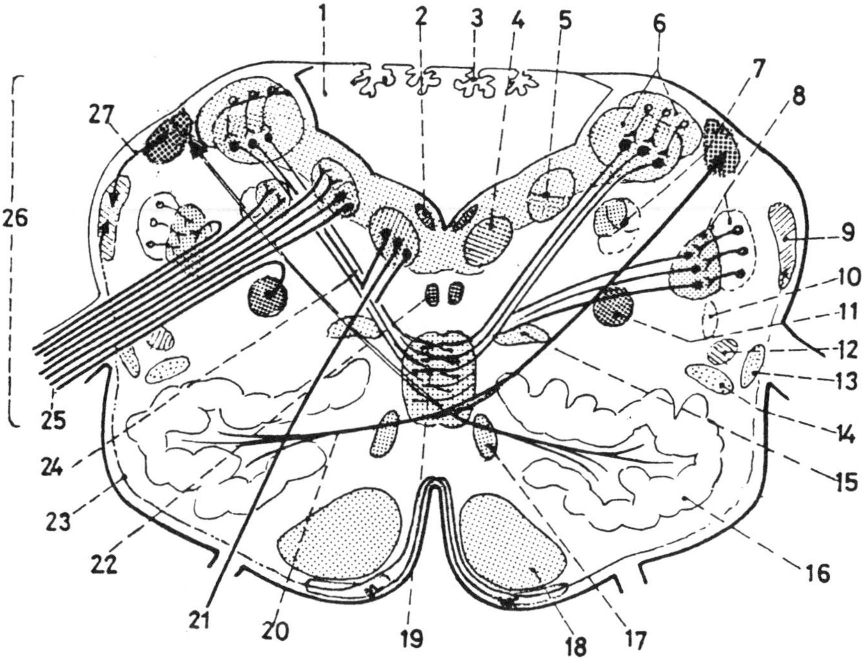

Abb. 64 Querschnitt der Medulla oblongata in Höhe der Fossa rhomboidea (kranialer Teil der Medulla oblongata)

1. IV. Ventrikel
2. Fasciculus longitudinalis dorsalis (Schütz)
3. Plexus choroideus ventriculi quarti
4. Nucleus n. hypoglossi (N. XII)
5. Nucleus medialis alae cinereae (Nucl. dorsalis n. vagi - ventromedial) und Nucleus lateralis alae cinereae
6. Fasciculus cuneatus (Burdach) und Nucleus cuneatus
7. Nucleus tractus solitarii (Nucleus solitarius) und Tractus solitarius
8. Nucleus tractus spinalis n. trigemini und Tractus spinalis n. trigemini
9. Tractus spinocerebellaris dorsalis (posterior) (Flechsig)
10. Tractus rubrospinalis (Monakow)
11. Nucleus ambiguus
12. Nucleus reticularis lateralis
13. Tractus spinocerebellaris ventralis (anterior) (Gowers)
14. Tractus spinothalamicus
15. Nucleus olivaris accessorius dorsalis
16. Nucleus olivaris inferior (caudalis)
17. Nucleus olivaris accessorius medialis
18. Tractus corticospinalis (Pyramis)
19. Decussatio lemniscorum medialium
20. Tractus olivocerebellaris
21. N. hypoglossus (N. XII)
22. Fasciculus longitudinalis medialis
23. Fibrae arcuatae externae ventrales aus dem kontralateralen Nucleus arcuatus
24. Fibrae arcuatae internae
25. N. vagus (N. X)
26. Formatio reticularis
27. Fibrae arcuatae externae dorsales aus dem Nucleus cuneatus accessorius

medialis alae cinereae und der **Nucleus lateralis alae cinereae**, als *viszeromotorische* bzw. *viszerosensible Kerne des N. vagus (N. X)* und *des N. glossopharyngeus (N. IX)*. Etwas tiefer und lateral von diesen Kernen fällt der **Nucleus tractus solitarii (Nucleus solitarius** - *spezieller viszerosensibler Kern - Geschmack)* und sein zugehöriges Faserbündel **(Tractus solitarius)** auf. Der spinale Trigeminuskern **(Nucleus tractus spinalis n. trigemini)** ist durch den unteren Kleinhirnstiel in dieser Höhe schon deutlich von der Oberfläche abgedrängt. Ventromedial von diesem ist der **Nucleus ambiguus** *(von N. X)* eingelagert in das Gebiet der Formatio reticularis, erkennbar.

Die *Wurzelfasern des* **N. hypoglossus** *(N. XII)* und des **N. vagus** (N. X) treten durch den **Sulcus parolivaris medialis** bzw. durch den **Sulcus parolivaris lateralis** aus.

Ganz dorsolateral liegen die rostralen Teile des **Nucleus gracilis** und des **Nucleus cuneatus**. Aus dem **Nucleus cuneatus accessorius** treten die **Fibrae arcuatae externae dorsales** aus, und sie ziehen durch den unteren Kleinhirnstiel zum Palaeocerebellum.

In der Olivenzwischenschicht liegt nun der **Lemniscus medialis** als ein im Querschnitt keilförmiges Faserbündel. Im ventrolateralen Teil des Tegmentum kann man die aufsteigenden **Tractus spinocerebellares dorsalis** et **ventralis** und **Tractus spinothalamicus** sowie den absteigenden **Tractus rubrospinalis** erkennen.

Die **Formatio reticularis** nimmt den zentralen Anteil des Hirnstammes ein und *füllt im Tegmentum den Raum zwischen den Hirnnervenkernen und den langen Fasersystemen*. Sie besteht aus mehr oder minder locker gepackten und schwer abgrenzbaren Gruppen von Nervenzellen verschiedener Form und Größe und aus wenig geordnet erscheinenden Fasersystemen. Die Efferenzen der **Raphekerne**, die *serotoninerg* sind, ziehen zum Vorderhirn, zum Kleinhirn und zum Rückenmark.

Die Kerne und die Formatio reticularis des verlängerten Marks sind zu **komplexen Funktionseinheiten** *verbunden, die im Verein mit rostralen ZNS-Arealen und dem Rückenmark lebenswichtige Funktionen steuern und koordinieren.* Es sind dies **Atmung** und **Kreislauf**, **Schlucken** und **Erbrechen**. Darüber hinaus beeinflußt die Formatio reticularis den **motorischen Apparat** (Tonus-, Reflex- und Haltungskontrolle) und die **Verarbeitung primär-afferenter Information** aus der Peripherie (siehe noch 8.2.5.).

8.2.2. Brücke (Pons)

8.2.2.1. Kaudaler Teil der Brücke (die Übergangszone zwischen Medulla oblongata und Pons - Abb. 55)

An der Brücke lassen sich ihre beiden Anteile unterscheiden, nämlich die Basis mit den zahlreichen Bündeln *längs-* und *querverlaufender Fasern* **(Fibrae pontis longitudinales** et **transversae)**, eingelagerten *Brückenkernen* **(Nuclei pontis)** und die *Brückenhaube* **(Tegmentum pontis)**, die die *Hirnnervenkerne,* die *Formatio reticularis* sowie die *auf- und absteigenden Bahnen* enthält.

Die Brückenkerne, **Nuclei pontis**, stellen Relaiskerne dar, die eine gekreuzte Verbindung zwischen der Großhirnrinde und der Kleinhirnrinde vermitteln. Die starken querlaufenden Fasern **(Fibrae pontis transversae)** sind die Fasern des ***Tractus pontocerebellaris,*** die durch den **Pedunculus cerebellaris medius** zum Neocerebellum ziehen. Hauptelement der Basis pontis ist die ***Pyramidenbahn,*** die die Brückenkerne durch ihre **Fibrae pontis longitudinales** durchsetzt.

Während die Brückenbasis in allen Höhen grundsätzlich gleichartig aufgebaut ist, verändert sich die Situation im Bereich der Brückenhaube in verschiedenen Schnittebenen.

In der kaudalen Hälfte der Brückenhaube erkennt man dorsal den **Nucleus n. abducentis** *(N. VI)*, ventrolateral davon den **Nucleus n. facialis** *(N. VII)*, dessen Fasern den Abduzenskern in einem Bogen umschlingen **(Genu n. facialis)** und die Grundlage des **Colliculus facialis** der Rautengrube bilden. Zwischen dem Abduzenskern und dem Fazialiskern liegt der *viszeromotorische (sekretomotorische) Kern des N. facialis (N. VII)*, der **Nucleus salivatorius superior**. In dieser Höhe trifft man auch noch die **Nuclei vestibulares medialis** und **lateralis** *(aus N. VIII)* (auch die **Nuclei cochleares**, die nicht eingezeichnet wurden) an sowie den **Tractus spinalis n. trigemini** mit seinem zugehörigen Kern **(Nucleus tractus spinalis n. trigemini)**. Die Mitte des Tegmentum enthält Teile der ausgedehnten **Formatio reticularis** und den **Tractus tegmentalis centralis** sowie den **Fasciculus longitudinalis medialis** (dorsal nahe der Medianen) und den **Fasciculus longitudinalis dorsalis** (dorsomedial vom Abduzenskern).

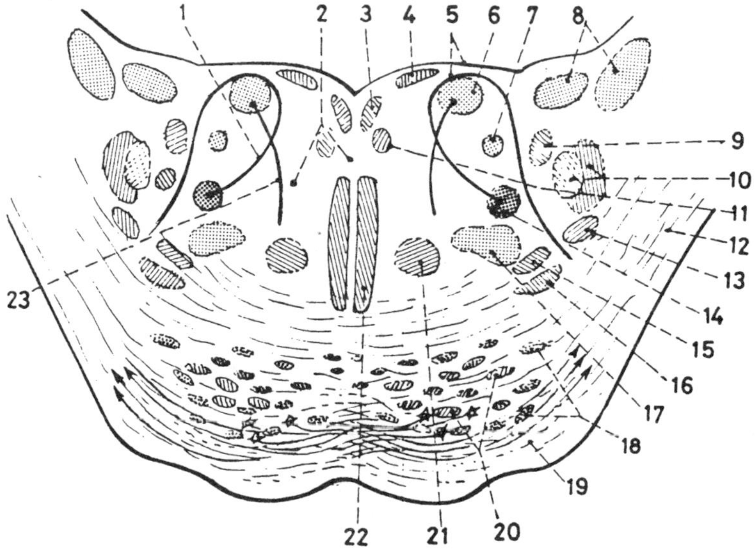

Abb. 65 Querschnitt des Pons, kaudaler Teil, die Übergangszone zwischen Medulla oblongata und Pons

1. Fasern des N. facialis (N. VII)
2. Formatio reticularis
3. Fasciculus longitudinalis medialis
4. Fasciculus longitudinalis dorsalis (Schütz)
5. Genu n. facialis und Colliculus facialis
6. Nucleus n. abducentis (N. VI)
7. Nucleus salivatorius superior
8. Nuclei vestibulares medialis und lateralis (N. VIII)
9. Tractus rubrospinalis
10. Nucleus tractus spinalis n. trigemini und Tractus spinalis n. trigemini
11. Tractus tectospinalis
12. Fibrae pontocerebellares (Pedunculus cerebellaris medius)
13. Tractus spinocerebellaris ventralis (anterior) (Gowers)
14. Nucleus n. facialis (N. VII)
15. Tractus spinothalamicus
16. Nucleus ventralis corporis trapezoidei
17. Nucleus olivaris superioris (rostralis) und Nucleus dorsalis corporis trapezoidei (lateral)
18. Nuclei pontis
19. Fibrae pontis transversae
20. Fibrae pontis longitudinales (Faserbündel der Pyramidenbahn)
21. Tractus tegmentalis centralis
22. Lemniscus medialis
23. Fasern des N. abducens (N. VI)

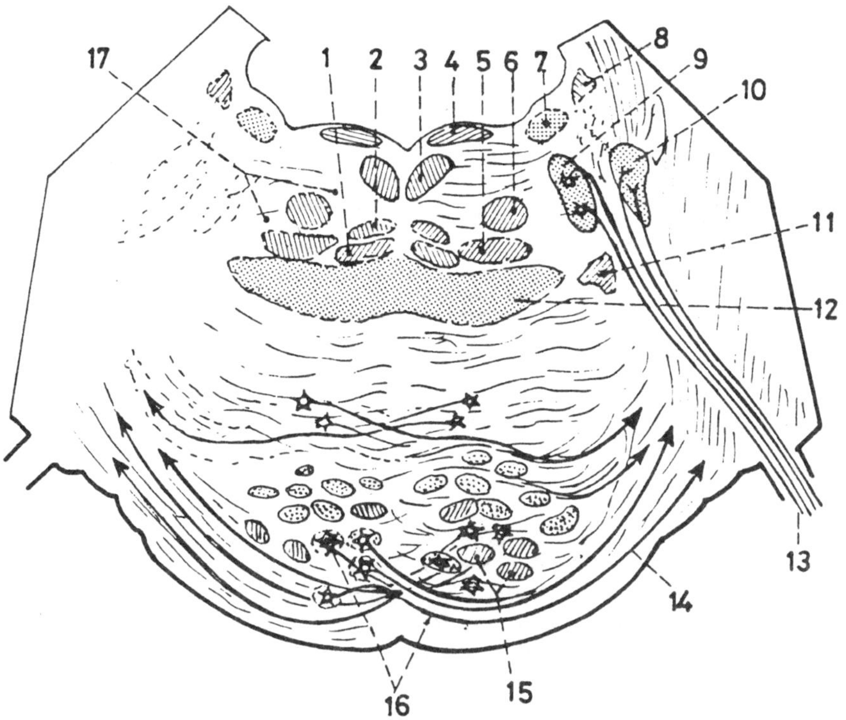

Abb. 66 Querschnitt des Pons in Höhe des N. trigeminus (N. V), rostraler Teil der Brücke

1. Lemniscus medialis
2. Lemniscus trigeminalis dorsalis
3. Fasciculus longitudinalis medialis
4. Fasciculus longitudinalis dorsalis (Schütz)
5. Tractus spinothalamicus
6. Tractus tegmentalis centralis
7. Locus coeruleus
8. Tractus mesencephalicus n. trigemini
9. Nucleus motorius n. trigemini (N. V)
10. Nucleus sensorius principalis n. trigemini (N. V)
11. Lemniscus lateralis
12. Corpus trapezoideum
13. N. trigeminus (N. V)
14. Tractus pontocerebellaris
15. Fibrae pontis longitudinales (Faserbündel der Pyramidenbahn)
16. Nuclei pontis
17. Formatio reticularis

Der **Lemniscus medialis** befindet sich im ventralen Teil desTegmentum nahe der Medianen und wird von den quer verlaufenden Fasern des **Corpus trapezoideum**, der Hauptkreuzung der Hörbahn, durchsetzt. Im lateralen Teil des Trapezkörpers sind der **Nucleus ventralis** und der **Nucleus dorsalis corporis trapezoidei** eingelassen. Dorsal vom Trapezkörper und medial von seinem dorsalen Kern liegt der **Nucleus olivaris superioris (rostralis)**.

8.2.2.2. Rostraler Teil der Brücke (Abb. 66)

In der oberen Hälfte der Brücke hat sich vor allem die Situation hinsichtlich der Hirnnervenkerne geändert. Hier findet man den *motorischen Trigeminuskern* (**Nucleus motorius**

n. trigemini - *N. V)* medial des *sensiblen Hauptkerns* **(Nucleus sensorius principalis n. trigemini** seu **Nucleus pontinus n. trigemini)** und die *Wurzelfasern des* **N. trigeminus** *(N. V)*. Weiter dorsal ist bereits der sensible Mittelhirnkern des Trigeminus mit seiner aufsteigenden Wurzel getroffen **(Nucleus** und **Tractus mesencephalicus n. trigemini)**. Basal davon liegt nahe dem zentralen Höhlengrau der **Locus coeruleus**, der *noradrenerge Neurone* enthält. Seine Neurone projizieren aufsteigend zu Mittelhirn, Zwischenhirn und Endhirn sowie absteigend zu verlängertem Mark, Kleinhirn und Rückenmark. Die *serotoninergen Neurone* der **Raphekerne** innervieren das Zwischenhirn, Endhirn und Kleinhirn.

Die **auf-** und **absteigenden Bahnen** zeigen eine ähnliche Lage wie im kaudalen Teil der Brücke. Dazu kommt noch der **Lemniscus lateralis** *(Hörbahn)*.

Auch die Brückenkerne der **Formatio reticularis** nehmen an der Steuerung und Koordinierung der *Atmung*, des *Kreislaufs*, des *Schluckens* und des *Erbrechens* teil.

8.2.3. Mittelhirn (Mesencephalon) (Abb. 57)

Das Mittelhirn besteht aus den *Hirnstielen*, **Pedunculi cerebri**, und dem *Mittelhirndach*, **Tectum mesencephali**. An der Grenze dieser Teile befindet sich der **Aquaeductus cerebri**. Dorsaler Teil der Hirnstiele ist die *Mittelhirnhaube*, **Tegmentum mesencephali**. Ventral von der Substantia nigra liegen die *Hirnschenkel*, **Crura cerebri (Basis mesencephali)**. Das Mittelhirndach besteht aus der *Vierhügelplatte*, **Lamina tecti** mit den **Colliculi superiores (rostrales)** und **Colliculi inferiores (caudales)**. Der Colliculus superior wird durch das **Brachium colliculi superioris** mit dem *Corpus geniculatum laterale* verbunden. Zwischen dem Colliculus inferior und dem *Corpus geniculatum mediale* zieht das **Brachium colliculi inferioris**.

Der Schnitt durch die **Colliculi superiores** zeigt die deutliche Abgrenzung der oberen Hügel gegen das *zentrale Höhlengrau*. Das Tegmentum enthält einen mächtigen runden Kern, den **Nucleus ruber**. Er besteht aus einem großzelligen Anteil, *Pars magnocellularis* **(Palaeorubrum)** und einem kleinzelligen Anteil, *Pars parvocellularis* **(Neorubrum)**. Das Palaeorubrum ist ein kleiner, ventrokaudaler Teil des Kerns (in unserem Schnitt medial).

Das *zentrale Höhlengrau*, **Substantia grisea centralis**, umgibt den Aquaeductus cerebri. Die V-förmig angeordneten **Nuclei n. oculomotorii** *(motorischer Hauptkern des N. III)* liegen an der ventralen Grenze des zentralen Höhlengraus. Zwischen ihnen und dorsal erkennt man den paarigen vegetativen **Nucleus oculomotorius accessorius (Edinger-Westphal-Kern)**. Die *Wurzelfasern des* **N. oculomotorius** *(N. III)* ziehen nach ventral und treten in der Fossa interpeduncularis aus. Die Nuclei oculomotorii sind ventrolateral vom **Fasciculus longitudinalis medialis** flankiert.

Am dorsolateralen Rand des zentralen Höhlengraus befindet sich der *sensible Mittelhirnkern des Trigeminus* mit seiner aufsteigenden Wurzel **(Nucleus** und **Tractus mesencephalicus n. trigemini)**. Er ist aus pseudounipolaren Nervenzellen aufgebaut. Seine Fasern leiten propriozeptive Impulse von Rezeptoren der Kaumuskeln und des Kiefergelenks an den Kern. Seine zentralen Fortsätze ziehen an den motorischen Trigeminuskern (Reflex-Kollateralen) und den Nucleus sensorius principalis n. trigemini. Dieser Kern hat den Aufbau und die Funktion eines sensiblen Ganglions.

Die vom Colliculus superior und vom Nucleus ruber ausgehenden Fasern **(Tractus tectospinalis** und **Tractus rubrospinalis)** kreuzen in der Medianen die Seite **(Decussatio tegmenti dorsalis Meynerti** und **ventralis Foreli)**. Seitlich nehmen die aufsteigenden Bahnen **(Lemniscus medialis, Lemniscus trigeminalis, Lemniscus trigeminalis dorsalis** und **Tractus spinothalamicus)** ein typisch geformtes Bahnfeld ein.

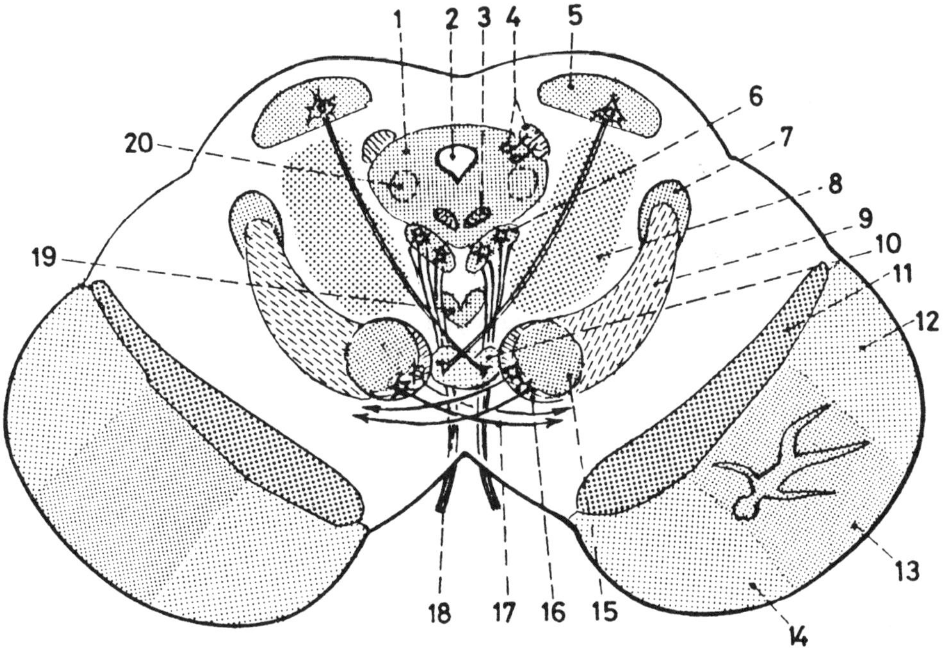

Abb. 67 Querschnitt des Mesencephalon in Höhe der Colliculi superiores (rostrales)

1. Substantia grisea centralis
2. Aquaeductus cerebri
3. Nucleus oculomotorius accessorius (Edinger-Westphal)
4. Nucleus mesencephalicus n. trigemini und Tractus mesencephalicus n. trigemini
5. Colliculus superior (rostralis)
6. Nucleus n. oculomotorii (N. III)
7. Tractus spinothalamicus mit Lemniscus trigeminalis
8. Formatio reticularis
9. Lemniscus medialis mit Lemniscus trigeminalis dorsalis
10. Tractus tectospinalis mit Decussatio tegmenti dorsalis (Meynert)
11. Substantia nigra
12. Tractus temporo-occipitopontinus (Türck)
13. Pyramidenbahn (Tractus corticonuclearis und Tractus corticospinalis)
14. Tractus frontopontinus (Arnold)
15. Neorubrum des Nucleus ruber
16. Palaeorubrum des Nucleus ruber
17. Tractus rubrospinalis mit Decussatio tegmenti ventralis (Forel)
18. N. oculomotorius (N. III)
19. Fasciculus longitudinalis medialis
20. Fasciculus longitudinalis dorsalis (Schütz)

In der **Formatio reticularis** des Mittelhirns liegen auch *serotoninerge Neurone* der **Raphekerne**, die zum Endhirn und Zwischenhirn projizieren. In der Regulation des *Schlaf-* und *Wachzustandes* spielen die Formatio reticularis des gesamten Hirnstammes und ihre Verbindungen zu Zwischenhirn und Endhirn **(aufsteigendes Aktivierungssystem)** eine wesentliche Rolle. Die *serotoninergen Systeme vermindern die Vigilanz,* während die *katecholaminergen* (vor allem der Locus coeruleus) *und cholinergen Systeme die Vigilanz steigern.*

Im zentralen Höhlengrau kann man auch den **Fasciculus longitudinalis dorsalis (Schütz)** erkennen.

Die **Substantia nigra** liegt an der ventralen Grenze des Tegmentum mesencephali. Sie besteht aus der dunklen ***Pars compacta*** (von melaninhaltigen Neuronen) und der ***Pars reticularis***. Sie gehört zum *extrapyramidalen System* und hat reziproke Verbindungen mit dem Striatum. Die nigrostriatalen Neurone enthalten *Dopamin.*

Das zentrale Feld des **Crus cerebri (Basis mesencephali)** wird durch die **Pyramidenbahn** eingenommen. Im medialen Feld des Hirnschenkels zieht der **Tractus frontopontinus (Arnold)** und im lateralen Feld der **Tractus temporo-occipitopontinus (Türck)**.

In der Höhe des **Colliculus inferior** befindet sich der *Trochleariskern* **(Nucleus n. trochlearis** - *N. IV)* in der kaudalen Fortsetzung des Okulomotoriushauptkerns. Im Tegmentum kreuzen die oberen Kleinhirnstiele die Seite **(Decussatio pedunculorum cerebellarium superiorum** seu **rostralium)**.

In dem vorderen Teil der Mittelhirnhaube liegen außerdem der **Nucleus praetectalis**, der **Nucleus commissurae posterioris**, der **Nucleus interstitialis (Cajal)**, der **Nucleus Darkschewitsch** und der **Nucleus praestitialis**, die *durch den Fasciculus longitudinalis medialis die Blickzentren und die Vestibularkerne mit den Augen- und Halsmuskeln verknüpfen.* Im **Nucleus interpeduncularis** endet der *Fasciculus retroflexus (Meynert).*

8.2.4. Formatio reticularis (Abb. 68-73)

Die **Formatio reticularis** *nimmt den zentralen Anteil des Hirnstammes ein und füllt im Tegmentum den Raum zwischen den Hirnnervenkernen, einigen Kernen des Hirnstammes und den langen auf- und absteigenden Bahnen.* Sie besteht aus mehr oder minder locker gepackten und schwer abgrenzbaren Gruppen von Nervenzellen verschiedener Form und Größe mit vorwiegend quer zur Hirnstammachse orientierten Dendriten sowie aus wenig geordnet erscheinenden Fasersystemen.

Im allgemeinen wird die Formatio reticularis auf *Tegmentum von Medulla oblongata, Pons und Mesencephalon* beschränkt, oft wird jedoch die Ansicht vertreten, daß sie sich nach kaudal in die *Substantia intermedia des Rückenmarks,* nach rostral über *einige Zellgruppen des Subthalamus,* in die *intralaminären Kerne des Thalamus* und in den *Nucleus reticularis thalami* fortsetzt.

Obwohl viele Neurone der Formatio reticularis lokale Verbindungen bilden können, aber einige Gruppen von Neuronen auch mehrere weit auseinanderliegende Gebiete des Zentralnervensystems erreichen.

Die Formatio reticularis wird heute üblicherweise nach zytoarchitektonischen und funktionellen Gesichtspunkten in drei Längszonen bzw. Zellsäulen eingeteilt. Innerhalb der Zonen kann man die wichtigsten Kerne abgrenzen, aber diese Abgrenzug fällt nicht immer leicht (Abb. 68). Im folgenden werden die Namen der Kerne nur zur Orientierung bekanntgegeben.

Mediane bzw. paramediane Zone:

Die mediane Zone besteht aus den **Raphekernen**, die beiderseits der Mittellinie als schmale Zellplatten angeordnet sind und über der Medianebene zusammenhängen. Eine Reihe der Zellgruppen innerhalb der Raphekerne sind durch einen hohen Gehalt an ***Serotonin*** ausgezeichnet. Zu den Raphekernen gehören, von rostral nach kaudal:

a.) *Nucleus raphe dorsalis,* der etwa in Höhe der Colliculi superiores liegt;
b.) *Nucleus centralis superior,* der aus dem kaudalen Mesencephalon in den rostralen Abschnitt des Pons herabreicht;
c.) *Nucleus raphe pontis* und
d.) *Nucleus raphe magnus,* die vom kaudalen Pons in die Medulla oblongata herabreichen;
e.) *Nucleus raphe obscurus* und
f.) *Nucleus raphe pallidus,* die in Höhe der rostralen zwei Drittel des verlängerten Marks liegen.

Mediale Zone:

Die mediale Zone läßt sich aufgrund ihrer charakteristischen *großen Zellen* besonders im Bereich der kranialen Medulla oblongata und des kaudalen Pons abgrenzen. Die Axone der großen Zellen teilen sich in lange auf- und absteigende Äste, die die *efferenten Verbindungen* der Formatio reticularis sichern. Ihre kleinen Neurone bilden multisynaptische Neuronenketten. Die magnozellulären Kerne der medialen Zone sind:

a.) *Nucleus reticularis gigantocellularis,* der aus der rostralen Hälfte der Medulla oblongata in den kaudalen Bereich des Pons reicht;
b.) *Nucleus reticularis pontis caudalis* und
c.) *Nucleus reticularis pontis oralis,* die im Pons liegen;
d.) *Nucleus cuneiformis* und
e.) *Nucleus subcuneiformis,* die im Mittelhirn untergebracht sind.

Laterale Zone:

In der lateralen Zone der Formatio reticularis dominieren *kleinere Neurone,* deren Axone weniger weit auf- und absteigen und vielfach nach medial in die magnozelluläre Zone projizieren. Funktionell stellt die laterale Zone den *sensorischen* oder *assoziativen Teil* der Formatio reticularis dar. Ihre Axone projizieren auch auf die motorischen Hirnnervenkerne, die teils mitten in dieser Zone selbst liegen. So dürften die Neurone der lateralen Zone im Rahmen der *Hirnstammreflexe* eine Rolle spielen. Die Kerne der lateralen Zone sind:

a.) *Nucleus parabrachialis medialis,*
b.) *Nucleus parabrachialis lateralis,*
c.) *Nucleus pontis centralis,* die in der Brücke liegen und Verbindungen mit dem motorischen Trigeminuskern und dem Fazialiskern aufweisen;
d.) *Nucleus medullae oblongatae centralis,* der in der Höhe des verlängerten Marks liegt und auf den Nucleus ambiguus projiziert.

Über die typisch retikulären und schwer abgrenzbaren Kerne hinaus werden der Formatio reticularis noch einige **zytoarchitektonisch gut definierte Kerne** zugerechnet:

a.) *Nucleus reticularis tegmenti pontis,* der in der medialen Zone der Formatio reticularis der Brücke liegt;
b.) *Nucleus reticularis paramedianus* und
c.) *Nucleus reticularis lateralis,* die in der Medulla oblongata liegen. Diese drei Kerne (a-c) projizieren auf das *Kleinhirn.*
d.) ***Nucleus interstitialis (Cajal)*** und
e.) ***Nucleus Darkschewitsch,*** die nahe am Übergang des Aquaeductus cerebri in den III. Ventrikel liegen. Sie werden gleichfalls zum *extrapyramidalen System* gerechnet und sind durch afferente und efferente Fasern mit dem *Fasciculus longitudinalis medialis* verbunden. Ihre afferenten Fasern stammen aus den *vestibulären Kernen,* dem *Striatum* und dem *Globus pallidus* sowie aus den *kortikalen Blickzentren.* Ihre Efferenzen gelangen über den *Fasciculus longitudinalis medialis* zu den *Augenmuskelkernen* und zu den *Motoneuronen* im kaudalen Teil des Hirnstammes und im Halsmark.

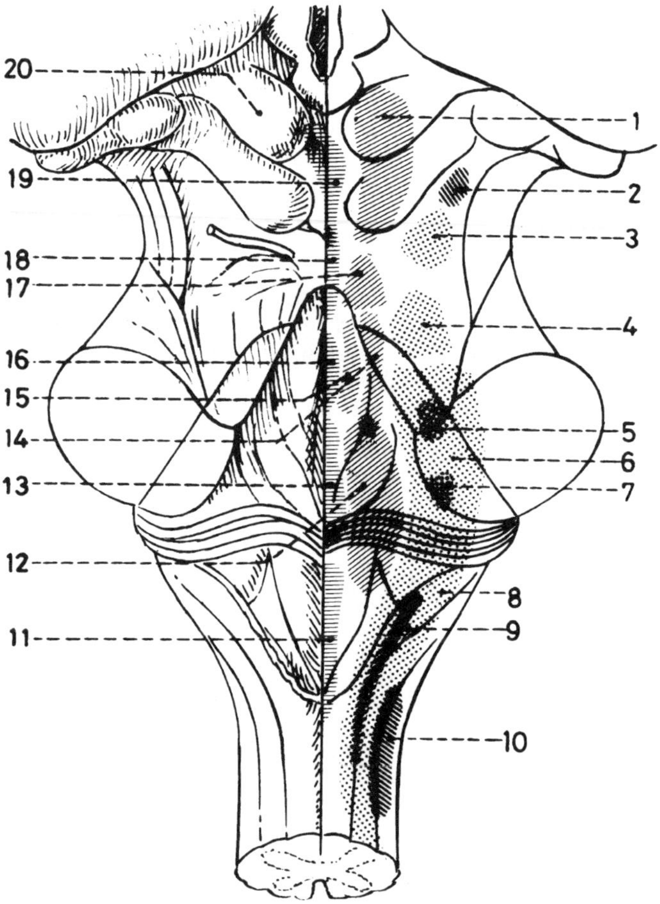

Abb. 68 Schema der drei Längszonen der Formatio reticularis mit Darstellung der wichtigsten Kerne (mediane Zone - horizontal gestreiftes Feld, mediale Zone - schräg gestreiftes Feld, laterale Zone - getüpfeltes Feld)

1. Nucleus cuneiformis et subcuneiformis
2. Nucleus tegmenti pedunculopontinus, Pars compacta
3. Nucleus parabrachialis lateralis
4. Nucleus parabrachialis medialis
5. Nucleus motorius n. trigemini
6. Nucleus pontis centralis
7. Nucleus n. facialis
8. Nucleus medullae oblongatae centralis
9. Nucleus ambiguus
10. Nucleus reticularis lateralis
11. Nucleus raphe obscurus et pallidus
12. Nucleus reticularis gigantocellularis
13. Nucleus raphe magnus
14. Nucleus reticularis pontis caudalis
15. Nucleus reticularis tegmenti pontis
16. Nucleus raphe pontis
17. Nucleus reticularis pontis oralis
18. Nucleus centralis superior
19. Nucleus raphe dorsalis
20. Colliculus superior

f.) ***Area tegmentalis ventralis (Tsai)*** wird von einer unscharf begrenzten Ansammlung der Neurone am ventralen Teil des Tegmentum mesencephali gebildet, die ventrorostral vom Nucleus ruber liegt. Ihre *dopaminergen* Neurone erhalten reziproke Verbindungen mit den *Septumkernen* (Abb. 79).

g.) ***Nucleus tegmentalis dorsalis (Gudden)*** ist ein Zentrum des *vegetativen Nervensystems* im Mittelhirn, das im kaudalen Abschnitt des zentralen Höhlengraus, ventral vom Aquaeductus cerebri liegt. Seine Afferenzen stammen aus dem Corpus mamillare über den *Tractus mammillotegmentalis* und aus dem Nucleus interpeduncularis. Seine Efferenzen treten in den *Fasciculus longitudinalis dorsalis (Schütz)* ein.

h.) ***Nucleus interpeduncularis*** liegt im kaudalen Grenzgebiet des Mittelhirns median im Tegmentum nahe der basalen Oberfläche der Fossa interpeduncularis. Seine Afferenzen gelangen aus dem Nucleus habenulae medialis über den *Fasciculus retroflexus (Meynert)* und seine efferenten Fasern ziehen hauptsächlich zum *Nucleus tegmentalis dorsalis. Er verbindet das limbische System mit den vegetativen Zentren des Hirnstammes.*

I.) ***Nucleus tegmentalis pedunculopontinus pars compacta*** liegt am Übergang von Brücke zu Mittelhirn in der lateralen Zone. Die afferenten Fasern des gut abgrenzbaren Kerns stammen aus dem *Globus pallidus* und seine Efferenzen ziehen zur *Substantia nigra*. Dieser Kern ist eine Schaltstelle des *extrapyramidalen Systems*.

j.) ***Locus coeruleus*** liegt unter dem Boden der rostralen Rautengrube, im Tegmentum der Brücke und das blau-schwarz pigmentierte, schmale, langgestreckte Kerngebiet schimmert durch das Ependym (Abb. 70-71). Er besitzt annähernd die Hälfte aller noradrenergen Perikarya des Gehirns. Seine serotoninergen Afferenzen kommen aus dem *Nucleus raphe dorsalis*. Seine aufsteigenden und absteigenden efferenten Fasern sind ungewöhnlich weit verstreut im Gehirn und häufig diffus verteilt. Seine aufsteigenden Fasern erreichen den *Thalamus,* den *Hypothalamus* sowie die *Gebiete des limbischen Systems* und des *gesamten Neocortex*. Seine absteigenden Fasern innervieren das *Kleinhirn,* die *Assoziationskerne des Hirnstammes* und das *Rückenmark.*

Zentren in der Formatio reticularis

Bereiche der Formatio reticularis, welche im Verein mit rostralen Arealen des ZNS und dem Rückenmark *lebenswichtige Funktionen* steuern und koordinieren, die aber nicht oder nur teilweise mit den oben beschriebenen Kernen übereinstimmen und selbst morphologisch nicht deutlich abgegrenzt werden können, werden als **"Zentren"** bezeichnet (Abb. 69).

Atmungszentren. Das ***Zentrum für Inspiration*** wird im Mittelfeld in der Tiefe des Bodens der unteren Hälfte der Rautengrube (in der Medulla oblongata) lokalisiert. Das ***Zentrum für Exspiration*** liegt in einem weiter dorsal und lateral anschließenden Feld. Der rostrale Anteil der Brücke soll ein übergeordnetes Zentrum für Hemmung und Erregung der Atmung ***(pneumotaktisches Zentrum)***. Unter der Oberfläche der Rautengrube liegen *chemorezeptive Zellen*, die die Änderungen der Zusammensetzung des Blutes und des Liquors wahrnehmen.

Kreislaufzentren (Vasomotorenzentren). Das kaudale Mittelfeld der Medulla oblongata gilt als ***Depressorzentrum***, dessen Reizung zur *Blutdrucksenkung* führt. In diesem Bereich, wahrscheinlich im Nucleus dorsalis n. vagi, liegen Neurone des ***kardioinhibitorischen Zentrums***, die die Funktion des Herzens drosseln können. Das sympathische Nervensystem fördert die Herzfunktion. Das den Blutdruck steigernde ***Pressorzentrum*** nimmt ein ausgedehntes Feld ein, das etwas mehr rostral und lateral als das Depressorzentrum liegt. Die afferenten Informationen aus den peripheren Barorezeptoren der großen Arterien und des Herzens erreichen den Nucleus lateralis alae cinereae (den kaudalen Abschnitt des Nucleus solitarius), woher die Fasern zu den *noradrenergen Zellgruppen der Brücke* ziehen. Die noradrenergen Zellen beeinflussen die Aktivität der Neurone im *Hypothalamus* und im *Nucleus intermediolateralis* des Rückenmarks.

Schluckzentrum. Der *Schluckakt* ist eine fein abgestimmte Folge der Kontraktionen der Muskulatur von Mundboden, Zunge, Schlundenge, Gaumensegel, Rachen, Kehlkopf und Oesophagus. Die beteiligten Motoneurone im *motorischen Trigeminuskern,* im *Nucleus ambiguus,* im *Hypoglossuskern* und im *Nucleus dorsalis n. vagi* sollen ihre Impulse von einem *Neuronenverband der Formatio reticularis des verlängerten Marks,* vom Schluckzentrum, erhalten.

Brechzentrum. Das Erbrechen kommt durch koordinierte Kontraktion von Magen, Bauchmuskulatur und Zwerchfell zustande. Ausgelöst werden kann es durch Reizung von viszerosensiblen Fasern des N. vagus und der Nn. splanchnici in der Magenwand oder durch bestimmte im Blut zirkulierende Substanzen, welche in der Area postrema registriert werden. Die Afferenzen sollen das Brechzentrum im *lateralen Teil der Formatio reticularis der Medulla oblongata* erreichen und triggern dort den Ablauf des erforderlichen motorischen Programms.

Zentren für Kauen, Saugen, Schlucken, Würgen, Husten, Niesen sind in der Formatio reticularis des verlängerten Marks oder der Brücke lokalisiert.

Regulation des Schlaf- und Wachzustandes. Die Kollateralen der sensorischen Bahnen erreichen das ***aufsteigende retikuläre Aktivierungssystem (reticular activating system)***, das die Großhirnrinde entweder indirekt über die intralaminären Thalamuskerne oder direkt aktiviert. Die Stimulation des retikulären Aktivierungssytems durch *sensorische Zuflüsse* versetzt den Organismus über die Aktivierung der Großhirnrinde schlagartig in einen hellwachen Zustand, der Aufmerksamkeit und Wahrnehmung ermöglicht. Dieses System ist *nicht-modalitätsspezifisch*. Die Afferentierung des retikulären Aktivierungssystems erfolgt aus dem Rückenmark über den *Tractus spinothalamicus* und eventuell über den separierten *Tractus spinoreticularis* sowie aus dem Hirnstamm über die Kollateralen des *Lemniscus trigeminalis*. Das Aktivierungssystem erhält Impulse aus dem Riechsystem über das *mediale Vorderhirnbündel*, optische Projektion über *tektoretikuläre Fasern* und akustische Projektion über die *Colliculi inferiores*. Bei Aktivierung dieses Systems wird das EEG desynchronisiert und das schlafende Tier wird geweckt. Durch Gabe von *Adrenalin* und *Noradrenalin* wird die

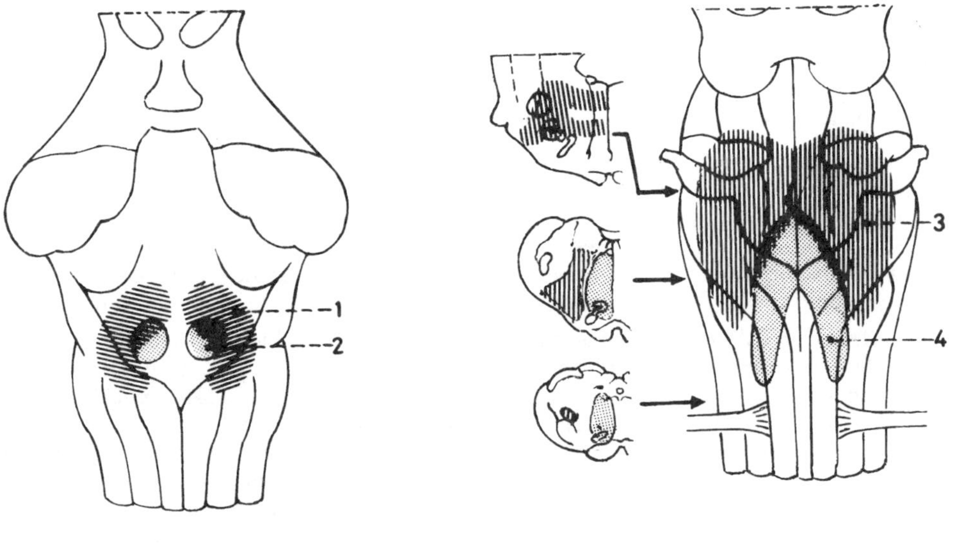

Abb. 69 Zentren der Formatio reticularis

1. Zentrum für Exspiration
2. Zentrum für Inspiration
3. Pressorzentrum
4. Depressorzentrum

Reizschwelle der Neurone der Formatio reticularis des Hirnstammes gesenkt, was zur *Desynchronisierung des EEG* und zum *Aufwachen* des Tieres führt. Bei den Notfallreaktionen wird die Aktivität des Nebennierenmarks erhöht. Synchronisiertes EEG und synchronisierter Schlaf können durch die Reizung von ***drei subkortikalen Schlafzentren*** hervorgerufen werden. Ein Schlafzentrum liegt in der Formatio reticularis der Medulla oblongata ***(medulläres Schlafzentrum)***, ein anderes in den vorderen Thalamuskernen ***(diencephales Schlafzentrum)*** und ein drittes im ***basalen Vorderhirn***. Die *serotoninergen Neurone der Raphekerne* und die *cholinergen Neurone des basalen Vorderhirns* spielen eine wichtige Rolle im Schlaf.

Absteigendes Retikularissystem. Die von der Großhirnrinde absteigenden Fasern des Retikularissystems stammen größtenteils von der prämotorischen Rinde und verlaufen mit der Pyramidenbahn. *Sie enden teils beiderseits in der Formatio reticularis des Mittelhirns, teils kontralateral in der Formatio reticularis der Brücke und des verlängerten Marks.*

Die ***mesencephale Formatio reticularis*** erhält zudem *Afferenzen* aus dem *limbischen Cortex* durch das *mediale Vorderhirnbündel,* den *Tractus mamillotegmentalis* und den *Fasciculus retroflexus*. Ihre *Efferenzen* ziehen zur *pontinen* und *medullären Formatio reticularis.*

Die ***pontine und medulläre Formatio reticularis*** bekommt *Afferenzen* aus dem *Cortex,* der *mesencephalen Formatio reticularis* und dem *kontralateralen Nucleus ruber*. Ihre *Efferenzen* erreichen die *motorischen Hirnnervenkerne* und über den Tractus reticulospinalis das *Rückenmark.*

8.2.5. Die monoaminergen Zellgruppen des Hirnstammes (Abb. 70-73)

Die monoaminergen Neurone des Zentralnervensystems haben ihre Perikarya mit wenigen Ausnahmen im Hirnstamm (Ausnahmen sind dopaminerge Neurone des Bulbus olfactorius und der Retina). (**Katecholamine** sind *Noradrenalin, Adrenalin* und *Dopamin*; zu den Monoaminen gehört noch **Serotonin**). Die Einzelheiten dieses Kapitels sollen als Informationsmaterial dienen, da nur allgemeine Kenntnisse von den Studenten erwartet werden.

Die noradrenergen Zellgruppen (A_1-A_7) (Abb. 71)

Die *Gruppe* A_1 liegt in der kaudalen Medulla oblongata im Nucleus reticularis lateralis. Die *Gruppe* A_2 ist im Nucleus commissuralis und im kaudalen Teil des Nucleus solitarius lokalisiert. Die *Gruppe* A_3 befindet sich dorsal des Nucleus olivaris inferior in der Formatio reticularis (sie fehlt bei Primaten). Die *Gruppe* A_4 liegt subependymal im Bereich des Pedunculus cerebellaris superior. Mit A_5 wird eine lockere Ansammlung der Zellen um den Facialiskern und den Nucleus olivaris superioris bezeichnet. Die *Gruppe* A_6 entspricht dem *Locus coeruleus*. A_7 ist eine Gruppe der Neurone im rostralen Teil der lateralen Formatio reticularis der Brücke.

Das bedeutendste efferente noradrenerge System geht vom ***Locus coeruleus*** aus. Seine aufsteigenden Fasern erreichen die Kerne des *Thalamus* und des *Hypothalamus* sowie die *Großhirnrinde.* Seine absteigenden Fasern ziehen zu den *Kernen des Hirnstammes,* dem *Kleinhirn* und dem *Rückenmark.*

Adrenalin und *Noradrenalin* können ein Tier durch die Senkung der Reizschwelle der retikulären Neurone des Hirnstammes *aufwecken* und in einen *Bereitschaftszustand* bringen.

Die dopaminergen Zellgrupen (A_8-A_{15}) (Abb. 72)

Die *Gruppe* A_8 liegt in der Formatio reticularis des Mittelhirns, A_9 entspricht der *Pars compacta der Substantia nigra,* und A_{10} der *Area tegmentalis ventralis (Tsai)* des

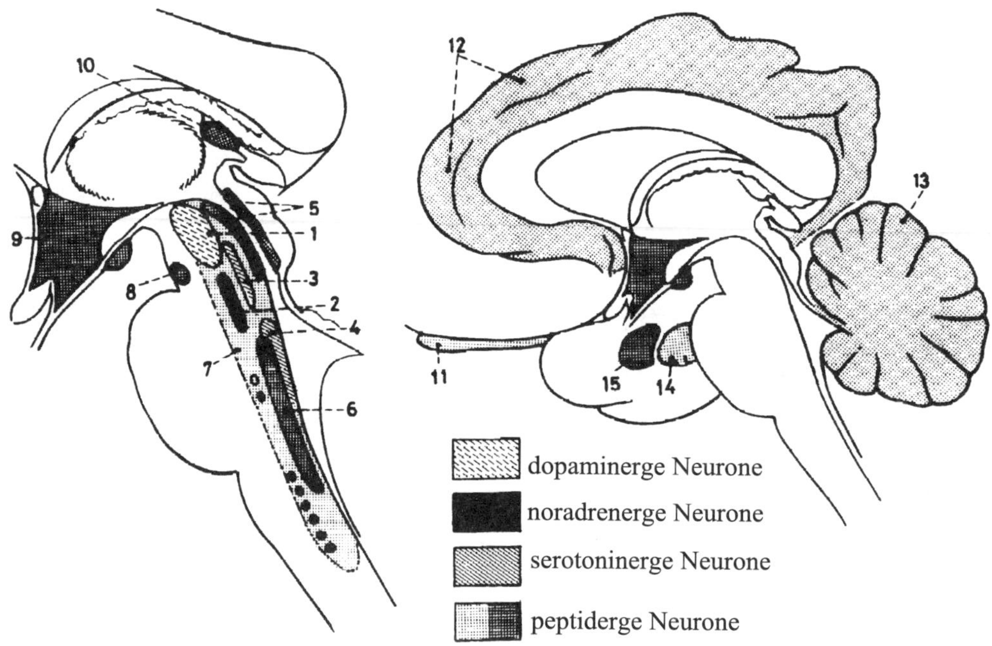

Abb. 70 Monoaminerge und peptiderge Neurone des Gehirns

1. Substantia nigra
2. Locus cocruleus
3. Nucleus raphe dorsalis
4. Raphekerne
5. Substantia grisea centralis des Mittelhirns
6. Nucleus solitarius
7. Formatio reticularis
8. Nucleus interpeduncularis
9. Hypothalamus
10. Nucleus habenulae
11. Bulbus olfactorius
12. Gyrus cinguli
13. Vermis cerebelli
14. Hippocampus
15. Corpus amygdaloideum

Mesencephalon. Die Gruppen A_{11}-A_{14} sind im *Hypothalamus* und *Subthalamus* lokalisiert. Die Gruppe A_{15} befindet sich im *Bulbus olfactorius*.

Die aszendierenden Fasern des mesostriatalen Systems ziehen aus dem Mittelhirn zum Striatum und das ***mesolimbokortikale System*** verbindet das Mesencephalon mit den *Rindengebieten des limbischen Systems* und den *neokortikalen Arealen*. Absteigende Fasern aus dem Mittelhirn erreichen den *Locus coeruleus* und den *Nucleus raphe dorsalis*. Ein ***diencephalospinales System*** innerviert das Hinterhorn, den Nucleus intermediolateralis und die Gegend um den Zentralkanal des Rückenmarks. Das ***tuberoinfundibuläre System*** versorgt die Eminentia mediana sowie Zwischen- und Hinterlappen der Hypophyse.

Die serotoninergen Zellgruppen (B_1-B_9) (Abb. 73)

Im ZNS enthalten vor allem die Neurone der ***Raphekerne*** Serotonin. Die *Zellgruppen* B_1-B_3 liegen in der Medulla oblongata. Die *Gruppe* B_4 befindet sich zwischen dem Boden des IV. Ventrikels und den vestibulären Kernen. Die *Gruppe* B_5 liegt in der Brücke. Im Mittelhirn finden sich die *Gruppen* B_6-B_9. Die Gruppe B_9 liegt außerhalb der Raphe, beiderseits des Nu-

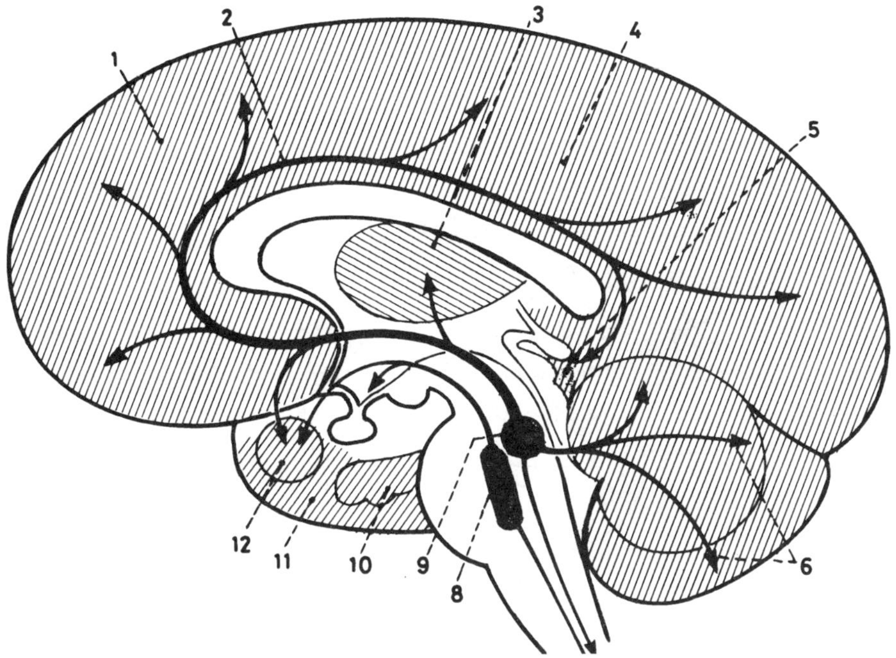

Abb. 71 Noradrenerge Bahnen

1. Neocortex
2. Cingulum
3. Thalamus
4. Gyrus cinguli
5. Nach Hippocampus
6. Cortex cerebelli
7. Nach Rückenmark
8. Noradrenerge Neurone des lateralen Teils der Brückenhaube
9. Locus coeruleus
10. Hippocampus
11. Riechfeld und Area entorhinalis
12. Corpus amygdaloideum

cleus interpeduncularis. In manchen Gebieten kommen serotoninerge Neurone vermischt mit katecholaminergen vor.

Das ***ventrale mesolimbische Bündel*** steigt vom Mittelhirn im medialen Vorderhirnbündel auf. Dieses Bündel gibt Kollateralen zum *Nucleus interpeduncularis, Nucleus subthalamicus, Kernen des Hypothalamus* und des *Thalamus,* zum *Septum,* zum *Corpus amygdaloideum* sowie zum *Bulbus olfactorius* ab. Seine Endverzweigungen erreichen den Neo- und Palaeocortex. Das ***dorsale mesostriatale Bündel*** aus dem Nucleus raphe dorsalis läuft zum Striatum. Eine ***mediale aszendierende Bahn*** zieht aus dem Nucleus raphe dorsalis zur *Substantia nigra.* Die kaudalen Raphekerne projizieren auf die verschiedenen Teile des *Rückenmarks.* Der Nucleus raphe dorsalis hat viele Verbindungen mit dem *Locus coeruleus.* Weitere Efferenzen gelangen zum *Kleinhirn* und zu verschiedenen *Kernen des Hirnstammes.*

Die aufsteigenden serotoninergen Bahnen spielen eine große Rolle beim Zustandekommen des *synchronisierten Schlafes.* Untergang der Raphekerne führt zur Schlaflosigkeit.

8.2.6. Das System der cholinergen Zellgruppen (Abb. 92)

Obwohl **Acetylcholin** seit Jahrzehten als Transmitter bekannt ist, gelang es erst in letzten Jahren, cholinerge Neurone durch *immuncytochemische Methoden* zu lokalisieren.

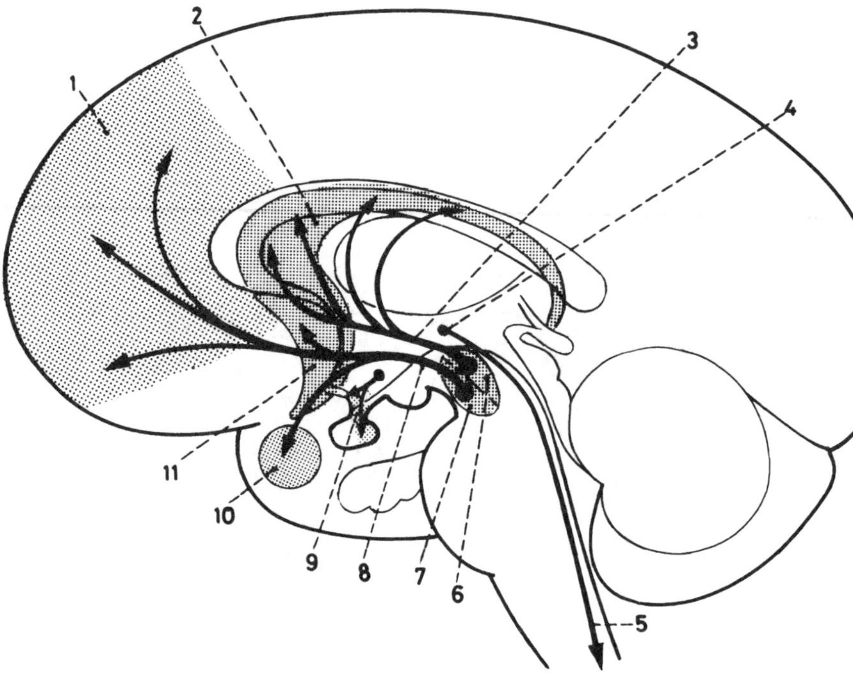

Abb. 72 Dopaminerge Bahnen

1. Frontale Rinde
2. Striatum
3. Tractus nigrostriatalis
4. Hinterer Teil des Hypothalamus
5. Nach Rückenmark
6. Substantia nigra
7. Area tegmentalis ventralis
8. Mesolimbokortikales System
9. Tuberoinfundibulares System
10. Corpus amygdaloideum
11. Nucleus accumbens

Cholinerge Zellen finden sich in *somatomotorischen* und *viszeromotorischen Hirnnervenkernen* sowie im Vorderhorn des Rückenmarks, wo die α- und γ-*Motoneurone* cholinerg sind. Verstreute cholinerge Zellen liegen in der *Formatio reticularis,* im *Nucleus medialis habenulae,* im *Nucleus infundibularis hypothalami,* im *Corpus amygdaloideum,* in den *septalen Kernen,* im *Diagonalband von Broca,* im *Nucleus basalis Meynerti,* im *Nucleus accumbens septi,* im *Striatum* sowie im *Neocortex* und im *Palaeocortex.*

Die wichtigsten zentralen cholinergen Fasersysteme sind die ***septohippocampale Bahn***, die ***Projektionen vom Nucleus basalis Meynerti zum Cortex*** und ***Projektionen aus der Formatio reticularis zum Thalamus***. Gegenwärtig stehen Zusammenhänge zwischen massiven Ausfällen der cholinergen Neurone im Nucleus basalis Meynerti und der **Alzheimerschen Krankheit**. Bei den präsenilen und senilen Demenzen des Menschen spielt die Degeneration der cholinergen Zellen im Nucleus basalis Meynerti eine wichtige Rolle. Diese Erkrankungen, die durch Verlust des Kurzzeitgedächtnisses und im weiteren Verlauf durch Störungen der zeitlichen und örtlichen Orientierung, Sprachstörungen und Bewegungsdrang gekennzeichnet sind, zeigen immer eine diffuse Hirnatrophie. Die Alzheimersche Krankheit endet schnell mit Tod.

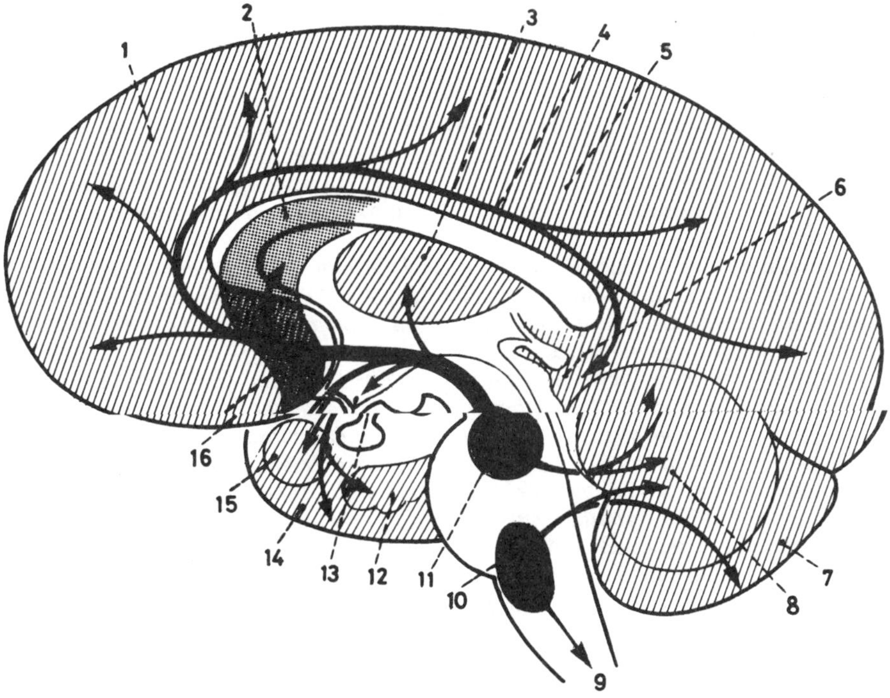

Abb. 73 Serotoninerge Bahnen

1. Neocortex
2. Striatum
3. Thalamus
4. Cingulum
5. Gyrus cinguli
6. Nach Hippocampus
7. Cortex cerebelli
8. Nuclei cerebelli

9. Nach Rückenmark
10. Kaudale Raphekerne
11. Rostrale Raphekerne
12. Hippocampus
13. Hypothalamus
14. Riechfeld und Area entorhinalis
15. Corpus amygdaloideum
16. Nucleus accumbens

8.2.7. Zentrale neuropeptiderge Systeme

Seit Entdeckung der *neurosekretorischen Zellen* im Hypothalamus, welche Peptide produzieren, wurden besonders in letzter Zeit zahlreiche Peptide in verschiedenen Nervenzellen beschrieben. Die Grenzen zwischen den funktionellen Konzepten der Neurosekretion und der Ausschüttung von Transmittern begannen so zu verschwimmen. Die Bezeichnung ***peptiderg*** bedeutet nicht mehr, als daß ein Neuron mit seinem Peptid irgend etwas bewirkt. Die Neuropeptide werden im Perikaryon der Nervenzellen gebildet und in den Vesikeln der terminalen Endigungen gespeichert. Nicht selten kommen die Neuropeptide gemeinsam mit anderen Transmittern, z.B. mit Aminosäuretransmittern (GABA) und mit biogenen Aminen (Serotonin), vor. Bei ***Koexistenz*** mit anderen Transmittern in synaptischen Boutons können sie sich im Falle ihrer Freisetzung an postsynaptische Rezeptoren binden und deren Transmitterbindungsvermögen beeinflussen, was eine Form der **Neuromodulation** darstellt. Im weiteren werden einige Neuropeptide aus dem ZNS vorgestellt.

- **Vasoaktives intestinales Polypeptid (VIP)** ist in zahlreichen Interneuronen der *Großhirnrinde,* in den Korbzellen des *Hippocampus,* in den multipolaren Neuronen des *Subiculum,* in vielen Neuronen des *Hypothalamus,* der *Substantis grisea centralis* des Mittelhirns, des *Nucleus raphe dorsalis,* des *Locus coeruleus* und des *Nucleus solitarius* sowie in einigen Nervenzellen des *Hinterhorns* des Rückenmarks, usw. enthalten. Große ***VIP-haltige Fasersysteme*** befinden sich in der *Stria terminalis,* im *medialen Vorderhirnbündel* und im *Hypothalamus.* Das VIP-haltige System reguliert die lokale Hirndurchblutung, den Energiestoffwechsel, den Schlaf-Wach-Zyklus und wirkt auf das zentrale Serotoninsystem.
- **Enkephalin** -haltige Perikarya und Fasern sind in *Endhirn, Zwischenhirn, Hirnstamm* und *Rückenmark* ausgebildet. Die enkephalinbildenden Zellen sind meistens *Interneurone.* Enkephalin greift als *endogenes Opioid* an Opiatrezeptoren an und wird in der ***Schmerzbekämpfung*** eingesetzt.
- **Dynorphin - bildende Neurone sind über weite Teile des ZNS verteilt (in** *Striatum, Globus pallidus, Nucleus accumbens septi, Hippocampus, Corpus amygdaloideum, Substantia grisea centralis, Nucleus solitarius, Rückenmark*). Wahrscheinlich spielt es eine ähnliche Rolle in der ***Schmerzleitung*** und ***Schmerzempfindung*** wie Enkephalin.
- **Neurotensin** ist weit verbreitet im ZNS. Viele neurotensinhaltige Perikarya finden sich in der *Septumregion,* im *Hypothalamus,* in der *Substantia grisea centralis* und in der *Substantia gelatinosa* des Rückenmarks. Das Neurotensin hat ***exzitatorische*** Wirkung und nimmt an der ***Kontrolle der vegetativ-endokrinen*** und ***sexuellen Funktionen*** teil. Aus Tierversuchen ergibt sich, daß Neurotensin *Blutdruck-* und *Temperatursenkung, Muskelrelaxation* sowie *Einschränkung der Ortsbewegung* und der *Schmerzempfindung* hervorrufen kann.
- **Cholecystokinin** -haltige Perikarya befinden sich hauptsächlich in der *Großhirnrinde,* im *Hypothalamus,* in der *Substantia grisea centralis,* in der *Substantia nigra.* Ihre ***exzitatorischen*** Endigungen erreichen andere Areale der Rinde, den Hippocampus, die Substantia nigra, die Area tegmentalis ventralis (Tsai) und das Hinterhorn des Rückenmarks. Cholecystokinin kann wahrscheinlich die ***lokale Hirndurchblutung*** in Anpassung an den lokalen Energiestoffwechsel steuern. Im Tierversuch erweist sich Cholecystokinin als Opiat-Antagonist. Eine Wirkung im motorischen System wird auf eine Interaktion mit Dopamin im nigrostriatalen System zurückgeführt.
- **Substanz-P**-haltige Neurone besiedeln dicht die Zentren des *limbischen Systems,* die *Basalganglien,* den *Hypothalamus* und die *Raphekerne.* Aus den Raphekernen ziehen die Fasern zum Hinterhorn des Rückenmarks. Substanz-P als Transmitter beeinflußt die ***Motorik*** im strionigralen Fasersystem.
- **Somatostatin** -bildende Perikaryen wurden in der Großhirnrinde, im Thalamus und im Hypothalamus gefunden und ihre Axone hemmen die 2. Neurone oder die Erregungsübertragung von 1. zu 2. Neuronen der sensiblen Bahnen im Hirnstamm und im Rückenmark. Somatostatin ist an der Regulierung der Körpertemperatur und an der Adrenalinauschüttung des Nebennierenmarks beteiligt und führt zur Schlaflosigkeit. Somatostatin hat im peripheren Nervensystem und im Hypothalamus-Hypophysen-System langanhaltende inhibierende Wirkung.

8.2.8. Die Bahnen des Hirnstammes

8.2.8.1. Die aufsteigenden Bahnen des Hirnstammes:

Den Hirnstamm durchziehende aufsteigende Bahnen:

1. Tractus spinothalamicus,
2. Tractus spinocerebellaris ventralis (anterior) (Gowers),

3. Tractus spinocerebellaris dorsalis (posterior) (Flechsig),
4. Tractus spinocerebellaris rostralis.

Im Hirnstamm endende aufsteigende Bahnen:

1. Fasciculus gracilis (Goll),
2. Fasciculus cuneatus (Burdach),
3. Tractus spinoolivaris.

Im Hirnstamm entspringende aufsteigende Bahnen:

1. Lemniscus medialis,
2. Lemniscus trigeminalis,
3. Lemniscus trigeminalis dorsalis,
4. Lemniscus lateralis,
5. Tractus olivocerebellaris,
6. Tractus cuneocerebellaris,
7. Tractus pontocerebellaris,
8. Tractus reticulocerebellaris,
9. Tractus vestibulocerebellaris,
10. Tractus nigro-striatalis,
11. Aufsteigende Efferenzen des Locus coeruleus,
12. Aufsteigende Efferenzen der Raphekerne.

8.2.8.2. Die absteigenden Bahnen des Hirnstammes:

Den Hirnstamm durchziehende absteigende Bahnen:

1. Tractus corticospinalis,
2. Vom Hypothalamus absteigende vegetative Fasern.

Im Hirnstamm endende absteigende Bahnen:

1. Tractus corticonuclearis,
2. Tractus frontopontinus (Arnold),
3. Tractus temporo-occipitopontinus (Türck),
4. Tractus corticorubralis,
5. Tractus strio-nigralis,
6. Fasciculus lenticularis,
7. Fasciculus longitudinalis dorsalis (Schütz),
8. Tractus tegmentalis centralis,
9. Fasciculus retroflexus (Meynert),
10. Fasciculus mamillotegmentalis (Gudden),
11. Pedunculus corporis mamillaris,
12. Fasciculus telencephalicus medialis (mediales Vorderhirnbündel).

Im Hirnstamm entspringende absteigende Bahnen:

1. Tractus tectospinalis,
2. Tractus rubrospinalis,
3. Tractus vestibulospinalis,
4. Tractus reticulospinalis,
5. Tractus olivospinalis,
6. Fasciculus longitudinalis medialis,
7. Absteigende Efferenzen des Locus coeruleus,
8. Absteigende Efferenzen der Raphekerne,
9. Absteigende peptiderge Bahnen.

Die Mehrheit der erwähnten Bahnen wird entweder beim Rückenmark oder beim Kleinhirn oder bei den funktionellen Systemen behandelt. Einige Bahnen mit heterogenen Komponenten werden hier zusammengefaßt.

Fasciculus telencephalicus medialis (mediales Vorderhirnbündel) (Abb. 79): Ein aus heterogenen Komponenten zusammengesetztes polysynaptisches Fasersystem stellt Verbindungen zwischen *limbischen* und *Vorderhirn-* und *Mittelhirnstrukturen* her. Durch diese Bahn werden *olfaktorische Zentren (Palaeopallium), Kerne des Hypothalamus* und *des Hirnstammes* ***reziprok*** miteinander verbunden. Ihre auf- und absteigende Fasern entspringen aus den primären und sekundären Riechzentren sowie aus Substantia perforata anterior, aus Area septalis und aus dem Corpus amygdaloideum, dem Striatum, dem Nucleus accumbens septi, den Kernen des Hypothalamus sowie aus den vegetativen und monoaminergen Kernen des Hirnstammes (aus zentralem Höhlengrau, Raphekernen, Locus coeruleus). Durch dieses System können die Riechreize die Funktion des Hypothalamus und der Kerne des Hirnstammes (Triebe, Speichelsekretion, Brechreiz, Erbrechen, usw.) beeinflussen und die Informationen aus den Eingeweiden erreichen in verkehrter Richtung den Hypothalamus, die septalen Kerne und das Corpus amygdaloideum. Auch die *aszendierenden monoaminergen Fasern* ziehen in diesem Bündel zum Zwischenhirn und Endhirn. Diese Bahn spielt auch eine Rolle im *Selbstreizverhalten nach Olds*. Bei doppelseitiger Unterbrechung des ganzen Bündels treten *komplexe Verhaltensstörungen* (Adynamie, Adipsie, Sensory Neglect und Aphagie) auf.

Fasciculus longitudinalis dorsalis (Schütz) (Abb. 79) ist ein deutlich abgegrenzter dünner Längsstrang, der *vom Zwischenhirn bis in das verlängerte Mark* (eventuell in das Rückenmark) verfolgbar ist. Seine Fasern aus der periventrikulären Zone des Hypothalamus sammeln sich im zentralen Höhlengrau des Mittelhirn zum Fasciculus longitudinalis dorsalis. Dieses Bündel findet sich ventral vom Aquaeductus cerebri im ganzen Verlauf *paramedian und periventrikular,* es liegt in der Medulla oblongata und im Rückenmark unter dem Ependym des Zentralkanals. Der Fasciculus longitudinalis dorsalis besteht aus *auf- und absteigenden Fasern,* die Kerne des *Hypothalamus* mit verschiedenen, hauptsächlich *vegetativen, Kernen und Zentren des Hirnstammes* verbinden. Im *Nucleus tegmentalis dorsalis (Gudden)* schließen sich auch Fasern mit Riechinformationen dem Bündel an. Das Bündel enthält auch aszendierende *serotoningerge Fasern* aus den Raphekernen.

Tractus tegmentalis centralis *(zentrale Haubenbahn)* ist ein markanter Längsstrang, der den ganzen Hirnstamm durchzieht. Er liegt im Mittelhirn lateral vom Fasciculus longitudinalis medialis und dorsolateral *vom Nucleus ruber* und ist von hier aus *zur gleichseitigen unteren Olive verfolgbar*. Diese Bahn wird von Fasern verschiedenen Ursprungs und verschiedener Endigung zusammengesetzt. Sein mächtigstes Faserbündel zieht aus dem *Nucleus ruber* (Neorubrum) und teilweise aus den *Basalganglien* zu Pons und Medulla oblongata, vor allem zum *Nucleus olivaris inferior* ***(Tractus rubroolivaris)***. Der Tractus tegmentalis centralis verkörpert eine wichtige Verbindungsbahn des ***extrapyramidalen Systems***. Zu dieser Bahn gehören noch Fasern der Formatio reticularis: *Aufsteigende noradrenerge, serotoninerge* und *cholinerge Fasern,* die in den Subthalamus und zu den intralaminären Kernen des Thalamus projizieren.

8.3. KLEINHIRN (CEREBELLUM)

8.3.1. Aufbau des Kleinhirns

Das Kleinhirn dient der Koordination und Feinabstimmung der Motorik und der Regulation des Muskeltonus. Es bildet eine Rinde, den **Cortex cerebelli**, aus. Ihm folgt nach innen weiße

Substanz, **Corpus medullare**. Man unterscheidet einen unpaaren Mittelteil, den *Wurm,* **Vermis cerebelli**, und die beiden **Kleinhirnhemisphären** (Abb. 20, 22, 44 und 48). Die Kleinhirnoberfläche weist eine Vielzahl schmaler, annähernd parallel verlaufenden *Windungen,* **Folia cerebelli**, auf. In das Zentrum des Markkörpers sind vier Paare von *Kleinhirnkernen* **(Nuclus dentatus, Nucleus emboliformis, Nucleus globosus, Nucleus fastigii)** eingelagert (Abb. 33).

Die weiße Substanz setzt sich in die Faserung der *Kleinhirnstiele,* **Pedunculi cerebelli**, fort, die von den afferenten und efferenten Leitungsbahnen des Kleinhirns aufgebaut werden.

Die **Kleinhirnrinde** läßt ***drei Schichten*** erkennen:

1.) Das innere *Stratum granulosum,*
2.) das mittlere *Stratum ganglionare* und
3.) das äußere *Stratum moleculare.*

1.) Im **Stratum granulosum** befinden sich die ***Körnerzellen*** (sehr zahlreich) und die ***Golgi-Zellen*** sowie die ***Glomeruli cerebellares***, komplexe Synapsen.

2.) Das **Stratum ganglionare** wird durch die Zellkörper der ***Purkinje-Zellen*** gebildet, wo die Neurone in nur einer Schicht angeordnet sind.

3.) Das **Stratum moleculare** ist zellarm und besteht vorwiegend aus marklosen Fasern. Hier befinden sich die sehr stark verästelten ***Dendriten der Purkinje-Zellen*** und die dünnen, parallel zur Oberfläche verlaufende Axone der Körnerzellen ***(Parallelfasern)***. In dieser äußeren Schicht findet man noch die ***Korbzellen*** und die ***Sternzellen***.

Die Kleinhirnrinde erhält ***zwei exzitatorische afferente Eingangssysteme: D***ie **Moosfasern** und die **Kletterfasern**. Beide Fasersysteme geben exzitatorische Kollateralen an die Kleinhirnkerne ab (Abb. 74).

Die **Moosfasern** enden in den ***synaptischen Glomeruli*** (Abb. 74/a) der Körnerschicht und übertragen ihre Erregung auf die *Körnerzellen* und die *Golgi-Zellen.* Die Körnerzellen leiten die Erregung durch ihre Axone, ***Parallelfasern***, zu den Purkinje-Zellen weiter. Die dünnen Axone der Körnerzellen durchqueren die Purkinje-Zell-Schicht und steigen in der Molekularschicht bis nahe an die Oberfläche der Kleinhirnrinde auf. Sie teilen sich hier T-förmig in zwei Parallelfasern, die in beide Richtungen etwa 1,5 mm im Längsverlauf der Kleinhirnwindungen auseinaderstreben. Dabei kreuzen sie die senkrecht zu ihrem Verlauf stehenden Ebenen von über 300 Dendritenbäumen der Purkinje-Zellen. Die inhibitorischen *Golgi-Zellen* bewirken eine hemmende Rückkopplung für die Körnerzellen. Mit Moosfasern enden die Neuriten z.B. der *vestibulo-, spino-* und *pontocerebellaren Bahnen.*

Die **Kletterfasern** kommen vom Neuriten der Neurone des *kontralateralen* ***Nucleus olivaris inferior*** und den ***Nuclei olivares accessorii***. Sie steigen bis zur Molekularschicht auf und enden *an primären und sekundären Dendriten der Purkinje-Zellen mit Parallelkontakten.* Die Kletterfasern nehmen nur mit einer oder mit wenigen Purkinje-Zellen Beziehungen auf. Dagegen enden die Parallelfasern mit über 100.000 Dornsynapsen an den tertiären und folgenden Dendritverzweigungen einiger Hundert Purkinje-Zellen.

Die **Efferenzen** der Kleinhirnrinde gehen von den *inhibitorischen* ***Purkinje-Zellen*** aus. Ihre Axone ziehen hauptsächlich zu den *Kleinhirnkernen* (Abb. 74), zum kleinen Teil direkt auch zu den *Vestibulariskernen.*

Die *inhibitorischen* **Korbzellen** und **Sternzellen** empfangen exzitatorische Afferenzen aus den Körnerzellen durch Parallelfasern. Ihre Aufgabe ist es, die Irradiation der Erregung zu verhindern *(kollaterale Hemmung).*

Die **Moosfaserendigungen** überlappen sich gegenseitig, jede Körnerzelle steht mit mehreren Moosfaserendigungen in Verbindung. Bei starker Moosfasererregung werden Herde von

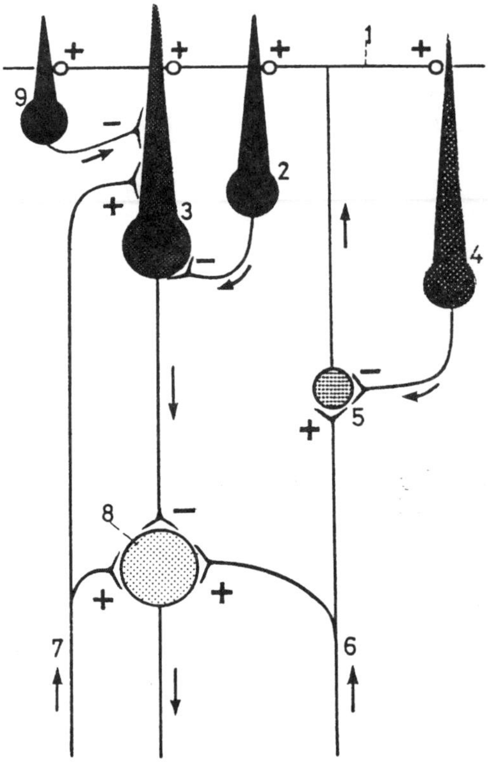

Abb. 74 **Schaltprinzip im Kleinhirn**
(+ = erregende und
– = hemmende Wirkung)

1. Parallelfaser
2. Korbzelle
3. Purkinje-Zelle
4. Golgi-Zelle
5. Körnerzelle
6. Moosfaser
7. Kletterfaser
8. Neuron der Kleinhirnkerne
9. Sternzelle

Körnerzellen und damit zugleich streifenförmige Parallelfaserbündel aktiviert. Ein stark aktiviertes *Parallelfaserbündel* ist etwa *200 µm breit* (Breite der Purkinje-Zell-Dendriten) und *3 mm lang* (Länge der Parallelfasern). In diesem Bereich liegen etwa 300-400 Purkinje-Zellen und sie werden gleichzeitig erregt, wenn die Reizschwelle durch die gleichzeitige Entladungen einer ausreichenden Zahl von Parallelfasern erreicht wird. Diese Reihe der Purkinje-Zellen bildet eine ***integrative Einheit der Kleinhirnrinde***, die beiderseits in einer 1 mm breiten Zone (die Breite von 10 Purkinje-Zell-Dendritenbäume) durch die Korbzellen gehemmt wird *(kollaterale Hemmung)*. Die Erregung einer **Kletterfaser** führt auf jeden Fall zur Entladung der Purkinje-Zelle, an der sie endet.

Die exzitatorischen efferenten Fasern des Kleinhirns stammen aus den **Kleinhirnkernen**, die ihre exzitatorische Afferentierung über die Kleinhirnafferenzen bekommen und unter der hemmenden Wirkung der Purkinje-Zellen stehen. Die Neurone der Kleinhirnrinde mit Ausnahme der Körnerzellen haben vorwiegend hemmende Funktion, wodurch langanhaltende Erregungen ausgeschlossen sind.

8.3.2. Die afferenten Bahnen des Kleinhirns

Die Afferenzen zum Kleinhirn stammen hauptsächlich aus dem Gleichgewichtsorgan, dem Rückenmark und der Großhirnrinde. Sie erreichen verschiedene Teile des Kleinhirns, welche in der Phylogenese nacheinander entstanden sind (Abb. 75). Die Afferenzen aus dem Gleichgewichtsorgan enden in einem alten Teil des Kleinhirns, im **Archicerebellum (Vestibulocerebellum)**. Die afferenten Bahnen aus dem Rückenmark und dem Hirnstamm erreichen einen ebenfalls alten Teil des Kleinhirns, das **Palaeocerebellum (Spinocerebellum)**. Die neenzephalen Bahnen ziehen zum Neukleinhirn, **Neocerebellum (Ponto-** oder **Corticocerebellum)**.

Zum **Archicerebellum** gehört der ***Lobus flocculonodularis***. Das **Palaeocerebellum** wird durch den *Wurmanteil des Vorderlappens* sowie *Uvula* und *Pyramis* des unteren Wurmanteils und *Paraflocculus* gebildet.

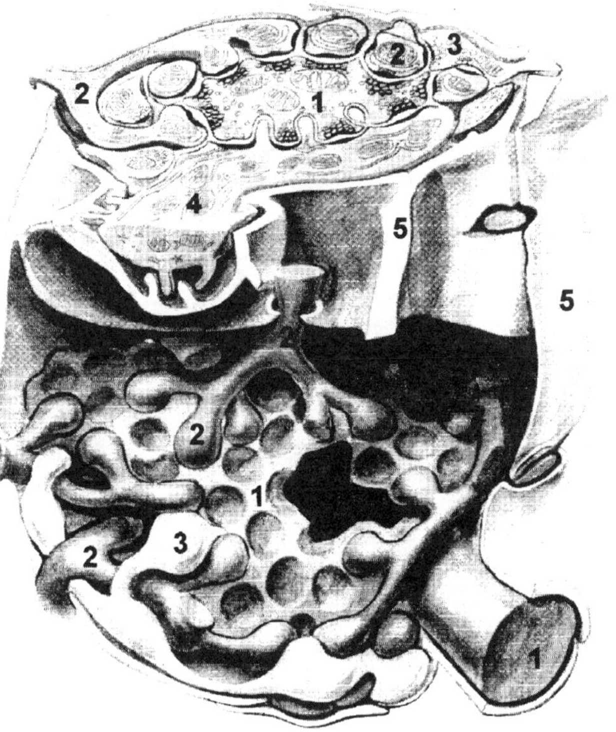

Abb. 74/a Schema des synaptischen Glomerulus der Kleinhirnrinde (nach Szentágothai)

1. Moosfaser und ihre Endigungen
2. Dendriten der Körnerzellen
3. Axonendigung des Golgi II Interneurons
4. Dendrit des Golgi II Interneurons
5. Gliakapsel

Das **Neocerebellum** besteht aus den beiden *Kleinhirnhemisphären.*

a.) **Tractus vestibulocerebellaris** (ungekreuzt) aus *primären* Vestibularisneuronen *(Ggl. vestibulare)* und *sekundären* ***Vestibularisneuronen*** *(Nucleus vestibularis medialis* und *inferior)* durch den *Pedunculus cerebellaris inferior* mit *Moosfasern* zum *Archicerebellum.*

b.) **Tractus spinocerebellaris dorsalis (posterior) (Flechsig)** (ungekreuzt) *Tiefen-* und *Hautsensibilität* aus der unteren Körperhälfte, von den sekundären Neuronen des ***Nucleus dorsalis (Clarke-Stilling*** - Th_9-L_3) des Rückenmarks durch den *Pedunculus cerebellaris inferior* mit *Moosfasern* zum *Palaeocerebellum* (die Projektion ist *somatotopisch* organisiert).

c.) **Tractus spinocerebellaris ventralis (anterior) (Gowers)** (gekreuzt, möglich zweimal) *Tiefen-* und *Hautsensibilität* aus der unteren Körperhälfte, von den sekundären Neuronen der ***Hinterhornbasis*** des Rückenmarks (L_4-S_3), durch den *Pedunculus cerebellaris superior* mit *Moosfasern* zum *Palaeocerebellum* (die Projektion ist *somatotopisch* organisiert).

d.) **Tractus cuneocerebellaris** (ungekreuzt) *Tiefen-* und *Hautsensibilität* aus der oberen Extremität, von sekundären Neuronen des ***Nucleus cuneatus accessorius*** (Medulla oblongata). Die *Fibrae arcuatae externae dorsales* ziehen durch den *Pedunculus cerebellaris inferior* mit *Moosfasern* zum *Palaeocerebellum.*

e.) **Tractus spinocerebellaris rostralis** (ungrekreuzt) *Tiefen-* und *Hautsensibilität* aus der oberen Extremität durch den *Pedunculus cerebellaris inferior* mit *Moosfasern* zum *Palaeocerebellum.* (Beim Menschen ist diese Bahn wenig bekannt.)

f.) **Tractus olivocerebellaris** (gekreuzt) zieht aus dem *kontralateralen* ***Nucleus olivaris inferior (caudalis)*** durch den *Pedunculus cerebellaris inferior* zum *Neocerebellum* (die Projektion ist *somatotopisch* organisiert). Die ***Nuclei olivares accessorii*** projizieren auf das kontralateralen *Palaeocerebellum.* Diese Bahn endet mit ***Kletterfasern.***

g.) **Tractus reticulocerebellaris** (ungekreuzt) aus dem ***Nucleus reticularis lateralis*** der Formatio reticularis medullae oblongatae durch den *Pedunculus cerebellaris inferior* mit *Moosfasern* zum *Palaeocerebellum.*

h.) **Tractus nucleocerebellaris** (z.T. gekreuzt) *Tiefen-* und *Hautsensibilität* aus dem Gesichtsbereich (möglich auch optische und akustische Informationen), aus den ***Trigeminuskernen*** und dem ***Tectum mesencephali*** durch den *Pedunculus cerebellaris inferior* (möglich auch durch den Penduclus cerebellaris superior) mit *Moosfasern* zum *Palaeocerebellum.*

i.) **Tractus pontocerebellaris** (gekreuzt) Informationen aus allen Lappen der *Großhirnrinde*, aus den ***Nuclei pontis*** durch den *Pedunculus cerebellaris medius* mit *Moosfasern* zum *Neocerebellum.*

j.) **Tractus arcuatocerebellaris** Ergänzung der pontocerebellaren Projektion aus dem ***Nucleus arcuatus*** durch den *Pedunculus cerebellaris inferior.*

Es gibt noch eine diffuse **aminerge Projektion** aus den ***Raphekernen*** *(Serotonin)* und dem ***Locus coeruleus*** *(Noradrenalin).* Sie üben einen Einfluß auf die Aktivität der Kleinhirnneurone aus.

Eine **doppelte somatotopische Representation** wurde in beiden Abschnitten des Palaeocerebellum beobachtet. Im Lobus anterior wurde eine *ipsilaterale Projektion* (kaudale Körperteile vorn und kraniale Körperteile hinten) und im Lobus posterior (im Lobulus paramedianus) *bilaterale Projektion* (Kopf ist vorn) nachgewiesen.

8.3.3. Die efferenten Bahnen des Kleinhirns

Die efferenten Fasern des Kleinhirns stammen aus den *Kleinhirnkernen.* Der ***Nucleus fastigii*** bekommt Afferenzen aus dem *Wurm* (Abb. 75). In die ***Nucleus globosus*** und ***Nucleus emboliformis*** treten afferente Fasern aus der *Intermediärzone* der Kleinhirnrinde ein. Der ***Nucleus dentatus*** nimmt afferente Fasern aus der *Kleinhirnhemisphäre* auf. Die Intermediärzone ist die mediale longitudinale Zone der Kleinhirnhemisphäre.

a.) **Tractus cerebellovestibularis** (ungekreuzt) *direkte und indirekte Fasern* aus dem *Archicerebellum* bzw. dem ***Nucleus fastigii*** durch den *Pedunculus cerebellaris inferior* zu den *Vestibulariskernen,* aber hauptsächlich zum ***Nucleus vestibularis lateralis (Deiters).***

b.) **Tractus cerebelloreticularis** (ungekreuzt) aus dem **Nucleus fastigii** durch den Pedunculus cerebellaris inferior zur *Formatio reticularis* des verlängerten Marks.

c.) **Tractus cerebellothalamicus (Tractus dentatothalamicus**, gekreuzt) aus dem ***Nucleus dentatus*** durch den *Pedunculus cerebellaris superior* (er kreuzt in die Gegenseite durch ***Decussatio pedunculorum cerebellarium superiorum***) zum ***Nucleus ventralis anterior*** und zum ***Nucleus ventralis lateralis thalami.***

d.) **Tractus cerebellorubralis** (gekreuzt) aus dem ***Nucleus dentatus*** zum ***Neorubrum*** *(Pars parvocellularis des Nucleus ruber)*, aus dem ***Nucleus globosus*** und dem ***Nucleus***

emboliformis zum ***Palaeorubrum*** *(Pars magnocellularis des Nucleus ruber)* durch den *Pedunculus cerebellaris superior* (auch *Decussatio pedunculorum cerebellarium superiorum*).

Die wichtigsten Projektionsbahnen der einzelnen Kleinhirnstiele:

Pedunculus cerebellaris superior (rostralis):

- Tr. cerebellorubralis,
- Tr. cerebellothalamicus (dentatothalamicus),
- Tr. spinocerebellaris ventralis (anterior) (Gowers),
- Tr. tectocerebellaris (?).

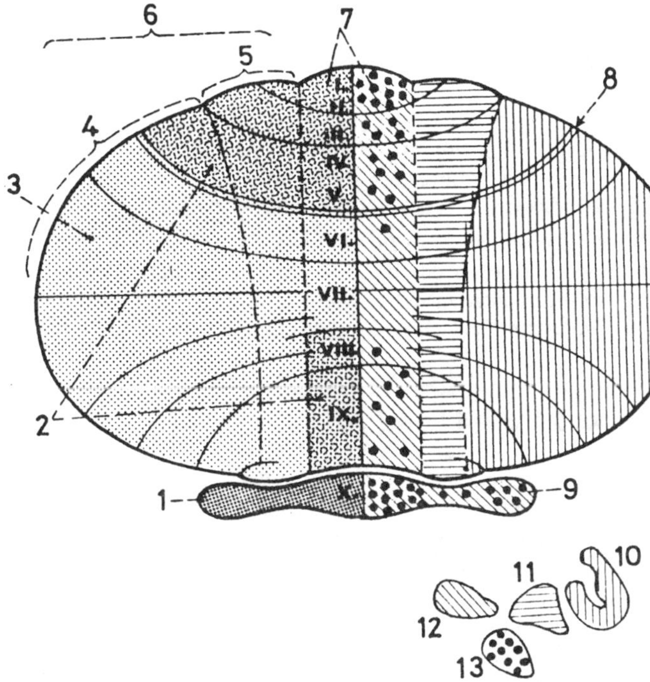

Abb. 75 Gliederung der Kleinhirnrinde auf Grund ihrer Afferentation (an der linken Seite des Bildes) **und ihrer kortikonukleären Projektion** (an der rechten Seite).

1. Archicerebellum (Vestibulocerebellum)
2. Palaeocerebellum (Spinocerebellum)
3. Neocerebellum (Ponto- oder Corticocerebellum)
4. Pars lateralis der Hemisphäre
5. Pars intermedia der Hemisphäre
6. Hemisphäre
7. Wurm (Vermis)
8. Fissura prima
9. Flocculus
10. Nucleus dentatus
11. Nucleus emboliformis und Nucleus globosus
12. Nucleus fastigii
13. Nuclei vestibulares

I-X. Numerierung der Lobuli des Kleinhirns nach Larsell

Pedunculus cerebellaris medius:

- Tr. pontocerebellaris.

Pedunculus cerebellaris inferior:

- Tr. arcuatocerebellaris,
- Tr. cuneocerebellaris,
- Tr. nucleocerebellaris,
- Tr. olivocerebellaris,
- Tr. reticulocerebellaris,
- Tr. spinocerebellaris dorsalis (posterior) (Flechsig),
- Tr. spinocerebellaris rostralis,
- Tr. vestibulocerebellaris,
- Tr. cerebelloreticularis,
- Tr. cerebellovestibularis.

8.4. ZWISCHENHIRN (DIENCEPHALON)

Das Zwischenhirn befindet sich zwischen unterem Hirnstamm und den beiden Großhirnhemisphären. Es umschließt den III. Ventrikel. Es läßt sich in vier übereinander gelagerte Etagen einteilen: In den **Epithalamus**, den **Thalamus**, den **Subthalamus** und den **Hypothalamus**. Der **Metathalamus** schließt sich occipitalwärts an.

Im embryonalen Gehirn ist die einfache Anordnung dieser Etagen noch deutlich. Im Verlaufe der Entwicklung wird sie jedoch durch das regional unterschiedliche Wachstum erheblich abgeändert. Vor allem die außerordentliche Massenzunahme des *Thalamus* und die Ausdehnung des *Hypothalamus* im Bereich des Tuber cinereum bestimmen den Aufbau des reifen Zwischenhirns.

8.4.1. Thalamus (Abb. 21, 39-41 und 76)

Der **Thalamus** ist ein Koordinationgebiet, in dem der größte Teil der sensiblen Bahnen, die zur Großhirnrinde aufsteigen, umgeschaltet wird. Der Thalamus entfaltet sich progressiv parallel zur phylogenetischen Gestaltung des *Neopalliums.*

In jeder Hirnhälfte befindet sich beiderseits vom III. Ventrikel ein großer eiförmiger Kernkomplex. Durch Faserzüge, ***Laminae medullares***, läßt sich jeder Thalamus in eine ***laterale***, eine ***mediale*** sowie durch rostrale Gabelung der inneren Faserzüge in eine ***anteriore Kerngruppe*** unterteilen. Innerhalb der inneren Faserzüge befindet sich auch eine Kerngruppe, ***Nuclei intralaminares*** (Abb 76).

Anteriore Kerngruppe **(Nuclei anteriores thalami)** besteht aus einem Hauptkern und mehreren kleineren Kernen. Von allen Kernen bestehen reziproke Verbindungen zum *Gyrus cinguli.* Das wichtigste afferente Fasersystem ist der *Tractus mamillothalamicus (Vicq d'Azyr)*. Sie ist eine wichtige Schaltstelle zwischen Hypothalamus und limbischem System.

Mediale Kerngruppe hat einen medialen großzelligen, einen lateralen kleinzelligen und einen kaudalen Kern. Sie erhält Afferenzen aus dem *Pallidum* und dem *Hypothalamus.* Sie entsendet ihre Efferenzen zum *Stirnlappen.* Der **Nucleus medialis dorsalis (MD)** spielt eine Rolle in der *Schmerzvermittlung.*

Laterale Kerngruppe hat dorsale und ventrale Etagen. Dorsal befinden sich der **Nucleus lateralis dorsalis (LD),** des **Nucleus lateralis posterior (LP)** und das **Pulvinar**. Sie erhalten hauptsächlich Fasern aus der *Großhirnrinde* und sind mit *anderen Thalamuskernen* verbunden. Sie werden als *Integrationskerne* oder *Assotiationskerne* angesehen. Die ventralen Kerne werden in ein vorderes Gebiet **(Nucleus ventralis anterior - VA, Nucleus ventralis lateralis - VL)** und ein hinteres Gebiet **(Nucleus ventralis posterolateralis - VPL, Nucleus ventralis posteromedialis - VPM)** unterteilt. Die VA/VL bekommen ihre Afferenzen aus dem kontralateralen *Nucleus dentatus* (Kleinhirn) und dem ipsilateralen *Pallidum*. Sie projizieren zur motorischen Rinde und werden als eine Schaltstätte des *extrapyramidalen Systems* angesehen. Die VPL/VPM sind eine Schaltstelle der *somatosensiblen Bahnen*, hier enden die Fasern des *Lemniscus medialis,* des *Lemniscus trigeminalis,* des *Lemniscus trigeminalis dorsalis* und des *Tractus spinothalamicus*. Die Efferenzen dieser Kerne ziehen zur sensiblen *Postzentralregion* der Großhirnrinde.

Der ***Nucleus reticularis thalami*** bedeckt die laterale Oberfläche des Thalamus. Der Kern liegt zwischen *Lamina medullaris externa* und *Capsula interna*. Er ist die Fortsetzung der *Formatio reticularis* des Mittelhirns im Zwischenhirn. Seine Afferenzen stammen aus den *Kollateralen der thalamokortikalen und kortikothalamischen Fasern*. Seine Axonendigungen üben eine *hemmende Wirkung in den Thalamuskernen* aus.

Die ***intralaminären Kerne*** **(Nuclei intralaminares)** bilden die *unspezifischen Kerngruppen* des Thalamus. Diese Kerne erhalten ihre Afferenzen aus der *Formatio reticularis* des Hirnstammes und den *anderen Thalamuskernen* sowie aus den *Basalganglien*. Sie machen den Hauptteil des unspezifischen Projektionssystems aus. Der **Nucleus centromedianus** ist der größte intralaminäre Kern. Hier enden Kleinhirnfasern aus dem *Nucleus emboliformis,* seine Fasern ziehen zum *Corpus striatum*. Er spielt auch eine Rolle in der Schmerzprojektion, die Kollateralen des *Tractus spinothalamicus* enden hier und seine Efferenzen ziehen zum *Nucleus medialis dorsalis thalami (MD)*.

Metathalamus

Er liegt an der Grenze *zwischen Diencephalon und Mesencephalon* und wird durch dic *Kniehöcker,* das paarig angelegte **Corpus geniculatum laterale** und **Corpus geniculatum mediale** gebildet. Sie sind Schaltstationen der *Sehbahn* und der *Hörnbahn* und bilden eigentlich einen Teil des Thalamus.

Funktionelle Gliederung der Thalamuskerne:

I. **Spezifische Thalamuskerne** erhalten ihre Afferenzen separat über bestimmte Bahnsysteme, und sie sind mit einem bestimmten Bereich (Projektionsfeld) der Hirnrinde verknüpft. Die kortikalen Verbindungen der Kerne sind *reziprok*.

   1.) Die ***Schaltkerne*** sind die Umschaltstätten der verschiedenen Bahnsysteme. Man kann zwischen *sensiblen* und *nicht-sensiblen Schaltkernen* unterscheiden.

      a) Die ***sensiblen Schaltkerne*** bestehen aus dem *Nucleus ventralis posterolateralis (VPL),* dem *Nucleus ventralis posteromedialis (VPM),* den Umschaltstätten der somatosensiblen Bahnen (Lemniscus medialis, Lemniscus trigeminalis dorsalis sowie Tractus spinothalamicus, Lemniscus trigeminalis), dem *Corpus geniculatum laterale (CGL)* und dem *Corpus geniculatum mediale (CGM),* den Umschaltstellen der Sehbahn sowie der Hörbahn.

      b) Die ***nicht-sensiblen Schaltkerne*** sind die Schaltstätten des limbischen Systems *(Nuclei anteriores thalami)* und des extrapyramidalen Systems *(Nucleus ventralis anterior [VA]* und *Nucleus ventralis lateralis [VL])*.

   2.) Die ***Assotiationskerne*** bilden reziproke Verbindungen mit bestimmten Arealen der Hirnrinde. *Nucleus lateralis dorsalis (LD), Nucleus lateralis posterior (LP), Pulvinar* und *Nucleus medialis dorsalis (MD)* gehören zu dieser Kerngruppe.

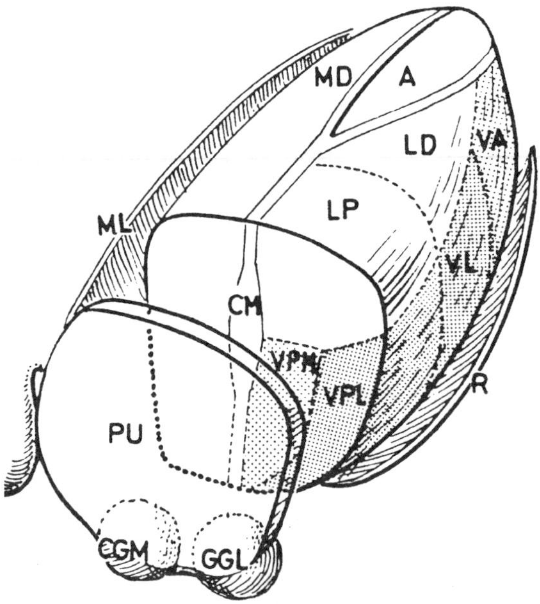

Abb. 76 Kerne des Thalamus

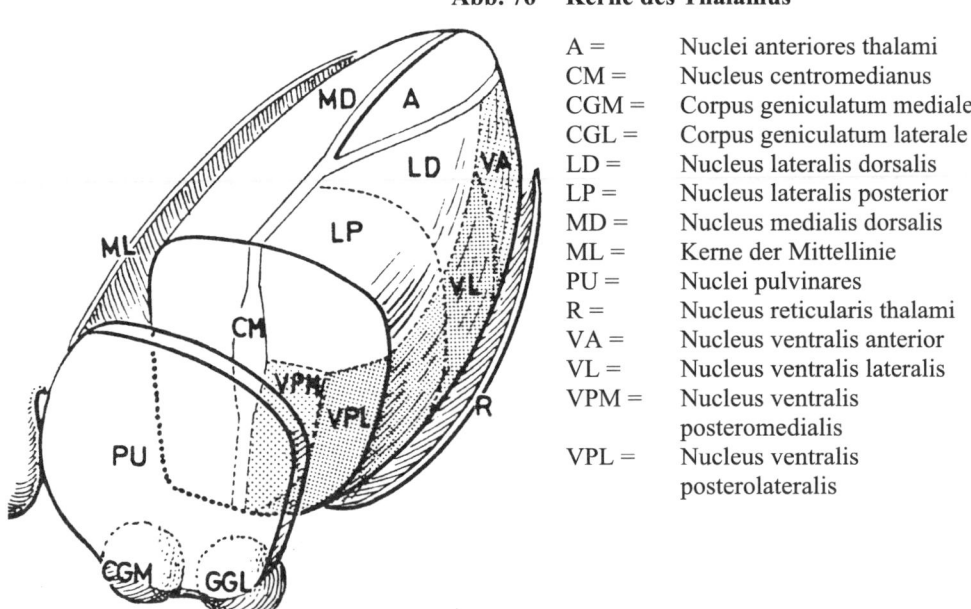

A = Nuclei anteriores thalami
CM = Nucleus centromedianus
CGM = Corpus geniculatum mediale
CGL = Corpus geniculatum laterale
LD = Nucleus lateralis dorsalis
LP = Nucleus lateralis posterior
MD = Nucleus medialis dorsalis
ML = Kerne der Mittellinie
PU = Nuclei pulvinares
R = Nucleus reticularis thalami
VA = Nucleus ventralis anterior
VL = Nucleus ventralis lateralis
VPM = Nucleus ventralis posteromedialis
VPL = Nucleus ventralis posterolateralis

II. **Unspezifische Thalamuskerne** machen den Hauptteil des unspezifischen Projektionssystems aus. Sie erhalten ihre Afferenzen von der *Formatio reticularis* des Hirnstammes und von *anderen Thalamuskernen*. Sie projizieren diffus zu ausgedehnten Gebieten der Hirnrinde. Die intralaminären Kerne und die Kerne der Mittellinie gehören zu diesem System. Auch der Nucleus reticularis thalami gehört zu dieser Kerngruppe, da er die Fortsetzung der Formatio reticularis des Mittelhirns darstellt. Anderseits wirken die spezifischen thalamokortokalen und kortikothalamischen Information durch ihre hemmende Wirkung.

8.4.2. Epithalamus (Abb. 21 und 31)

Er besteht aus der **Habenula** mit den ***Nuclei habenulae***, der **Commissura habenularum**, der **Stria medullaris thalami**, der **Epiphyse (Corpus pineale)**, und der **Commissura posterior (epithalamica)**. Dieses spezielle Gebiet im dorsomedialen Bereich des Zwischenhirns gehört vor allem zum *limbischen System*.

Funkionen des Thalamus:

1.) **Subkortikale Sammelstelle** für alle exterozeptiven und propriozeptiven Impulse der Außenwelt und z.T. der Innenwelt.

2.) **Umschaltstelle** der somatosensiblen Bahnen sowie der Seh- und Hörbahn.

3.) **"Tor zum Bewußtsein".** Um bewußt zu werden, müssen die Erregungen den Thalamus passieren.

4.) **Affektive Prägung.** Elementare Empfindungen (Schmerz, Unwohlsein, Lust) werden verstärkt oder abgeschwächt.

5.) **Motorik.** Der Thalamus wirkt bei motorischer Tätigkeit durch reziproke Verbindungen mit der motorischen Hirnrinde sowie durch Verbindungen mit den extrapyramidalen Zentren mit.

6.) **Rindenaktivierung.** Der Thalamus kann **spezifisch** einzelne Rindenareale aktivieren und ermöglicht somit gezielte Aufmerksamkeit, aber er kann **unspezifisch** die ganze Hirnrinde aktivieren.

In den spezifischen Thalamuskernen wurden **zwei Haupttypen der Neurone** unterschieden: die ***Projektionsneurone*** oder ***thalamokortikale Relaisneurone***, die die Informationen in die Großhirnrinde weiterleiten und die ***Golgi Interneurone*** oder ***"local circuit neurons"***, die in der lokalen Verarbeitung der Erregungen teilnehmen. *Die Interneurone sind GABAerge hemmende Nervenzellen.* Die spezifischen Afferenzen der spezifischen Thalamuskerne enden mit großen Endkolben in den glomerulusartigen Komplexen, in den **synaptischen Glomeruli** (Abb. 76/a), wo die Erregungen der Boutons der afferenten Fasern auf die Dendriten der Projektionsneurone übertragen werden. Die Erregungsübergabe wird durch die ***praesynaptischen Dendriten*** und die *Axonendigungen der hemmenden Interneurone* modifiziert. Die Verarbeitung der Erregungen im Thalamus wird durch die Boutons einiger *kortikaler Neuronen* beeinflußt. Die Informationen von der Peripherie werden durch die hemmenden Interneuronen im Thalamus **filtriert** und **modifiziert.** Dadurch werden die tonischen Impulse **in phasische Impulse** umgeformt. Die hemmende Wirkung verhindert die zu starke Irradiation der Erregung und ermöglicht die **kontrastreiche Erregungsübergabe**.

Symptome bei Thalamuserkrankung:

Posterolaterales thalamisches Syndrom: (durch Schädigung von VPL/VPM)

- *kontralaterale Herabsetzung der Sensibilität* (insbesondere für *Tiefensensibilität*);
- *spontane Schmerzen* in der kontralateralen Körperhälfte;

Anterolaterales thalamisches Syndrom: (durch Schädigung von VA/VL)

- *kontralaterale choreatische-athetotische Bewegungsunruhe, Ruhetremor oder Intentionstremor* bzw. *Hemiataxie;*
- *Thalamushand* (Kontrakturstellung der Hand);

Affektlabilität durch Schädigung der vorderen Thalamuskerne;

Kontralaterale Hemiparese auf einer Schädigung der inneren Kapsel.

8.4.3. Subthalamus (Abb. 96)

Der Subthalamus ist die Fortsetzung des *Tegmentum mesencephali*. Er liegt ventral vom Thalamus und lateral vom Hypothalamus. Er enthält *Kerne,* **Zona incerta** und **Nucleus subthalamicus (Luysi)** und *Markstreifen,* **Forels Feld H_1** und **Forels Feld H_2** sowie **Forels H Feld** *(Haubenfeld),* das medial der Kerne liegt. Sowohl die Kerne als auch die Faserbündel gehören zum *extrapyramidalen System*.

8.4.4. Hypothalamus (Abb. 21, 77-80 und 103-104)

Er ist die unterste Etage und der Boden des Zwischenhirns. Unterhalb des *Sulcus hypothalamicus* werden die Seitenwände des III. Ventrikels durch den Hypothalamus gebildet. Er ist die zentrale Region für die Steuerung der *vegetativen Funktionen*. Er beeinflußt nicht nur das vegetativ-nervöse System, sondern auch das *endokrine System* und koordiniert beide. Der Hypothalamus wurde in zwei Abschnitte, den vorderen ***markarmen*** und den hinteren

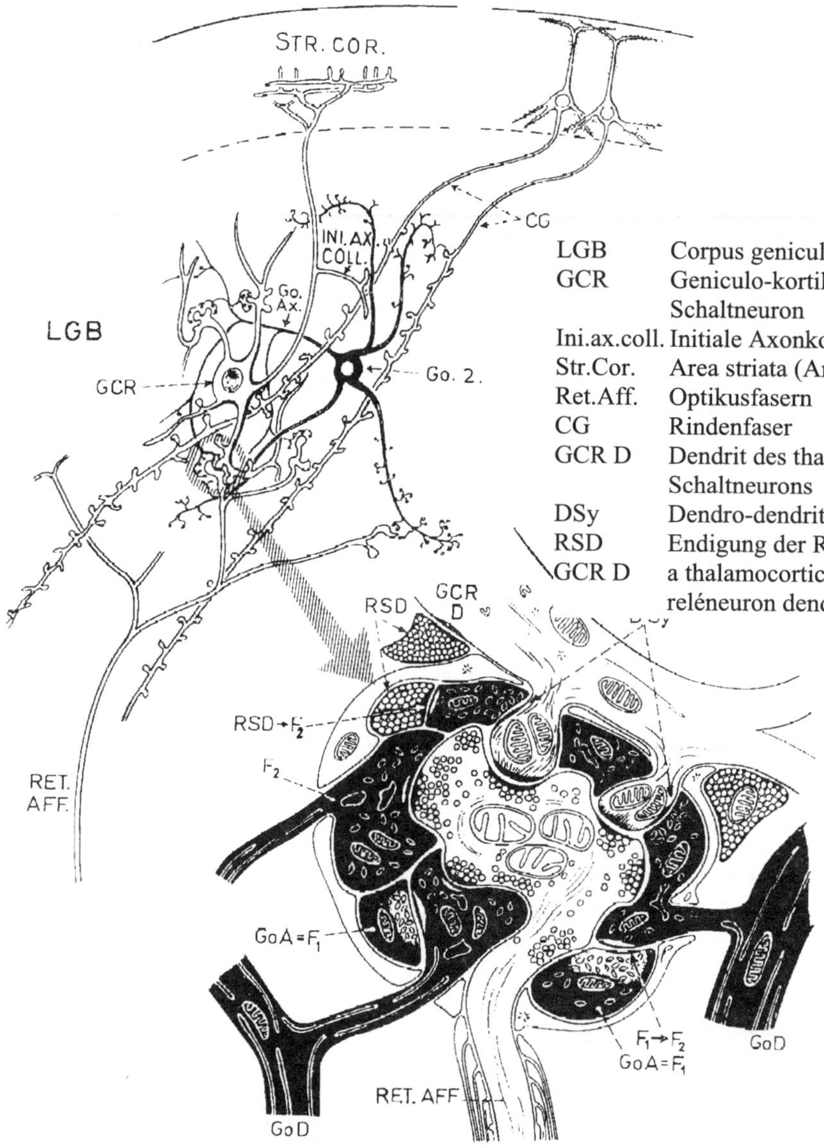

LGB	Corpus geniculatum laterale
GCR	Geniculo-kortikales Schaltneuron
Ini.ax.coll.	Initiale Axonkollaterale
Str.Cor.	Area striata (Area 17.)
Ret.Aff.	Optikusfasern
CG	Rindenfaser
GCR D	Dendrit des thalamo-kortikalen Schaltneurons
DSy	Dendro-dendritische Synapse
RSD	Endigung der Rindenfaser (?)
GCR D	a thalamocorticalis reléneuron dendritje

Abb. 76/a Neuronaler Aufbau des Corpus geniculatum laterale und Schema des synaptischen Glomerulus im CGL (nach Szentágothai)

$F_1 \rightarrow F_2$	Axonendigung eines Golgi II Interneurons bildet axo-dendritische Synapse mit einem präsynaptischen Dendrit
$RSD \rightarrow F_2$	Axonendigung einer Rindenfaser bildet Synapse mit einem präsynaptischen Dendrit
Go.2.	Golgi II Interneuron
F_2	Präsynaptische Dendriten des Golgi II Interneurons
Go.Ax.	Axon des Golgi II Interneurons
GoD	Dentriten des Golgi II Interneurons
$GoA=F_1$	Axonendigungen des Golgi II Interneurons

markreichen Hypothalamus, gegliedert. Grob schematisch kann man den Hypothalamus von medial nach lateral in drei Längszonen einteilen: ***periventrikuläre, mediale*** und ***laterale Zone***. Die periventrikuläre und mediale Zone sind nicht überall gut voneinander zu trennen.

I. **Markarmar Hypothalamus:**

1.) **Die hypophysären Kerne** (Abb. 77):

a.) ***Großzellige hypophysäre Kerne:*** Sie stehen durch Nervenfasern *(Tractus supraopticohypophysialis)* mit der Neurohypophyse in Verbindung:
Nucleus supraopticus und
Nucleus paraventricularis (Abb. 78A). Sie produzieren direkt Hypophysenhormone **(Neurosekret)**: *Oxytocin* und *Vasopressin*. Diese Effektorhormone werden in den Axonen der Neurone gestapelt, und im Bedarfsfall von den Neuronenendigungen in der *Neurohypophyse* an das Blut abgegeben.

b.) ***Kleinzellige hypophysäre Kerne:*** Sie sind die Produzenten der Steuerhormone.
Nucleus infundibularis und
Nucleus ventromedialis befinden sich im Tuber cinereum (sog. *Tuberkerne* - Abb. 78B). Sie stehen mit dem Infundibulum über den *Tractus tuberoinfundibularis* in Verbindung. Die Steuerhormone werden über Portalgefäße zur Adenohypophyse befördert. Die Steuerhormone stimulieren die Hormonausschüttung der Adenohypophyse **("Releasing factors"** oder **Liberine)** oder hemmen sie **("Releasing inhibiting factors"** oder **Statine)**.

2.) **Die nicht-hypophysären Kerne**
füllen das gesamte laterale Feld des Hypothalamus aus. Auch folgende ***Kerne des medialen und periventrikulären Felds*** gehören zu dieser Gruppe:
Nuclei praeoptici erhalten ihre Afferenzen aus dem olfaktorischen Palaeopallium, dem Mandelkern und den Septalkernen sowie aus der Sehbahn (über den *Nucleus suprachiasmaticus* - Zirkadianrhythmus). Sie stehen mit den Tuberkernen in Verbindung.
Nucleus hypothalamicus anterior,
Nucleus ventromedialis,
Nucleus dorsomedialis und

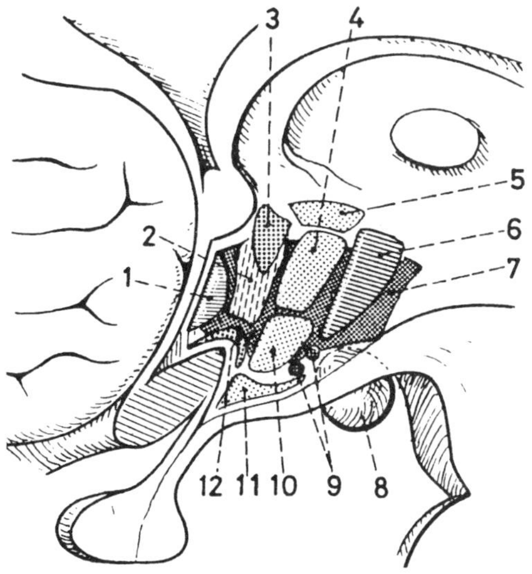

Abb. 77 **Schematische Darstellung der Kerne des Hypothalamus** in der Medialansicht eines Mediansagittalschnittes. Die Kerne der medialen Zone sind als Einzelkerne gezeichnet.

1. Nucleus praeopticus
2. Nucleus anterior
3. Nucleus paraventricularis
4. Nucleus dorsomedialis
5. Area dorsalis
6. Nucleus posterior
7. Laterale Zone des Hypothalamus
8. Corpus mamillare
9. Nuclei tuberis laterales
10. Nucleus ventromedialis
11. Nucleus infundibularis (Nucleus arcuatus)
12. Nucleus supraopticus

Nucleus posterior sind funktionell nicht streng determiniert, sie haben Verbindungen mit den hypophysären Kernen des Hypothalamus sowie mit dem Thalamus und den Hirnstamm (durch *Fasciculus longitudinalis dorsalis, Schützersches Bündel).*

Die Kerne des lateralen Hypothalamusfeld:

Nucleus praeopticus lateralis,

Nuclei tuberis laterales und

Nucleus tuberomamillaris stehen durch das *mediale Vorderhirnbündel* mit dem limbischen System (Mandelkern, Septalkerne) und dem Hirnstamm in Verbindung.

Durch Reizung *im vorderen und lateralen Hypothalamus (Nucleus praeopticus lateralis, Nucleus hypothalamicus anterior)* können **Parasympathicuseffekte** erzeugt werden (Verminderung der Herzaktion, Gefäßerweiterung, Blutdrucksenkung, Hemmung der Wärmeproduktion, Förderung der Nahrungsaufnahme, usw.). Dagegen können **Sympathicuseffekte** von einem *medio-kaudalen Feld* des Hypothalamus (mit dem *Nucleus ventromedialis)* ausgelöst werden.

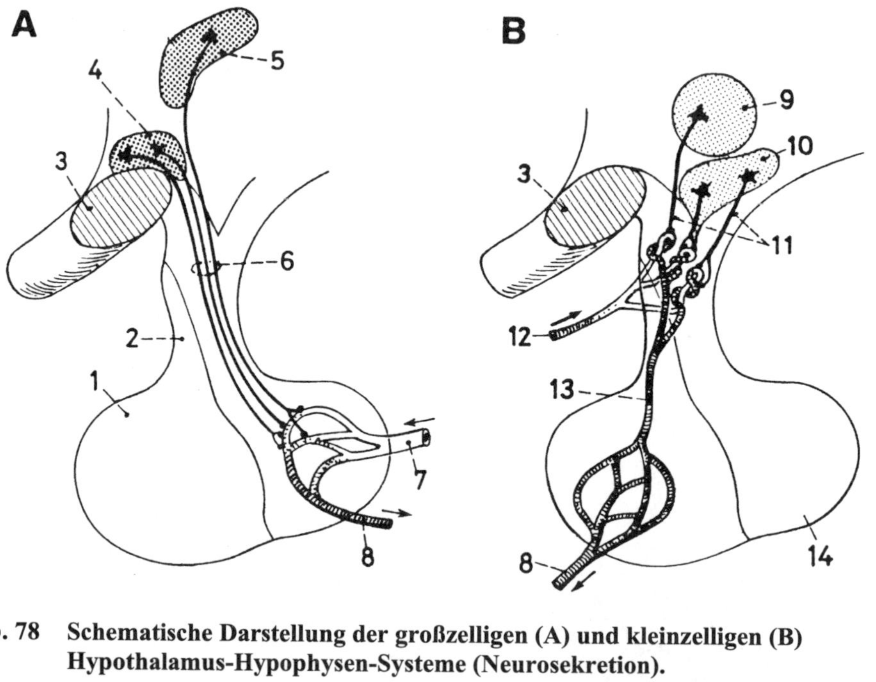

Abb. 78 Schematische Darstellung der großzelligen (A) und kleinzelligen (B) Hypothalamus-Hypophysen-Systeme (Neurosekretion).

1. Lobus anterior der Adenohypophyse
2. Pars infundibularis (Pars tuberalis) der Adenohypophyse
3. Chiasma opticum
4. Nucleus supraopticus
5. Nucleus paraventricularis
6. Tractus supraopticohypophysialis
7. A. hypophysialis inferior
8. Vene
9. Nucleus ventromedialis
10. Nucleus infundibularis
11. Tractus tuberoinfundibularis (tuberohypophysialis)
12. A. hypophysialis superior
13. Portalvenensystem
14. Lobus posterior (Neurohypophyse)

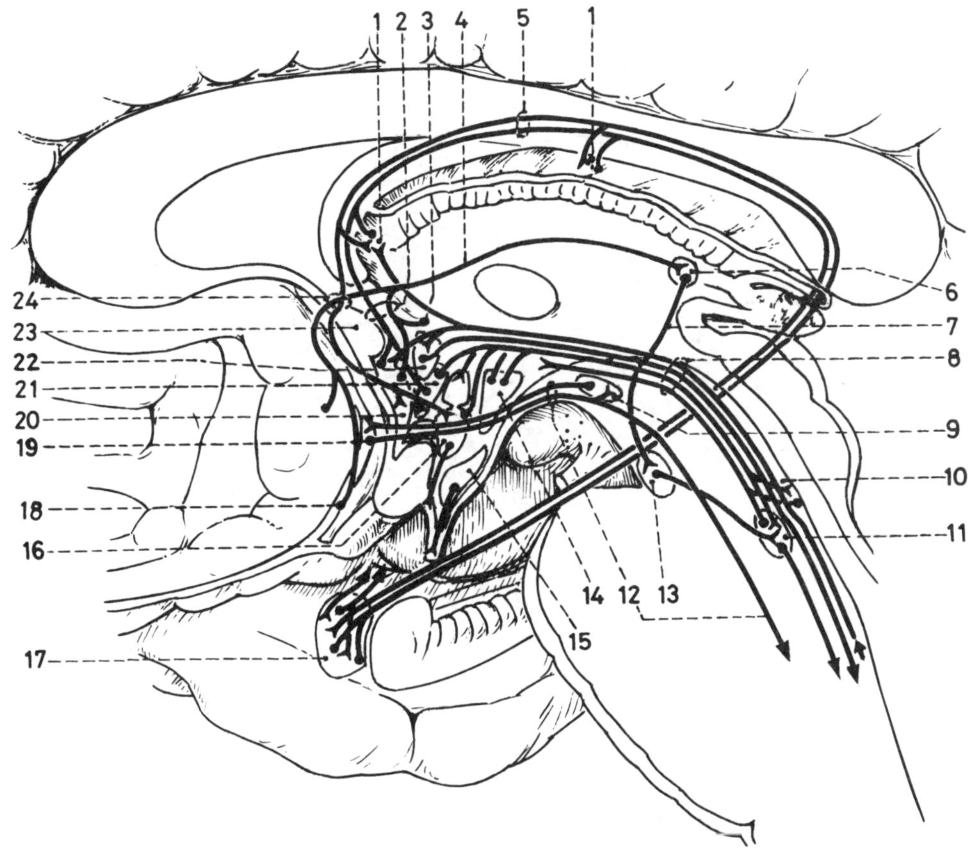

Abb. 79 Verbindungen des markarmen Hypothalamus

1. Nucleus interstitialis striae terminalis
2. Postkommissurale Komponente von Stria terminalis und Stria medullaris thalami
3. Area lateralis hypothalami
4. Stria medullaris thalami
5. Projektion der Stria terminalis auf die mediale Fläche der Hemisphäre
6. Nuclei habenulae
7. Fasciculus retroflexus Meynerti (Tractus habenulo-interpeduncularis)
8. Fasciculus longitudinalis dorsalis (Schütz)
9. Area tegmentalis ventralis (Tsai)
10. Substantia grisea centralis mesencephali
11. Nucleus tegmentalis dorsalis (Gudden)
12. Fasciculus telencephalicus medialis (mediales Vorderhirnbündel)
13. Nucleus interpeduncularis
14. Nucleus posterior hypothalami
15. Nucleus infundibularis
16. Nucleus ventromedialis hypothalami
17. Corpus amygdaloideum
18. Nucleus tractus diagonalis
19. Nuclei septales
20. Nucleus praeopticus
21. Nucleus anterior hypothalami
22. Nucleus paraventricularis
23. Commissura anterior (rostralis)
24. Präkommissurale Komponente von Stria terminalis und Stria medullaris thalami

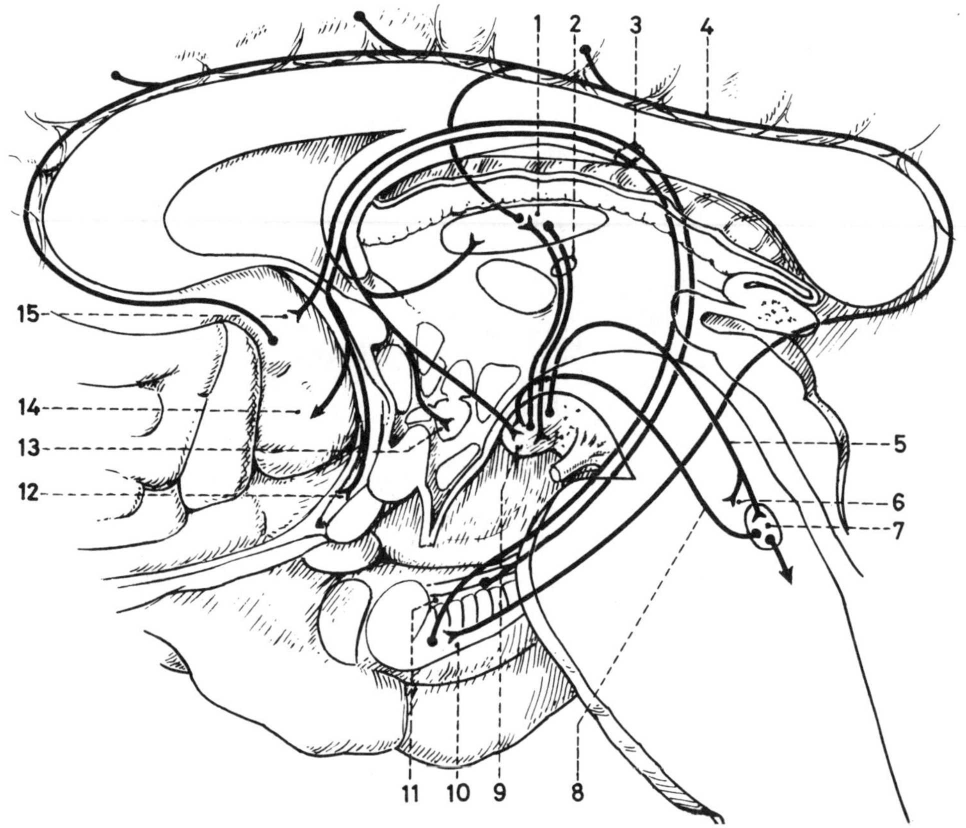

Abb. 80 Verbindungen des markreichen Hypothalamus

1. Nuclei anteriores thalami
2. Fasciculus mamillothalamicus (Vicq d'Azyr)
3. Fornix
4. Cingulum
5. Fasciculus mamillotegmentalis (Gudden)
6. Formatio reticularis mesencephali
7. Nucleus tegmentalis dorsalis (Gudden)
8. Pedunculus corporis mamillaris
9. Corpus mamillare
10. Subiculum
11. Hippocampus
12. Nucleus olfactorius anterior
13. Nucleus ventromedialis hypothalami
14. Mediale Fläche der frontalen Hirnrinde
15. Nucleus septalis lateralis

II. Markreicher Hypothalamus bzw. **Corpus mamillare** (Abb. 80 und 104)

Der Corpus mamillare stellt ein Glied in der Funktionskette des limbischen Systems dar ***(Papez-Kreis)***. Er hat zwei Kerne:

Nucleus mamillaris medialis, wo der Fornix endet und der Fasciculus mamillaris princeps entsteht. Der Fasciculus mamillaris princeps teilt sich nach kurzem Verlauf in den stärkeren *Fasciculus mamillothalamicus (Vicq d'Azyrsches Bündel)* und den schwächeren *Fasciculus mamillotegmentalis (Gudden)*.

Nucleus mamillaris lateralis, steht mit der Mittelhirnhaube in reziproken Verbindungen.

8.5. ENDHIRN (TELENCEPHALON) (Abb. 18-23 und 81-94)

8.5.1. Gliederung des Endhirns

Das Endhirn besteht aus drei Teilen, die in der Phylogenese nacheinander aufgetreten sind. Der älteste Teil des Endhirns, das **Palaeopallium (Rhinencephalon)**, liegt an der Basis der Hemisphären und besteht aus dem *Bulbus olfactorius,* dem *Tractus olfactorius* mit *Trigonum olfactorium,* den *Striae olfactoriae* sowie dem *Gyrus ambiens,* dem *Gyrus semilunaris,* der *kortikomedialen Kerngruppe des Corpus amygdaloideum (Lobos piriformis, primäre Riechrinde)* und dem *diagonalen Band von Broca.* Das **Archipallium** ist ebenfalls ein phylogenetisch alter Teil des Hirnmantels und umfasst beim Menschen die *Hippocampus-formation* einschließlich des *Indusium griseum,* der *Striae longitudinales,* der *Fimbriae hippocampi,* des *Fornix* und des *Gyrus dentatus* und des *Subiculum* im Gyrus parahippocampalis. Es befindet sich an den medialen Wänden der Hemisphären und bildet das Kernstück des ***limbischen Systems***. Das **Neopallium** ist der jüngste Teil des Hirnmantels, es nimmt etwa 90% des Palliums ein.

Die graue Substanz des Neopallium bildet die *Neurinde* (**Neocortex**). Sie ist vertikal in *Schichten* und an der Oberfläche in *Felder* gegliedert, die unterschiedlichen funktionellen Systemen zugeordnet sind. Die Schichtengliederung des Neopallium läßt sich in allen Bereichen auf das Schema einer sechsschichtigen Rinde zurückführen. Die *sechsschichtige Rinde* wird als **Isocortex** dem primitiven **Allocortex** *(Rinde des Palaeopallium und des Archipallium)* gegenübergestellt, der eine geringere Anzahl von Schichten erkennen läßt.

Palaeopallium (Rhinencephalon) (Abb. 22, 81-83 und 101)

Der **Bulbus olfactorius** (Abb. 81) liegt an der Basis des Stirnlappens. Er empfängt die *Nn. olfactorii (Fila olfactoria),* die gebündelten marklosen Neuriten der primären Sinneszellen der Riechschleimhaut. Am Bulbus kann man drei Schichten unterscheiden: Die *Lamina glomerulosa, mitralis* und *granulosa* (Abb. 83). Die ***Lamina glomerulosa*** besteht aus Riechglomeruli *(Glomeruli olfactorii),* in denen die Axone der Riechnerven Synapsen mit den Dendriten der *Mitralzellen* und der *Büschelzellen* (2. Neuron) der ***Lamina mitralis*** bilden. Die ***Lamina granulosa*** enthält *Assoziationszellen.*

Der **Tractus olfactorius** wird durch die Axone der Mitralzellen und der Büschelzellen gebildet. Der Tractus verbreitert sich nach hinten zum **Trigonum olfactorium** und spaltet sich dann in die **Striae olfactoriae medialis** et **lateralis** auf, die die **Substantia perforata anterior** umfassen (Abb. 81). Die Axone der Mitralzellen ziehen zu den **primären Riechzentren** im *Palaeopallium* (siehe noch 9.4.).

Archipallium (Abb. 28-29 und 84-85)

Das Archipallium wird durch die **Hippocampusformation** *gebildet.*

Der Hippocampus und die Fimbria hippocampi sind vom Seitenventrikel her sichtbar. Im **Hippocampus** ist eine *fünfschichtige Rinde* ausgebildet ***(Allocortex)***. Der Hippocampus wird von einer Schicht Fasern ***(Alveus hippocampi)*** bedeckt. Der Alveus besteht aus efferenten Fasern des *Subiculum* und des *Hippocampus.* Er setzt sich in die **Fimbria hippocampi** fort. Die *Pyramidenzellkörper* bilden das ***Stratum pyramidale*** und ihre Apikaldendriten die äußerste Schicht, das ***Stratum moleculare***. Das **Subiculum** ist die *Übergangszone* vom Neocortex (von der entorhinalen Rinde) zum Allocortex (Hippocampus).

Der **Gyrus dentatus** ist an seiner Oberfläche gezähnelt. Er liegt unterhalb der Fimbria und wird durch den ***Sulcus hippocampi*** gegen den Gyrus parahippocampalis abgegrenzt. Am

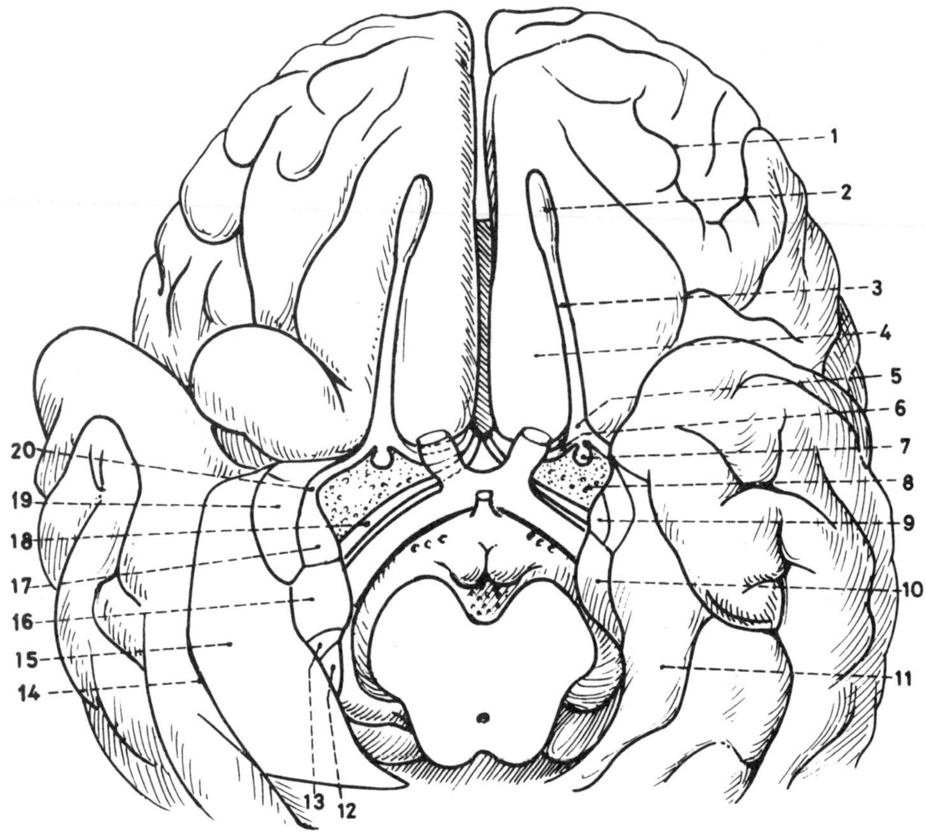

Abb. 81 Palaeopallium

1. Gyri orbitales
2. Bulbus olfactorius
3. Tractus olfactorius
4. Gyrus rectus
5. Trigonum olfactorium
6. Stria olfactoria medialis
7. Tuberculum olfactorium
8. Substantia perforata anterior
9. Gyrus semilunaris
10. Uncus gyri parahippocampalis
11. Gyrus parahippocampalis
12. Gyrus intralimbicus
13. Limbus Giacomini
14. Sulcus collateralis
15. Area entorhinalis
16. Gyrus uncinatus
17. Gyrus semilunaris
18. diagonales Band von Broca
19. Gyrus ambiens
20. Stria olfactoria lateralis

Balkenwulst geht der Gyrus dentatus in den **Gyrus fasciolaris** über, der sich direkt in das **Indusium griseum** fortsetzt. Der Gyrus dentatus enthält eine dichte Schicht kleiner *Körnerzellen.*

Neopallium (Neocortex) (Abb. 86-89)

Am typischen **Neopallium (Isocortex)** unterscheidet man *sechs Schichten:* (Abb. 86)

I. *Lamina molecularis*, die äußerste zellarme Schicht;

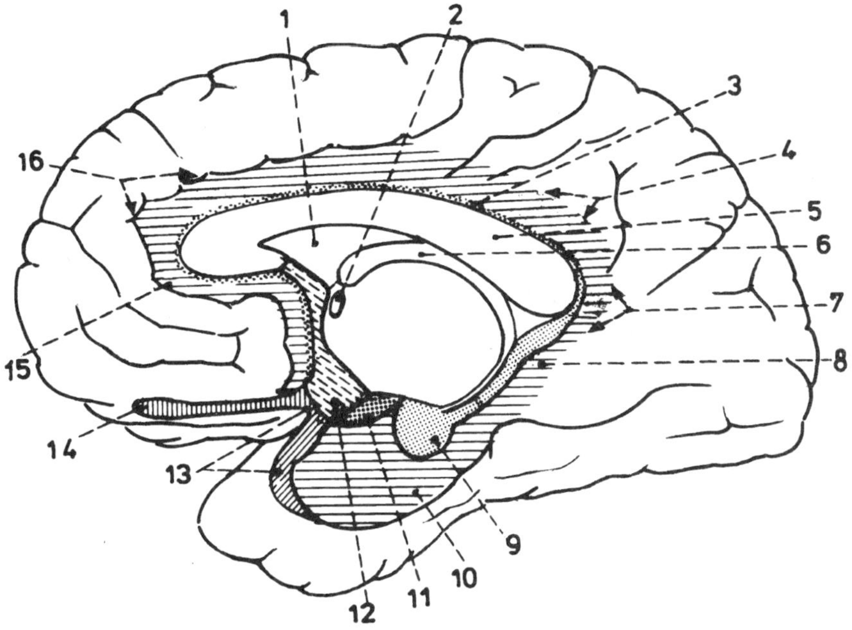

Abb. 82 Limbischer und olfaktorischer Kortex

1. Septum pellucidum
2. Commissura anterior (rostralis)
3. Indusium griseum
4. Area cingularis posterior
5. Corpus callosum
6. Fornix
7. Area retrosplenialis
8. Praesubiculum
9. Hippocampusformation
10. Area entorhinalis
11. Nucleus corticalis amygdalae
12. Area septalis
13. Area praepiriformis
14. Bulbus olfactorius
15. Area subcallosa
16. Area cingularis anterior

II. *Lamina granularis externa*, die äußere Körner- oder Sternzellenschicht;
III. *Lamina pyramidalis externa*, die Schicht der äußeren, kleinen Pyramidenzellen;
IV. *Lamina granularis interna*, die innere Körner- oder Sternzellenschicht;
V. *Lamina pyramidalis interna*, die Schicht der inneren, großen Pyramidenzellen;
VI. *Lamina multiformis*, die Schicht der vielgestaltigen Zellen.

Der Neocortex zeigt regional bedingte Unterschiede, so daß man eine Anzahl **Rindenfelder** unterscheiden kann. Die ***sensorischen Felder*** sind durch Rückbildung der Schicht V bei gleichzeitig guter Entwicklung der Körnerschichten *(Laminae II und IV -* ***granuläre Rinde)*** charakterisiert. In ***motorischen Feldern*** sind dagegen die *Schichten III und V* gut entwickelt, die Schichten II und IV rückgebildet ***(agranuläre Rinde)***. Die Feldergrenzen können in Rindenkarten dargestellt werden; die bekannteste Rindenkarte ist die von **Brodmann** (1909) mit 52 Feldern (Abb. 87/a und 87/b).

Eine **funktionelle Feldergliederung** läßt sich aber nicht für alle Rindenfunktionen durchführen - besonders für die höheren, geistig-psychischen Leistungen nicht, an denen

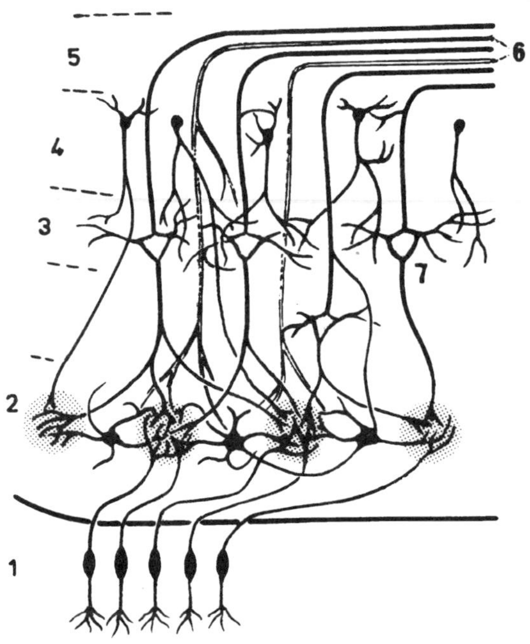

Abb. 83 Bulbus olfactorius

1. Primäre Sinnesepithelien der Regio olfactoria
2. **Lamina glomerulosa** mit periglomerulären Zwischenzellen
3. **Lamina mitralis**
4. **Lamina granulosa**
5. Fasern des Tractus olfactorius
6. Efferente Fasern des Tractus olfactorius, die in den unterschiedlichen Schichten des Bulbus olfactorius enden

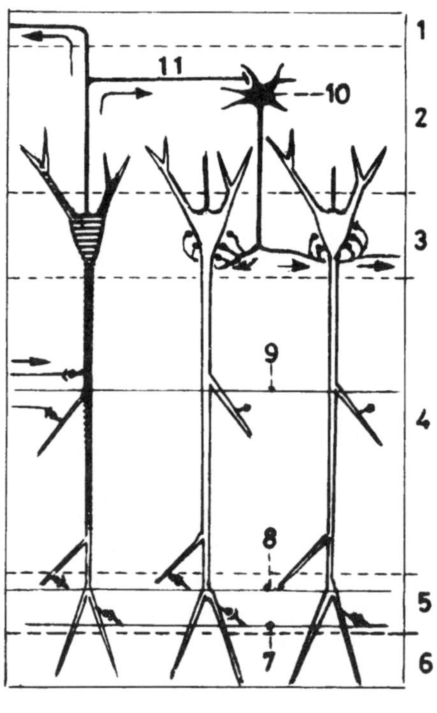

Abb. 84 Schichten des Hippocampus und Neuronenschaltung

1. Alveus hippocampi
2. Stratum oriens
3. Stratum pyramidale
4. Stratum radiatum
5. Stratum lacunosum
6. Stratum moleculare
7. Tractus perforans
8. Schaffer-Kollateralen
9. Moosfasern in den Feldern CA_4 und CA_3
10. Korbzelle
11. Schaffer-Kollaterale

zahlreiche Regionen der Rinde und subkortikale Gebiete beteiligt sind. Mit Sicherheit gilt das Lokalisationsprinzip nur für Primärgebiete.

Die **Primärgebiete** der Rinde sind *Ursprungsgebiete motorischer Projektionsbahnen und Endingungsgebiete sensibler bzw. sensorischer Projektionsbahnen* (Abb. 88). Als **Sekundärgebiete** werden dagegen *Assoziationsfelder* der Hirnrinde bezeichnet.

Das ***somatomotorische Primärgebiet*** ist die *präzentrale Region (Gyrus praecentralis* und *hintere Teile der Gyri frontales superior und medius).* Von ihr entspringen größtenteils die

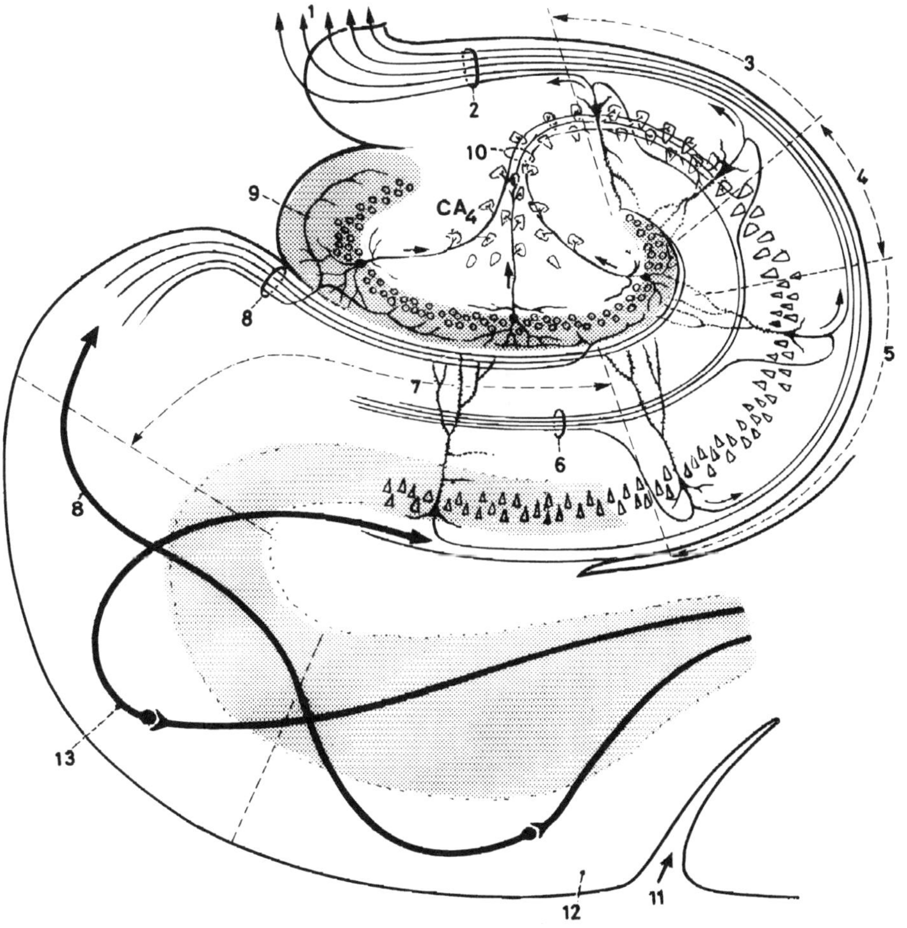

Abb. 85 Schema der Organisation der Hippocampusformation

1. Fimbria hippocampi
2. Alveus hippocampi
3. CA_3
4. CA_2
5. CA_1
6. Schaffer-Kollateralen
7. Subiculum
8. Tractus temporo-ammonicus perforans
9. Fasern des Tractus temporo-ammonicus perforans zu den Körnerzellen des Gyrus dentatus
10. Moosfasern
11. Sulcus collateralis
12. Area entorhinalis
13. Tractus temporo-ammonicus alvearis

Fasern der Pyramidenbahn. Das Gebiet entspricht den Rindenfeldern, die durch Riesenpyramidenzellen in der Schicht V gekennzeichnet sind *(Areae 4* und *6* nach Brodmann; ***agranuläre Rinde***).

Das ***frontale Blickzentrum*** liegt im *hinteren Anteil des Gyrus frontalis medius (Area 8)*. Das ***motorische Sprachzentrum (Brocasches Zentrum)*** befindet sich im Bereich des *Gyrus frontalis inferior* (Pars opercularis und Pars triangularis, *Areae 44* und *45)* einseitig in der dominanten Hemisphäre, also meist links.

Das ***somatosensorische Primärgebiet*** ist in der *postzentralen Region (Gyrus postcentralis, Areae 3, 1* und *2;* ***granuläre Rinde)***. Hier enden die Bahnen der *epikritischen Sensibilität* und

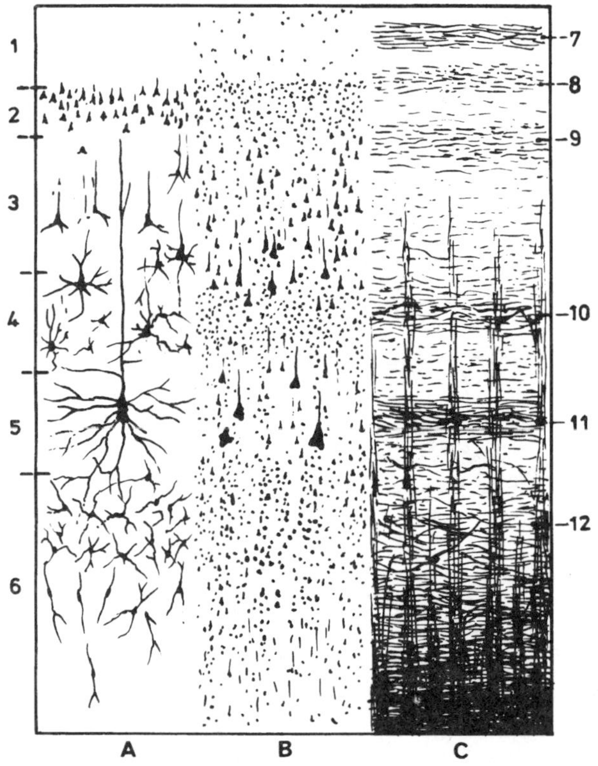

Abb. 86 Vergleichende Darstellung der laminären Struktur des Isocortex des Menschen mit der Golgi-Versilberung (A), der Nissl-Färbung (B) und Markscheidenfärbung (C)

1. Lamina molecularis
2. Lamina granularis externa
3. Lamina pyramidalis externa
4. Lamina granularis interna
5. Lamina pyramidalis interna
6. Lamina multiformis
7. Lamina tangentialis (Exner-Streifen)
8. Lamina dysfibrosa
9. Lamina suprastriata (Kaes-Bechterew-Streifen)
10. Stria Baillarger externa (äußerer Baillarger-Streifen)
11. Lamina infrastriata superficialis et stria Baillarger interna (innerer Baillarger-Streifen)
12. Lamina infrastriata (Kaes-Streifen)

auch der *protopathischen Sensibilität*. Ein ***Primärgebiet für Geschmacksempfindungen*** wird im *unteren Teil der postzentralen Region* vermutet.

Sowohl das *somatomotorische Primärgebiet* als auch das *somatosensorische Primärgebiet* zeigen eine **somatotopische Gliederung** (Abb. 89).

Das ***akustische Primärgebiet*** liegt in den *Gyri temporales transversi (Heschlsche Querwindungen)* der oberen Schläfenwindung *(Area 41,* ***granuläre Rinde)***. Hier endet die Hörbahn aus dem Corpus geniculatum mediale *(Radiatio acustica)*. In der primären akustischen Rinde sind Tonfrequenzen topographisch verteilt ***(Tonotopie)***. Die *Area 42* repräsentiert ein ***Sekundärgebiet***, das die Area 41 umgibt. Im *hinteren Bereich des Gyrus temporalis superior* bzw. in *Lobulus parietalis inferior* liegt einseitig in der dominanten Hemisphäre das ***Feld für Klangerinnerungen***, das ***sensorische Sprachzentrum (Wernickesches Zentrum; Areae 39 und 40)***. In der ***Area 22*** und der ***Area*** *37* des Temporallappens werden die akustischen und visuellen Information miteinander verknüpft. Der Ausfall der Gegend des Gyrus angularis macht das Lesen und das Schreiben unmöglich *(Alexie* und *Agraphie)*.

Das ***optische Primärgebiet*** umfasst die Regionen ober- und unterhalb des Sulcus calcarinus an der Innenseite des Hinterhauptlappens. Die *Sehrinde* ***(Area 17; granuläre Rinde)*** wird wegen eines makroskopisch sichtbaren Faserstreifens in der Schicht IV ***(Gennarischer Streifen) Area striata*** genannt. Hier endet die Sehbahn aus dem Corpus geniculatum laterale (4. Neuron). Die Sehrinde hat eine strenge ***Retinotopie***. In der Umgebung der Area striata liegen die ***Areae parastriata*** und ***peristriata (Areae 18*** und ***19)***. Die *Area parastriata* ist das ***optische Sekundärgebiet***. Die *Area peristriata* wird als ***optisches Tertiärgebiet*** oder ***visueller Assoziationscortex*** angesehen. In der Area peristriata und in der weiteren Umgebung der Sehrinde liegt ein ***Feld für optische Erinnerungsbilder***, ein ***optisches Assoziationsfeld***, das für das Erkennen optisch perzipierter Eindrücke unentbehrlich ist.

Innerhalb der Rindenfelder sind Gruppen von Neuronen in **vertikalen Säulen** zu Funktionseinheiten zusammengefaßt (Abb. 90). Die wichtigsten Zelltypen des ***Isocortex*** sind die *Pyramidenzellen,* die *Körner-* oder *Sternzellen* und die *hemmenden Interneurone* (z.B. *Korbzellen*). Die *spezifischen Afferenzen* zur Hirnrinde enden an den verschiedenen Zelltypen der *Schicht IV*. Die *Efferenzen* der Rinde sind die Axone der *Pyramidenzellen*. Die Fasern zu den Basalganglien, zum Hirnstamm und zum Rückenmark (Projektionsfasern) entspringen in der *Schicht V*, die kortiko-kortikalen Fasern (Assoziationsfasern) in der *Schicht III* und die kortikothalamischen in der *Schicht VI*.

Als anatomische und funktionelle Basiseinheit aller kortikalen Vorgänge gilt eine annähernd zylindrische **Zellsäule** von etwa 200-300 μm Durchmesser, die durch die gesamte Dicke des Cortex zieht und aus etwa 5000 Zellen besteht **(Modulkonzept)**. Das menschliche Gehirn enthält etwa $2x10^6$ solcher Säule. Die Zellen jeder Säule sind in vertikaler Richtung wesentlich enger durch Faserverbindungen verknüpft als in horizontaler, wo Inhibition von Korbzellen überwiegt *(laterale Hemmung)*. Die Säulen werden durch einheitliche Faserverbindungen zu größeren Einheiten zusammengefasst. In der Sehrinde kann man nebeneinander ***Orientierungssäulen*** und ***okuläre Dominanzsäulen*** unterscheiden, und auch Informationen über die Farben und Entfernungen sind modulartig representiert.

Hemisphärenasymmetrie und Hemisphärendominanz

Beide Hemisphären sind im Hinblick auf ihre Leistungen nicht gleichwertig. Bei der Mehrzahl der Menschen, meist auch bei Linkshändern, ist *Sprach- und Denkvermögen* an die linke **dominante Hemisphäre** gebunden.

Das Wernickesche Sprachzentrum in der dominanten Hemisphäre ermöglicht die Integration der gehörten Sprache mit den Klangerinnerungsbildern und sichert deren ständige

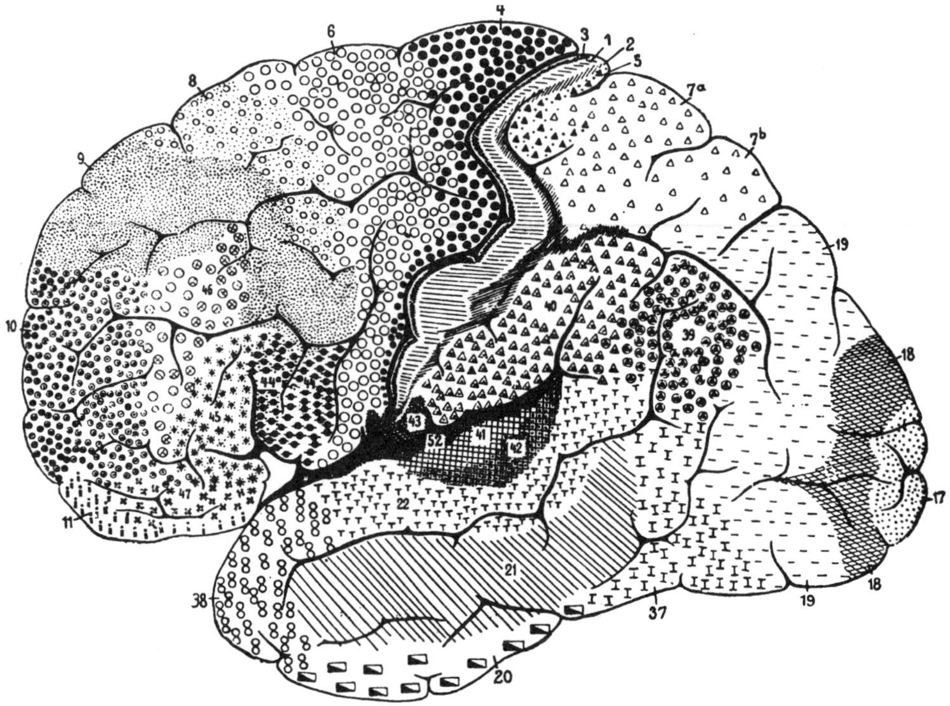

Abb. 87/a Hirnkarte der einzelnen allo- und isokortikalen Areale der menschlichen Hirnrinde (Facies superolateralis)

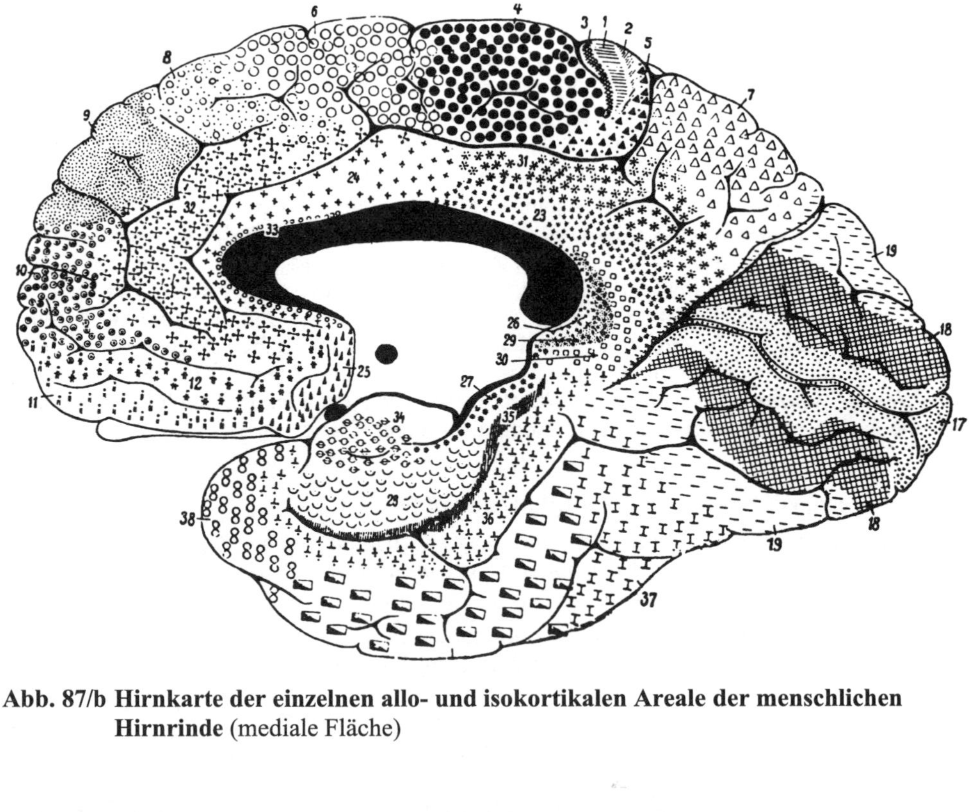

Abb. 87/b Hirnkarte der einzelnen allo- und isokortikalen Areale der menschlichen Hirnrinde (mediale Fläche)

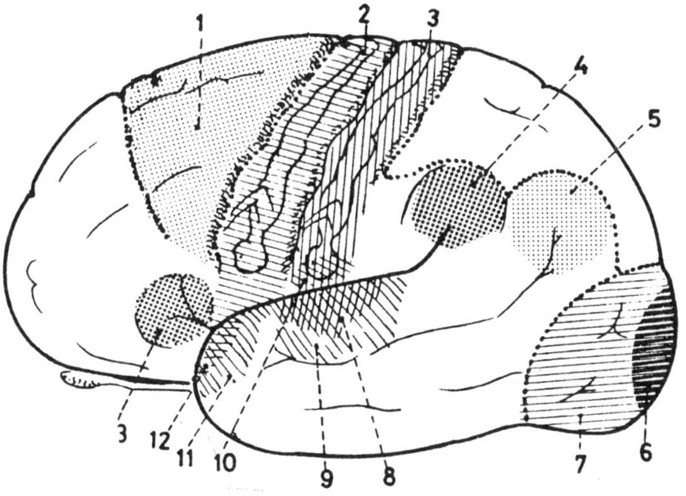

Abb. 88 Primär- und Sekundärgebiete der Hirnrinde

1. Prämotorisches Gebiet (Areae 6 und 8)
2. Motorisches Primärgebiet (Area 4)
3. Sensibles Primärgebiet (Areae 3, 1 und 2)
4. Wernicksches Zentrum, sensorisches Sprachzentrum (Area 39 und 40)
5. Optisches Sprachzentrum oder Lesezentrum (Area 39)
6. Optisches Primärgebiet, Area striata (Area 17)
7. Feld der Seherinnerungen, Area parastriata (Area 18) und Area peristriata (Area 19)
8. Akustisches Primärgebiet an Innenseite des Gyrus temporalis superior (Heschlsche Querwindungen - Area 41)
9. Akustische Sekundärgebiet (Area 42)
10. Primäres Geschmackszentrum (Area 43)
11. Sekundäres Riechfeld am Gyrus parahippocampalis (basale Hirnfläche - Area 28)
12. Primäres Riechfeld, Gyrus ambiens, Gyrus semilunaris und kortikomediale Kerngruppes des Corpus amygdaloideum (an Medialfläche des Temporalpols - Area 51)
13. Motorisches Sprachzentrum von Broca (Area 44 und 45)

Verfügbarkeit. Auch die Integration des erlernten optischen Buchstabenbildes mit dem akustischen Wortbild ist im Gyrus angularis lokalisiert.

Die **dominante Hemisphäre** ist allein zuständig für alle an *sprachliche* und *gedankliche Fähigkeiten* gebundenen Leistungen und für das *Bewußtsein*. Die **untergeordnete Hemisphäre** oder **Representationshemisphäre** ist auf bestimmte Leistungen spezialisiert, bei denen die dominante Hemisphäre weit unterlegen ist, z.B. *Auffassung von Bildern und Mustern, Konstruktion räumlicher Strukturen, Musikalität*. Generell kann man der **dominanten Hemisphäre** eine mehr ***analytische Funktion***, der **untergeordneten** mehr ***synthetische Aufgaben*** zumessen.

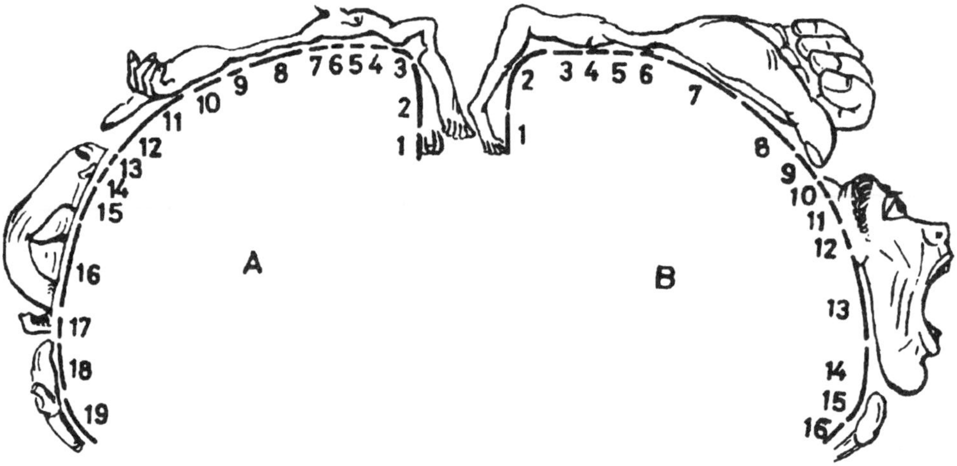

Abb. 89 Somatotopische Gliederung der Postzentralregion (somatosensibler Cortex: A) und der Präzentralregion (motorischer Cortex: B)

A-Seite:

1. Genitale .
2. Fuß
3. Bein
4. Hüfte
5. Rumpf
6. Hals
7. Kopf
8. Arm
9. Handgelenk
10. Hand
11. Finger
12. Daumen
13. Augc
14. Nase
15. Gesicht
16. Lippen
17. Kiefer und Zähne
18. Zunge
19. Pharynx

B-Seite:

1. Fußmuskeln
2. Unterschenkel-, Oberschenkelmuskeln
3. Hüftmuskeln
4. Rumpfmuskeln
5. Armmuskeln

6-8.Handmuskeln

9. Daumenmuskeln

10-14. Gesichts- und Kaumuskeln

15. Zungenmuskulatur
16. Rachenmuskulatur

8.5.2. Die Leitungsbahnen des Endhirns

Die Großhirnhemisphäre enthält hautpsächlich drei Arten von Leitungsbahnen (siehe auch im Kapitel 6.6.). Sie bilden die große Markmasse der Hemisphäre, **Centrum semiovale**, in der Höhe des Balkens.

1.) Die **Assoziationsfasern** stellen Verbindungen zwischen den verschiedenen Rindenbezirken derselben Hemisphäre (Abb. 49 und 91).

a.) ***Fibrae arcuatae breves*** et ***longi cerebri***, kurze, U-förmige Fasern verbinden benachbarte bzw. nahe Windungen miteinander.

b.) ***Cingulum***,
Fasciculus longitudinalis superior und
Fasciculus longitudinalis inferior,
Fasciculus uncinatus sind die langen Assoziationsfaserbündel. Sie verknüpfen die verschiedenen Hirnlappen.

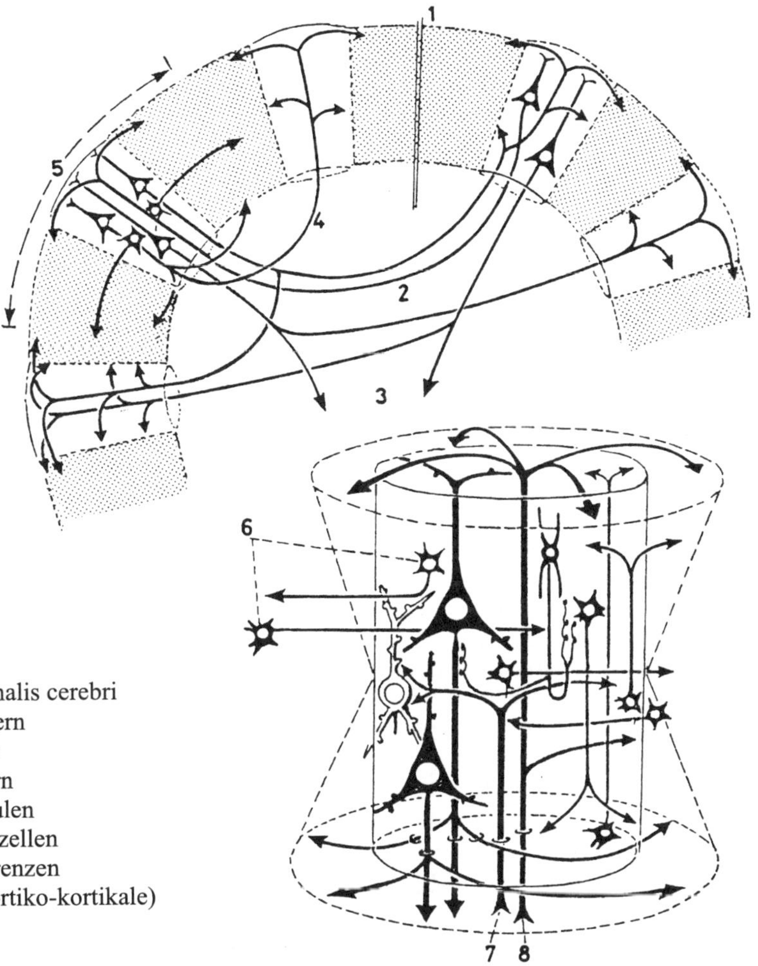

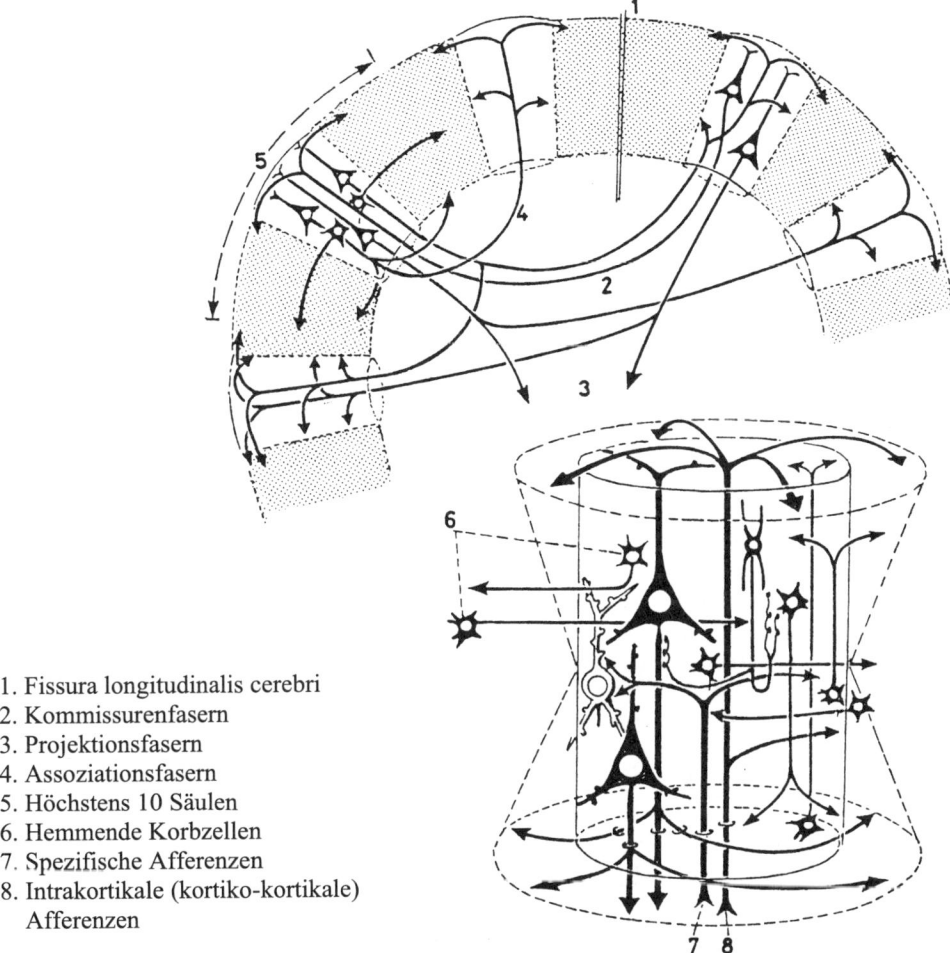

1. Fissura longitudinalis cerebri
2. Kommissurenfasern
3. Projektionsfasern
4. Assoziationsfasern
5. Höchstens 10 Säulen
6. Hemmende Korbzellen
7. Spezifische Afferenzen
8. Intrakortikale (kortiko-kortikale) Afferenzen

Abb. 90 **Schematische Darstellung der Rindenmodule.** Die zylindrischen Zellsäulen bestehen aus etwa 5000 Zellen. Die efferenten Fasern der Rinde stammen von den Pyramidenzellen der 3. und 5. Zellschichten. Die Pyramidenzellen der 3. Lamina senden die Assoziationsfasern, und die Pyramidenzellen der 5. Lamina projizieren zu den subkortikalen Strukturen. Die lokalen Verbindungen der Säulen kann man nach allen Richtungen bis zu der 5. Nachbarsäule verfolgen. (nach Szentágothai)

2.) **Kommissurenfasern:** Sie setzen sich aus Faserzügen zusammen, die von der Rinde einer Hemisphäre zur Rinde der anderen laufen (Abb. 49 und 91).

a.) ***Corpus callosum*** *(Rostrum, Genu, Truncus, Splenium)* ist nach vorn und hinten konvex.

b.) ***Commissura anterior (rostralis)*** *(Riechkommissur):* verbindet die Schläfenlappen beider Hemisphären.

c.) ***Commissura fornicis***, eine Verbindung, die zwischen den beiden Fornices verläuft.

3.) Die **Projektionsfasern** sind auf- und absteigende Faserbündel, die Erregungen einerseits aus der Umwelt und aus dem Inneren des Körpers auf die Hirnrinde *(kortikopetale Fasern)* und andererseits von der Rinde zum Hirnstamm sowie zum Rückenmark *(kortikofugale Fasern)* leiten. Die einzelnen Bündel zeigen eine fächerförmige Anordnung, indem sie von der Hirnrinde aus auf das enge Feld der *Capsula interna* und des *Crus cerebri* zusammenströmen oder vom Thalamus aus zur Rinde hin auseinanderweichen. Die Projektionsfasern erscheinen in der Seitenansicht als *"Stäbe"*, sie werden deshalb als *Stabkranz, Strahlenkranz,* ***Corona radiata***, bezeichnet (Abb. 50).

Die wichtingsten Projektionsbahnen:

1.) **Kurze Bahnen:**

a.) ***Tractus thalamocorticales*** und ***Tractus corticothalamici:*** Die *Thalamuskerne* haben *reziproke Verbindungen* mit der *Rinde* aller vier Großhirnlappen. Diese Bahnen bilden die *drei Thalamusstiele* ***(Radiatio thalami anterior, superior und posterior)***.

b.) ***Der Fornix:*** Er verbindet den Hippocampus mit dem *Zwischenhirn (Corpus mamillare)*.

2.) **Lange Bahnen:**

a.) ***Tractus corticospinalis*** und ***Tractus corticonuclearis:*** Die *Pyramidenbahn* zieht von der Rinde, insbesondere von dem *Gyrus praecentralis,* durch die *Capsula interna* und das *Crus cerebri* zum *Rückenmark,* bzw. den *Kernen der motorischen Hirnnerven* im Bereich des Hirnstammes. Die Hauptmasse der Fasern des Tractus corticospinalis tritt in der Pyramidenkreuzung auf die Gegenseite des verlängerten Marks über (gekreuzte Bahn), ein kleinerer Teil bleibt bis kurz vor seiner Endigung ungekreuzt.

b.) ***Tractus frontopontinus (Arnold)*** und ***Tractus temporo-occipitopontinus (Türck)*** (Großhirn-Brückenbahnen) haben ihre Ursprünge im *Frontallappen* sowie im *Temporal-, Occipital-* und *Parietallappen,* die im Bereich der inneren Kapsel getrennt verlaufen. Ihre Fasern gehen von der Rinde zu den *Nuclei pontis*. Anschließend gehen die Fasern von den Brückenkernen zur kontralateralen Kleinhirnrinde *(Tractus pontocerebellaris)*.

8.5.3. Basalganglien (Abb. 37-41 und 94)

Die Basalganglien sind mehrere makroskopisch sichtbare Kerngebiete, die subkortikal in der zentralen Marksubstanz der Endhirnhemisphären eingebettet sind. Sie werden durch die ***Capsula interna*** in eine lateral von der inneren Kapsel gelegene Kerngruppe und in eine mediale Gruppe unterteilt. Als Basalganglien bezeichnet man den ***Nucleus caudatus*** und den ***Nucleus lentiformis***. Diese Kerne sind Teile des *extrapyramidalen Systems*. Zu den Basalganglien im weiteren Sinn werden noch das *Claustrum* und das *Corpus amygdaloideum* gerechnet.

Der **Nucleus caudatus** *(Schwanzkern)* hat die Gestalt eines C, das rostral oben mit einer Verdickung, dem *Kopf* ***(Caput nuclei caudati)*** beginnt. Er geht in den verschmälerten *Körper* ***(Corpus nuclei caudati)*** über und läuft in einen dünnen Strang, den *Schwanz* ***(Cauda nuclei caudati)*** aus. Er liegt im ganzen Verlauf der seitlichen Wand des *Seitenventrikels* an.

Der **Nucleus lentiformis** *(Linsenkern)* hat die Gestalt einer bikonvexen Linse und ist von außen gleichsam in die Krümmung des Schwanzkerns seitlich eingefügt. Sein äußerer Teil heißt Schale oder ***Putamen***, sein innerer, blasser, mehr kugeliger Teil ist der ***Globus pallidus (Pallidum)***. Die Abschnitte sind durch Marklamellen voneinander getrennt. Putamen und Nucleus caudatus sind durch Stränge grauer Substanz miteinander verbunden, daher haben sie den Namen *Streifenkörper,* ***Corpus striatum (Striatum)***, erhalten. Sie gehen in der Ontogenese aus einer einheitlichen Kernmasse, dem *Ganglienhügel* des Telencephalon, hervor.

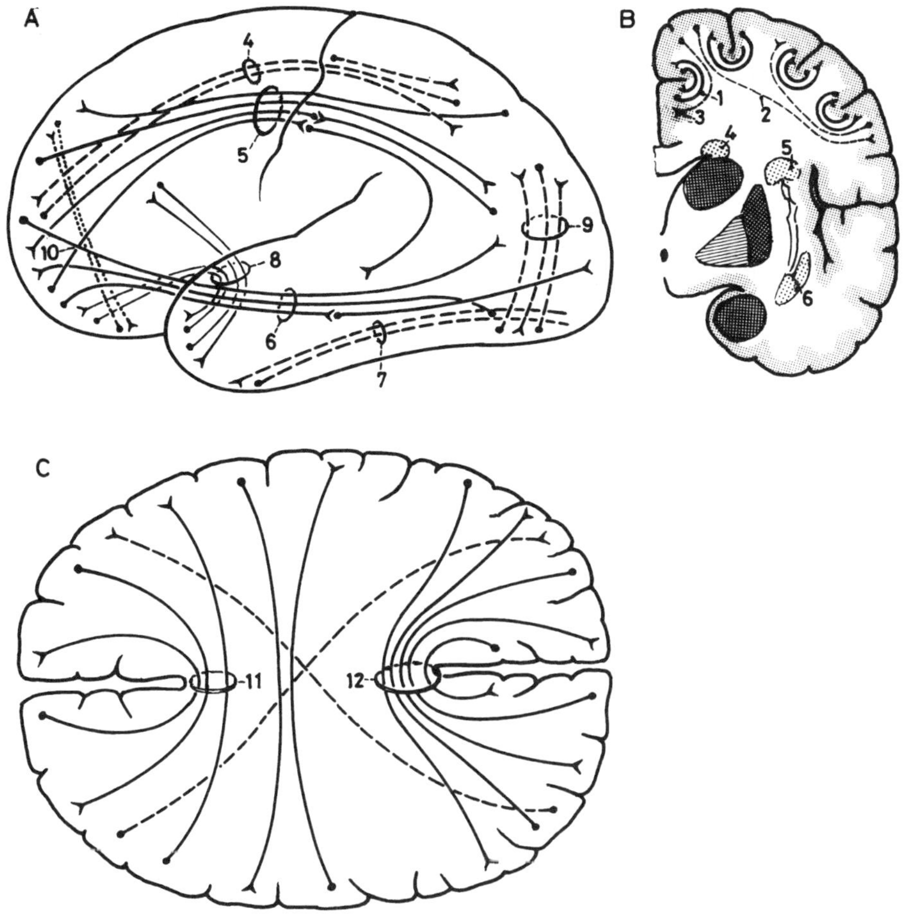

Abb. 91 Fasersysteme des Endhirns
A: Seitenansicht der linken Hemisphäre;
B: Frontalschnitt der linken Hemisphäre;
C: Aufsicht der Balkenstrahlung

1. Fibrae arcuatae cerebri breves
2. Fibrae arcuatae cerebri longi
3. Cingulum
4. Fasciculus occipitofrontalis superior (subcallosus)
5. Fasciculus longitudinalis superior
6. Fasciculus occipitofrontalis inferior
7. Fasciculus longitudinalis inferior
8. Fasciculus uncinatus
9. Fasciculus occipitalis verticalis
10. Fasciculus orbitofrontalis
11. Forceps minor
12. Forceps major

Das **Striatum dorsale** umfaßt die Hauptmasse des *Nucleus caudatus* und des *Putamens* und entspricht damit weitgehend dem klassischen Neostriatum. Es enthält Afferenzen von motorischen, sensorischen und entsprechenden assoziativen Rindenarealen, von Nucleus ventralis anterior und Nucleus ventralis lateralis thalami (VA/VL), von intralaminären

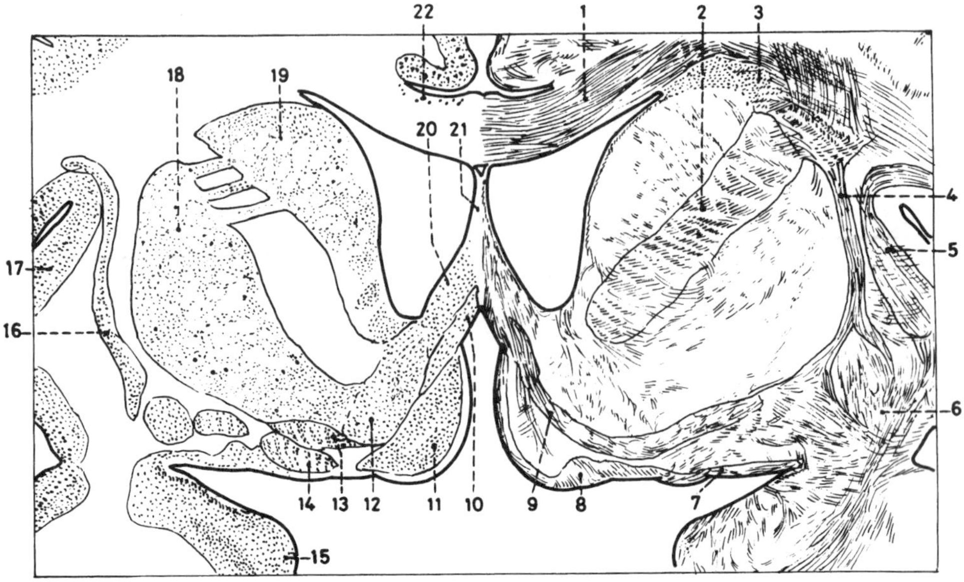

Abb. 92 Frontalschnitt der Area septalis

1. Corpus callosum
2. Capsula interna
3. Fasciculus occipitofrontalis superior (subcallosus)
4. Capsula externa
5. Capsula extrema
6. Fasciculus uncinatus
7. Stria olfactoria lateralis
8. Stria olfactoria medialis
9. Diagonales Band von Broca
10. Nucleus gyri diagonalis
11. Area subcallosa
12. Nucleus accumbens
13. Substantia innominata
14. Nucleus olfactorius anterior
15. Area entorhinalis
16. Claustrum
17. Insula
18. Putamen
19. Caput nuclei caudati
20. Nuclei septi
21. Septum pellucidum
22. Indusium griseum

Thalamuskernen sowie von Pars compacta der Substantia nigra. Es wird als ***somatisches Striatum*** bezeichnet (s. extrapyramidales System - 9.1.2.)

Das **Striatum ventrale** ist ein aus weit verstreuten Zellhaufen bestehendes Kerngebiet unterhalb des Bodens des Seitenventrikels in der basalen Fläche des Stirnlappens (Abb. 92). Zum Striatum ventrale werden der *Nucleus accumbens (septi)* und der *striäre Bereich des Tuberculum olfactorium,* die ihre Afferenzen von limbischen, olfaktorischen, orbitalen und cingulären Rindenfeldern sowie von basolateralen Mandelkern und von *Thalamus* (Mittellinienkerne, intralaminäre Kerne) sowie von dopaminerger *Area tegmentalis ventralis (Tsai).* Aufgrund seiner Afferentation wird es auch als ***limbisches Striatum*** bezeichnet.

Der ***Nucleus accumbens (septi)*** befindet sich beim Übergang zwischen Nucleus caudatus und der Area septalis, unterhalb des Vorderhorns des Seitenventrikels. Ursprünglich wurde er zum Septum gezählt, aber er gehört seiner Struktur nach zum Striatum. Seine efferenten Fasern ziehen zum *ventralen Pallidum* und zum *limbischen System.* Er ist eine wichtige *Konvergenzstelle zwischen limbischen und extrapyramidalen Bahnen,* wodurch sich die Sub-

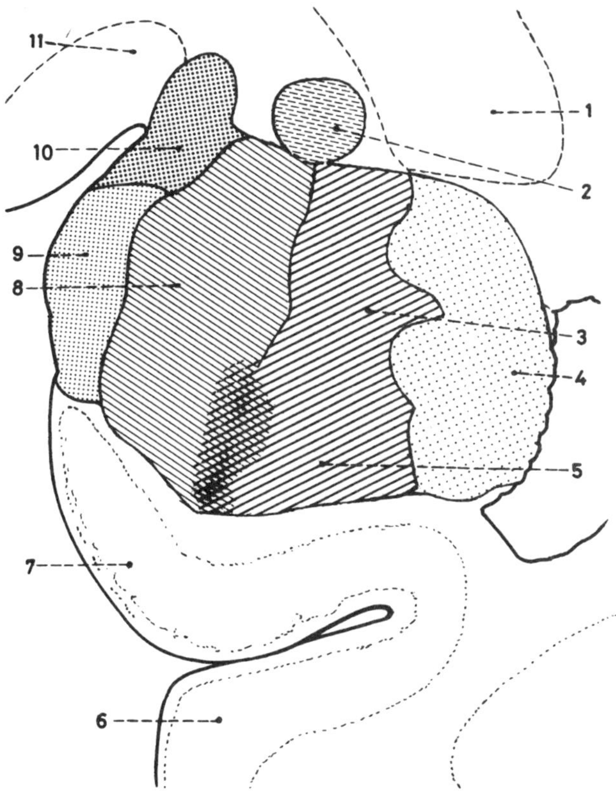

Abb. 93 **Lage und Kerne des Mandelkernkomplexes** im Frontalschnitt durch den medialen Temporallappen eines Schimpansen

1. Putamen
2. Nucleus centralis
3. Nucleus basalis lateralis
4. Nucleus lateralis
5. Nucleus basalis medialis
6. Cortex temporalis
7. Area entorhinalis
8. Nucleus basalis accessorius
9. Nucleus corticalis
10. Nucleus medialis
11. Tractus opticus

strate der *Motivation* und des *emotionalen Ausdrucksvermögens* gegenseitig beeinflussen können. Der Nucleus accumbens spielt eine große Rolle im *Selbstreizversuch nach Olds*.

Basierend auf der somatischen und limbischen Afferentation ins Striatum und der topographischen Organisation der striopallidalen Bahnen wird das Pallidum, analog zum Striatum, in ein *somatisches* **Pallidum dorsale** (Hauptmasse von Globus pallidus) und ein *limbisches* **Pallidum ventrale** unterteilt.

Das **Pallidum ventrale** wird von *ventralem Teil des Globus pallidus,* von *subcommissuralem Teil der Substantia innominata* und von *pallidalem Bereich des Tuberculum olfactorium* gebildet. Seine Afferenzen stammen aus dem *ventralen Striatum* und erreicht seine Projektion über den *Nucleus medialis dorsalis thalami (MD)* die *limbischen Rindenfelder.* Seine absteigenden Efferenzen ziehen zum *Nucleus pedunculopontinus* des Mittelhirns.

Der **Nucleus basalis Meynerti**, der **Nucleus tractus diagonalis nach Broca**, der **Nucleus septalis medialis** und der **Nucleus praeopticus magnocellularis** werden aus verstreuten cholinergen und nicht-cholinergen Zellgruppen aufgebaut, die unterhalb des Globus pallidus liegen. Die *cholinergen Nervenzellen* versorgen Großhirnrinde, Hippocampus und olfaktorische Zentren. Gegenwärtig stehen Zusammenhänge zwischen massiven Ausfällen dieses Systems und der *Alzheimerschen Krankheit* zur Diskussion.

Das **Claustrum** ist eine schmale Zone grauer Substanz, das seitlich dem Putamen anliegt. Es wird durch zwei Lamellen weißer Substanz abgegrenzt, vom Putamen durch die ***Capsula externa***, von der Inselrinde durch die ***Capsula extrema***. Es ist mit dem ipsi- und

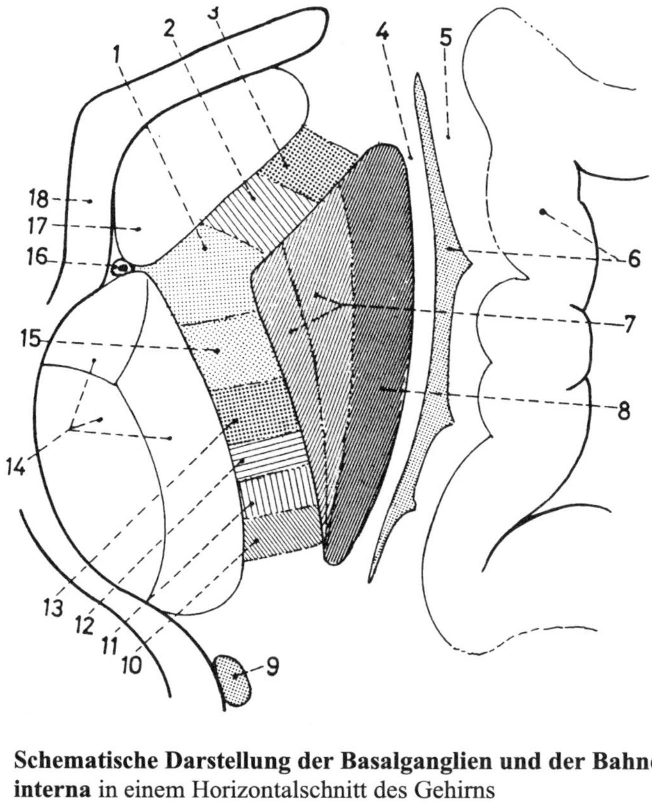

Abb. 94 Schematische Darstellung der Basalganglien und der Bahnen der Capsula interna in einem Horizontalschnitt des Gehirns

1. Tractus corticonuclearis (Pyramidenbahn)
2. Bahnen des vorderen Thalamusstiels (Tractus thalamocorticales)
3. Tractus frontopontinus (Arnold)
4. Capsula externa
5. Capsula extrema
6. Claustrum und Inselrinde
7. Globus pallidus
8. Putamen
9. Cauda nuclei caudati
10. Radiatio optica
11. Radiatio acustica
12. Tractus parieto-occipitopontinus (Türck)
13. Oberer Thalamusstiel (Tractus thalamocorticalis - somatosensible Bahnen)
14. Thalamuskerne
15. Tractus corticospinalis (Pyramidenbahn)
16. V. thalamostriata und Stria terminalis
17. Caput nuclei caudati
18. Cornu anterius ventriculi lateralis

kontralateralen *Neocortex reziprok* verbunden und enthält multimodale Afferenzen. Das Claustrum soll *assoziative Funktionen* innerhalb des Endhirns erfüllen.

Das **Corpus amygdaloideum** *(Mandelkern)* liegt an der medialen Fläche des Schläfenlappens. Man faßt die Subnuclei in zwei Gruppen zusammen: In die phylogenetisch alte ***kortikomediale Kerngruppe*** und in die phylogenetisch jüngere ***basolaterale Kerngruppe***. Die kortikomediale Kerngruppe empfängt Fasern des Bulbus olfactorius und gehört zum *Palaeopallium*. Die basolaterale Kerngruppe hat Faserverbindungen mit der *präpiriformen und entorhinalen Rinde* sowie mit den *optischen und akustischen Systemen*. Sie wird beim *Riech-* und auch beim *limbischen System* besprochen.

8.5.4. Capsula interna (Abb. 37 und 94)

Die innere Kapsel besteht aus *Projektionsbahnen,* die zwischen *Thalamus* und *Nucleus caudatus* medialseits und *Nucleus lentiformis* lateralseits hindurchtreten. Sie bilden auf dem Horizontalschnitt einen nach lateral offenen Winkel. Dessen *vorderer Schenkel,* **Crus anterius**, liegt zwischen *Kaudatumkopf* und *Nucleus lentiformis*. Das *Knie,* **Genu**, befindet sich am Scheitel des Winkels. Der *hintere Schenkel,* **Crus posterius**, verläuft zwischen *Thalamus* und *Nucleus lentiformis*.

Den *vorderen Schenkel,* **Crus anterius**, bilden der *Tractus frontopontinus (Arnold* - vorne und lateral) und die *Bahnen des vorderen Thalamusstiels* (extrapyramidale, limbische und Schmerzfasern - aus Nucleus ventralis anterior und Nucleus ventralis lateralis; Nuclei anteriores sowie Nucleus medialis dorsalis thalami).

Im *Knie,* **Genu capsulae internae**, liegt der *Tractus corticonuclearis*.

Im *hinteren Schenkel,* **Crus posterius**, schließen sich in somatotopischer Anordnung der *Tractus corticospinalis (Pyramidenbahn)* und weiter kaudal der *obere Thalamusstiel* an (somatosensible Fasern - aus dem Nucleus ventralis posterolateralis und dem Nucleus ventralis posteromedialis zum Gyrus postcentralis). Weiter hinten befinden sich nacheinander *Tractus temporo occipitopontinus (Türck), Radiatio acustica* und *Radiatio optica*. Eine Blutung in der inneren Kapsel ***(Apoplexie)*** kann an der Gegenseite zur *Halbseitenlähmung,* meistens mit gleichzeitigem Ausfall der Somatosensibilität, führen.

9. FUNKTIONELLE SYSTEME

9.1. MOTORISCHE SYSTEME

9.1.1. Pyramidenbahnsystem (Abb. 95)

1. **Tractus corticospinalis** und
2. **Tractus corticonuclearis** gelten als Bahnen der Willkürmotorik.

Ursprung der Bahnen sind ***Pyramidenzellen*** (in Schicht V) der *praezentralen Felder (Area 4* und *6) (1. Neuron).* Ihre weiteren Ursprünge befinden sich in Feldern des *Parietallappens (Area 3, 1, 2)* und der *zweiten sensomotorischen Region (Area 40)*. Ihre Fasern ziehen durch das Knie und den hinteren Schenkel der ***Capsula interna*** zur Hirnbasis, weiter im *Hirnschenkel* des Mittelhirns ***(Crus cerebri)*** sowie in der ***Basis*** der Brücke und des verlängerten Marks (Abb. 63-67).

1.) Die Mehrheit der Fasern des **Tractus corticospinalis** (70-90%) kreuzen in der ***Decussatio pyramidum*** auf die Gegenseite und laufen *im Seitenstrang* des Rückenmarks weiter. Die *ungekreuzten Fasern* befinden sich *im Vorderstrang* und kreuzen sich erst in Höhe ihrer Endigung. Die Pyramidenbahnfasern enden zum größten Teil in der Zona intermedia des Rückenmarks an ***Schaltneuronen*** *(2. Neuron)*. Nur ein geringer Teil erreicht die α- und γ-***Motoneurone*** des Vorderhorns direkt.

2.) Die Fasern des **Tractus corticonuclearis** enden in der Formatio reticularis des Hirnstammes und ziehen nach der Umschaltung zu den ***motorischen Hirnnervenkernen***. Auch diese Fasern kreuzen sich vor ihrer Endigung, aber einige Hirnnervenkerne erhalten bilaterale Innervation.

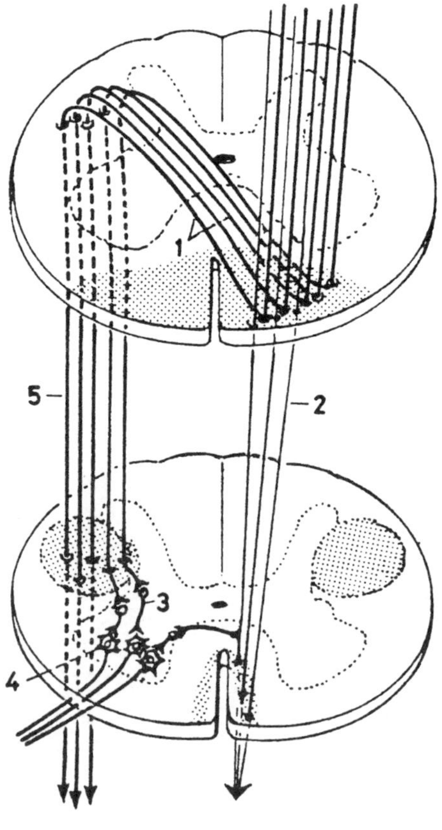

Abb. 95 Schematische Darstellung der Pyramidenbahn

1. Decussatio pyramidum
2. Tractus corticospinalis ventralis (anterior) (directus)
3. Zwischenneurone in der Zona intermedia des Rückenmarks
4. Motoneurone im Vorderhorn
5. Tractus corticospinalis lateralis (cruciatus)

Im allgemeinen wird die Pyramidenbahn als eine **dreineuronige, gekreuzte Bahn** angesehen. Innerhalb der ganzen Bahn kann man eine **somatotopische Anordnung** der Fasern beobachten.

Eine Schädigung des Pyramidenbahnsystems unterbricht alle Willkürimpulse von der Rinde zu den Motoneuronen und führt zu einer ***spastischen Lähmung***. Den erhöhten Muskeltonus *(Hypertonie)* kann man mit der gleichzeitigen Schädigung des extrapyramidalen Systems (hauptsächlich der *Striatumfasern*) erklären.

9.1.2. Extrapyramidales System (Abb. 96)

Unter dem Begriff extrapyramidal motorisches System werden alle jene anderen Bahnen bezeichnet, die nicht durch die Pyramidenbahn verlaufen und die einen Einfluß auf die motorischen Regelkreise ausüben. Es steuert *unbewußte Teilkomponenten der Motorik*. Es sichert den geordneten Ablauf der Willkürbewegungen sowie der angeborenen und erworbenen *Automatismen,* und ist verantwortlich für die *Einstellung des Muskeltonus*. Von ihm werden die *Mitbewegungen* und die *Ausdrucksbewegungen (Mimik)* gesteuert. *Es ist ein unwillkürlich arbeitendes Hilfssystem der Willkürmotorik.* Das extrapyramidale System ist ein phylogenetisch *älteres System* als die Pyramidenbahn. (Viele Tierarten erhalten zumeist ihre Bewegungsfähigkeit beim Ausfall der motorischen Rindenfelder.) Obwohl efferente Bahnen des extrapyramidalen Systems von seinen Zentren im Hirnstamm in das Rückenmark ziehen, wird seine Efferentation zu motorischen Rindenfeldern, wovon größtenteils die Pyramidenbahn entspringt, in jüngster Zeit als die wichtigste angesehen.

Die Zentren des extrapyramidalen Systems:

- Corpus striatum (Striatum),
- Globus pallidus (Pallidum),
- Nucleus subthalamicus (Luysi),
- Nucleus ruber,
- Substantia nigra,
- Kleinhirn (Cerebellum),
- Nucleus ventralis anterior und Nucleus ventralis lateralis thalami (VA/VL).

Die Faserverbindungen des extrapyramidalen Systems:

1. **Hirnrinde** (hauptsächlich motorische Präzentralfelder, ***Area 4*** und ***6***) sendet Fasern zu:

- Corpus striatum,
- Nucleus subthalamicus,
- Nucleus ruber,
- Substantia nigra,
- Kleinhirn,
- Nucleus ventralis anterior et ventralis lateralis thalami (VA/VL).

2. **Corpus striatum** und **Substantia nigra** stehen miteinander in reziproker Verbindung. Die *strio-nigralen Fasern* sind *GABAerg,* und die *nigro-striatalen Fasern* sind *dopaminerg*.
3. **Kleinhirn** projiziert zum Nucleus ruber sowie zum ***Nucleus ventralis anterior*** und ***Nucleus ventralis lateralis thalami***. (Das Kleinhirn erhält Afferenzen aus dem Rückenmark, dem Hirnstamm und der Hirnrinde - eigentlich alle sensiblen und Sinnesinformationen.)
4. Vom **Nucleus ruber** *(Neorubrum, Pars parvocellularis)* zieht der ***Tractus tegmentalis centralis*** zum *Nucleus olivaris inferioris (caudalis)*.
5. **Regelkreise des Systems:**

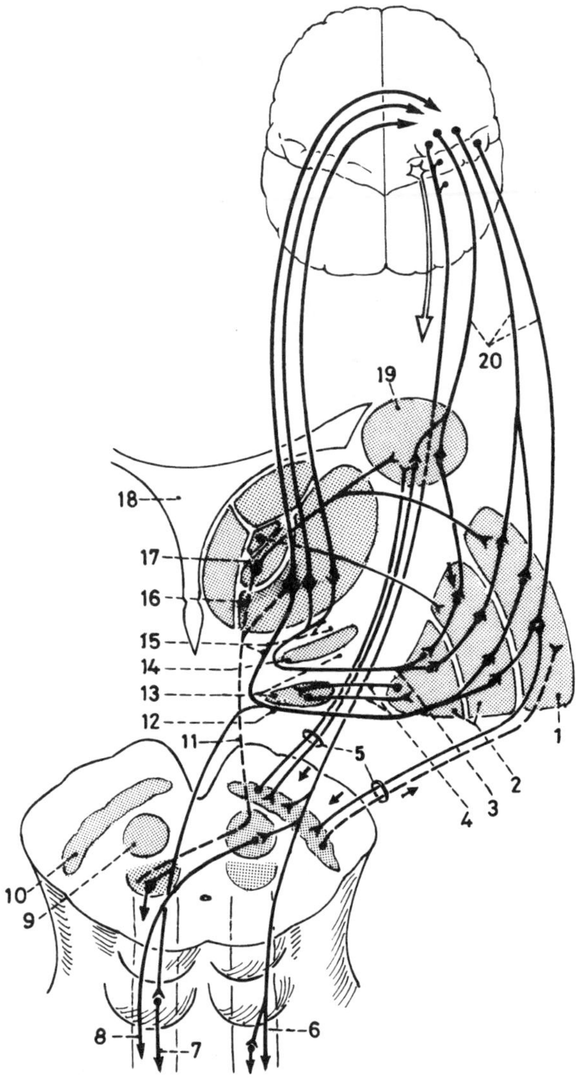

Abb. 96 Verbindungen des extrapyramidalen Systems (nach Hassler)

1. Putamen
2. Globus pallidus (Pallidum externum und internum)
3. Fasciculus lenticularis
4. Tractus subthalamicus
5. Tractus strio-nigralis (GABAerg) und Tractus nigro-striatalis (DOPAerg)
6. Formatio reticularis
7. Tractus reticulospinalis
8. Tractus rubrospinalis
9. Nucleus ruber
10. Substantia nigra
11. Tractus cerebellothalamicus
12. Ansa lenticularis
13. Feld H_2 von Forel und Nucleus subthalamicus (Luysi)
14. Zona incerta
15. Feld H_1 von Forel mit Fasciculus thalamicus
16. Nucleus ventralis anterior und Nucleus ventralis lateralis thalami
17. Intralaminäre Thalamuskerne
18. III. Ventrikel
19. Nucleus caudatus
20. Kortikostriatale Fasern (Glutamaterg)

a.) ***Rinde - Putamen - Pallidum - Fasciculus thalamicus - Thalamus (VA/VL) - Rinde;***
b.) ***Rinde - Nuclei pontis - Kleinhirn - Thalamus (VA/VL) - Rinde;***
c.) ***Pallidum - Nucleus subthalamicus - Pallidum;***
d.) ***Corpus striatum - Pallidum - Fasciculus lenticularis - Formatio reticularis - intralaminäre Thalamuskerne - Corpus striatum.***

Die **efferenten Fasern des Pallidum** bilden vier größere Bündel: Den *Fasciculus lenticularis,* die *Ansa lenticularis,* den *Fasciculus pallidosubthalamicus* und den *Fasciculus pallidotegmentalis*.

Fasciculus lenticularis tritt aus dem *Pallidum internum* aus und durchbricht den hinteren Schenkel der *Capsula interna*. Er läuft zwischen dem Nucleus subthalamicus (Luysi) und der Zona incerta ***(Feld H_2 nach Forel)*** hin durch und erreicht das ***Feld H nach Forel*** im medialen Teil des Subthalamus. Er biegt um den medialen Rand der Zona incerta nach oben um und dringt als ***Fasciculus thalamicus (Feld H_1 nach Forel)*** in die Ventralkerne des Thalamus ein. Seine Fasern enden im *Nucleus ventralis anterior* und im *Nucleus ventralis lateralis thalami (VA/VL).*

Ansa lenticularis entspringt aus dem *Pallidum internum* und verläuft vorne ventral um die *Capsula interna* und den *Nucleus subthalamicus (Luysi)*. Das Faserbündel biegt um den medialen Teil des Nucleus subthalamicus und der Zona incerta nach oben um ***(Feld H nach Forel)*** und tritt in den ***Fasciculus thalamicus (Feld H_1 nach Forel)*** ein. Seine Fasern enden im *Nucleus ventralis anterior* und im *Nucleus ventralis lateralis thalami (VA/VL).*

Fasciculus thalamicus bildet das ***Feld H_1 nach Forel***, seine gemischten Fasersysteme stammen aus dem Pallidum internum ***(Fasciculus lenticularis*** und ***Ansa lenticularis)*** und dem Kleinhirn ***(Tractus cerebellothalamicus)***. Die Kollateralen der pallidothalamischen Fasern erreichen die intralaminären Kerne des Thalamus, den *Nucleus centromedianus* und den *Nucleus parafascicularis.*

Fasciculus pallidosubthalamicus bildet *reziproke Verbindungen* zwischen Globus pallidus und *Nucleus subthalamicus,* seine Fasern durchbrechen den hinteren Schenkel der *Capsula interna*. Die Efferenzen des Globus pallidus entspringen aus dem *Pallidum externum*. Die Efferenzen des Nucleus subthalamicus erreichen beide Segmente des Globus pallidus.

Fasciculus pallidotegmentalis ist ein kleines Faserbündel, das vom Pallidum internum zum *Nucleus tegmentalis pedunculopontinus* zieht.

6. **Die efferenten Bahnen des extrapyramidalen Systems** (Abb. 62-67):
   a.) ***Tractus tectospinalis*** (gekreuzt),
   b.) ***Tractus rubrospinalis*** (aus der Pars magnocellularis des Nucleus ruber, gekreuzt),
   c.) ***Tractus reticulospinalis***,
   d.) ***Tractus vestibulospinalis*** (aus dem *Nucleus vestibularis lateralis,* ungekreuzt),
   e.) ***Tractus olivospinalis***,
   f.) ***Fasciculus longitudinalis medialis***.

Diese Bahnen enden ähnlich wie die Pyramidenbahn (über ***Schaltneurone*** an den α- und γ-***Motoneuronen*** des Rückenmarks).

Störungen des extrapyramidalen Systems:

Man unterscheidet klinisch ein ***hyperkinetisch-hypotones Syndrom*** infolge Erkrankungen des *Corpus striatum* von einem ***hypokinetisch-hypertonen Syndrom*** bei Erkrankungen der *Substantia nigra*. Bei Schädigung des *Corpus striatum* treten Hyperkinesen verschiedener Art wie **Chorea** (kurze, rasche, unwillkürliche Zuckungen), **Athetose** (langsame, wurmförmige Bewegungen) usw. auf.

Beim Ausfall der dopaminergen Neurone der *Substantia nigra* **(Paralysis agitans** bzw. **Parkinsonismus)** kann man *Bewegungsarmut* **(Akinese)**, *Muskeltonuserhöhung* bei allen passiven Bewegungen **(Rigor)** und **Ruhetremor** beobachten. Bei einer Schädigung des *Nucleus subthalamicus* tritt kontralateral **Hemiballismus** (grobe, ausfahrende und schleudernde Bewegungen) auf.

Die Schädigungen des *Kleinhirns* führen zu *Störungen der Gleichgewichtserhaltung,* der *Kontrolle des Muskeltonus* **(Hypotonie)** und der zielgerechten Ausführung aller motorischen Aktivitäten **(Ataxie** und **Rumpfataxie:** Der Gang wird schwankend und breitbeinig wie bei einem Betrunkenen), sowie möglichem Auftreten von **Nystagmus**.

9.2. SOMATOSENSIBLE SYSTEME

9.2.1. Epikritische Sensibilität (Abb. 56-57, 61-67 und 97)

Rezeptoren: ***Mechanorezeptoren*** der *Haut* für feine Diskriminierung der Berührungs-, Vibrations- und Druckempfindungen ***(epikritische Sensibilität)*** sowie ***Muskelspindeln, Sehnenspindeln*** usw. der *Muskeln,* der *Sehnen* und der *Gelenkkapseln* für ***Propriozeptivität***.

1. **Neuron** befindet sich im ***Ganglion spinale***; die zentralen Fortsätze der Ganglienzellen treten durch die Hinterwurzel in das Rückenmark ein, wo sie nach einer T-förmigen Teilung im Hinterstrang ***(Fasciculus gracilis [Goll]*** und ***Fasciculus cuneatus [Burdach])*** zum
2. **Neuron** im ***Nucleus gracilis*** und ***Nucleus cuneatus*** ziehen. Von den Nuclei gracilis und cuneatus treten die ***Fibrae arcuatae internae*** aus, sie kreuzen zur Gegenseite ***(Decussatio lemniscorum medialium)***. Der Lemniscus medialis zieht durch das Tegmentum des Hirnstammes zum
3. **Neuron** im ***Nucleus ventralis posterolateralis thalami (VPL)***. Durch den oberen Thalamusstiel wird diese Bahn zum ***Gyrus postcentralis (Area 3, 1, 2)*** projiziert (Abb. 88-89). In der Capsula interna befindet sie sich hinter der Pyramidenbahn. In der gesamten Bahn kann man eine somatotopische Anordnung beobachten. Die sakralen und lumbalen Fasern bilden den Fasciculus gracilis, die thorakalen und zervikalen den Fasciculus cuneatus.

Die Fasern für das Gesicht stammen

(1. Neuron) vom ***Ganglion trigeminale*** oder vom ***Nucleus mesencephalicus n. V***. Die nächste Station

(2. Neuron) befindet sich im ***Nucleus sensorius principalis (pontinus) n. V***, von hier ziehen die gekreuzten Fasern durch den ***Lemniscus trigeminalis dorsalis*** zum

(3. Neuron) ***Nucleus ventralis posteromedialis thalami (VPM)*** und weiter zum ***Gyrus postcentralis***.

9.2.2. Protopathische Sensibilität (Abb. 58, 61-67 und 98)

Rezeptor: in der *Haut* für ***grobe Druck- und Berührungsempfindungen*** sowie für ***Schmerz-*** und ***Temperaturempfindngen***;

1. **Neuron** befindet sich im ***Ganglion spinale***; die zentralen Fortsätze treten durch die Hinterwurzel in das Rückenmark ein.
2. **Neuron** liegt diffus verteilt in der ***Lamina I*** und den ***Laminae IV-V*** des Hinterhorns sowie in den ***Laminae VII-VIII***. Sein Axon kreuzt in der *Commissura alba* zur Gegenseite. Die Schmerzbahn kann noch weitere Umschaltungen im Rückenmark aufweisen. Die gekreuzte *Temperatur- und Schmerzbahn* zieht *im Seitenstrang,* ***Tractus spinothalamicus lateralis***. Im Hirnstamm befindet sie sich im Tegmentum und endet am
3. **Neuron** im ***Nucleus ventralis posterolateralis thalami (VPL)***. Die *Schmerzfasern* enden auch im ***Nucleus centromedianus thalami (CM)***. Die gekreuzten Fasern der *Druck- und Berührungsempfindungen* ziehen *im Vorderstrang* hoch zum Thalamus, ***Tractus spinothalamicus ventralis (anterior)***. Die Fasern aus dem Nucleus ventralis posterolateralis bilden den *oberen Thalamusstiel* und ziehen durch den Hinterschenkel der ***Capsula***

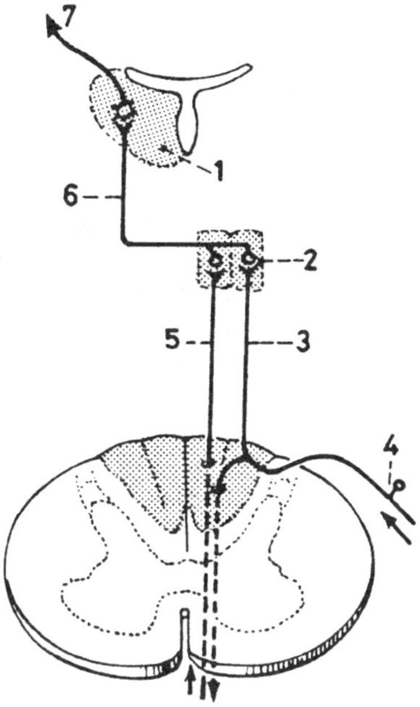

Abb. 97 Schema der epikritischen Sensibilitätsbahn

1. Nucleus ventralis posterolateralis thalami (VPL) - **3. Neuron**
2. Nucleus gracilis und Nucleus cuneatus der Medulla oblongata - **2. Neuron**
3. Fasciculus cuneatus (Burdach)
4. Pseudounipolares Neuron im Spinalganglion - **1. Neuron**
5. Fasciculus gracilis (Goll)
6. Lemniscus medialis
7. Tractus thalamocorticalis

interna in den ***Gyrus postcentralis (Area 1, 3, 2***), wo sie *somatotopisch* enden (Abb. 88-89). Die *Schmerzfasern* aus dem Nucleus centromedianus thalami erreichen durch den vorderen Thalamusstiel auch den ***Stirnlappen***.

Die Schmerz- und Temperaturfasern für Gesicht und Nebenhöhlen entstammen den Neuronen

(1. Neuronen) des ***Ganglion trigeminale***, deren zentrale Fortsätze an den

2. Neuronen im ***Nucleus tractus spinalis n. trigemini*** enden. Nicht nur im *N. trigeminus,* sondern auch im *N. facialis (N. VII),* im *N. glossopharyngeus (N. IX)* und im *N. vagus (N. X)* ziehen protopathische Sensibilitätsfasern aus dem äußeren Gehörgang, der Paukenhöhle, der Ohrtrompete, der Schlundenge, dem Rachen und dem Kehlkopf in den Nucleus tractus spinalis n. V. Die sekundären Fasern *kreuzen* und bilden den ***Lemniscus trigeminalis***. Er endet am

3. Neuron im ***Nucleus ventralis posteromedialis thalami (VPM)***. Die thalamokortikale Projektion verläuft durch den Hinterschenkel der ***Capsula interna*** zum ***Gyrus postcentralis (Area 3, 1, 2)***. Die *Schmerzfasern* haben auch eine Projektion zum ***Stirnlappen*** durch den ***Nucleus medialis dorsalis thalami (MD)***.

Auch die **Schmerzfasern** des Tractus spinothalamicus lateralis und des Lemniscus trigeminalis enden im ***Nucleus ventralis posterolateralis (VPL)*** bzw. im ***Nucleus ventralis posteromedialis (VPM)***, aber ihre Kollateralen erreichen den ***Nucleus centromedianus (CM)*** und nach Umschaltung den ***Nucleus medialis dorsalis thalami (MD)***. Der Nucleus medialis dorsalis thalami projiziert in den ***Stirnlappen***, wo ohne somatotopische Lokalisation der Charakter des Schmerzerlebnisses bestimmt wird. (Wie tut es weh?) Die **präfrontale Leukotomie (Lobotomie)** kann die schwer erträglichen Schmerzsensationen bei

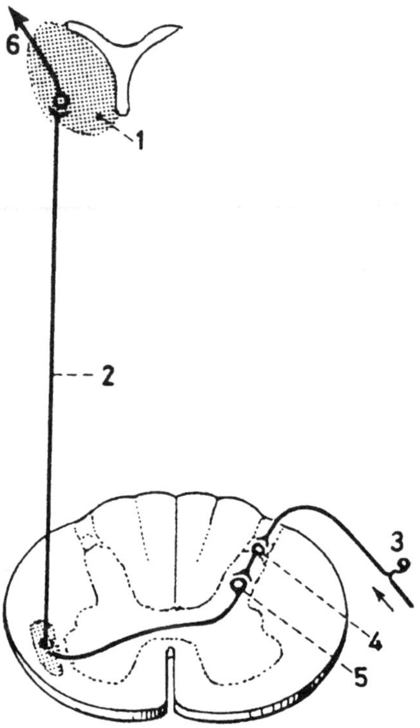

Abb. 98 Schema der protopathischen Sensibilitätsbahn

1. Nucleus ventralis posterolateralis thalami (VPL) - **3.** oder **4. Neuron**
2. Tractus spinothalamicus
3. Pseudounipolares Neuron im Spinalganglion - **1. Neuron**
4. Zwischenneuron in Hinterhorn - **2. Neuron** (es kann entfallen)
5. Strangzelle im Hinterhorn - **2.** oder **3. Neuron**
6. Tractus thalamocorticalis

hoffnungslosen Erkrangungen lindern, aber dieser Eingriff führt gleichzeitug zu tiefgreifenden Persönlichkeitsänderungen.

Die **Substantia gelatinosa** spielt eine wichtige Rolle bei der Umschaltung der ***Schmerzfasern*** im Rückenmark. Zu den Neuronen der Substantia gelatinosa gelangen absteigende ***serotoninerge Fasern*** aus den ***Raphekernen*** des Hirnstamms, die diese Neurone stimulieren (Abb. 72). Dadurch wird *Enkephalin* freigesetzt, das die synaptische Übertragung des Schmerzes in den ***Laminae IV-V*** des Hinterhorns hemmt. Auf diese Weise werden die primären Schmerzfasern (Aδ- und C-Fasern) präsynaptisch gehemmt.

Die Neurone der **Substantia gelatinosa** werden auch durch die Axonkollateralen der dicken Aβ-Fasern ***(Berührungsempfindung)*** innerviert. Durch deren Aktivierung wird ebenfalls eine *präsynaptische Hemmung* an den Schmerzterminalen in den ***Laminae IV-V*** des Hinterhorns erreicht (***Gate-Control-Theorie*** der Schmerzleitung). Die Reizungen der dicken Fasern erregen die hemmenden Interneurone, die die Funktion der Strangzellen regeln. Die Reizung der dünnen Fasern hemmt die hemmenden Interneurone. *Das Schmerzerlebnis wird durch das Verhältnis der Aktivitäten der dicken und dünnen Fasern bestimmt.*

Eine **Läsion** aller sensiblen Bahnen unterhalb des Thalamus **im Hirnstamm** führt zur Aufhebung aller sensiblen Qualitäten in der kontralateralen Körperhälfte. Die einzelnen sensiblen Qualitäten können separat ausfallen. Es ist von der Lokalisation der Läsion abhängig.

Die Symptome, die nach einer halbseitigen Durchtrennung des Rückenmarks auftreten, werden als **Brown-Séquardscher Symptomenkomplex** bezeichnet. Es handelt sich dabei um folgende Erscheinungen, die sich in den distal von der Läsionsstelle gelegenen Körperteilen einstellen:

Abb. 99 **Brown-Séquards Symptomenkomplex** bei rechtsseitiger Halbseitenläsion des Rückenmarks

1. schmaler anästhetischer Streifen oberhalb des gelähmten Gebietes
2. die Stelle der Halbseitenläsion
3. ipsilaterale motorische Lähmung mit vasomotorischer Lähmung sowie Ausfall der epikritischen Sensibilität, Störung der Tiefen- und Oberflächensensibilität, Hyperästhesie für Berührungsreize
4. kontralaterale Störung der Schmerz- und Temperaturempfindung

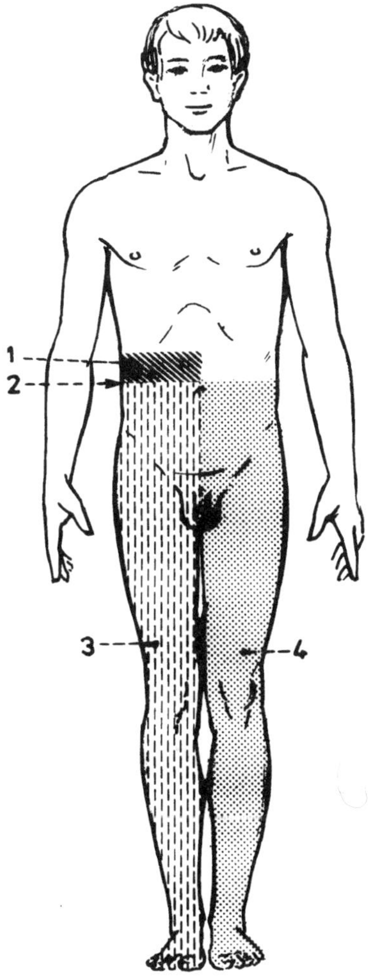

An der Seite der Läsion entsteht
motorische Lähmung,
Ausfall der Tiefen- und Oberflächensensibilität und
Hyperästhesie für Berührungsreize.
An der Gegenseite entsteht
Ausfall des Schmerz- und Temperaturempfindens.

Der **somatosensorische Kortex** dient der Wahrnehmung des eigenen Körpers und der Umwelt über den Tastsinn. Bei isolierten Läsionen dieser Region kommt es zu Ausfällen der höchsten sensiblen Leistungen, wie *Störungen der* ***taktilen Lokalisation,*** *der* ***Zwei-Punkt-Diskrimination***, der Wahrnehmung von Oberflächenbeschaffenheit, des Erkennens eines Gegenstandes durch Betasten ***(Stereognosie)***, der Fähigkeit, ***Gewichte zu schätzen***, aber auch der Beurteilung von ***Temperaturunterschieden***.

9.3. GESCHMACKSSYSTEM (Abb. 100)

Rezeptor: ***Geschmacksknospen*** an der Zunge, dem weichen Gaumen, an der hinteren Rachenwand, am Kehlkopfdeckel; es sind ***sekundären Sinnesepithelzellen***. Drei Hirnnerven innervieren die Knospen: ***N. VII, N. IX und N. X.***

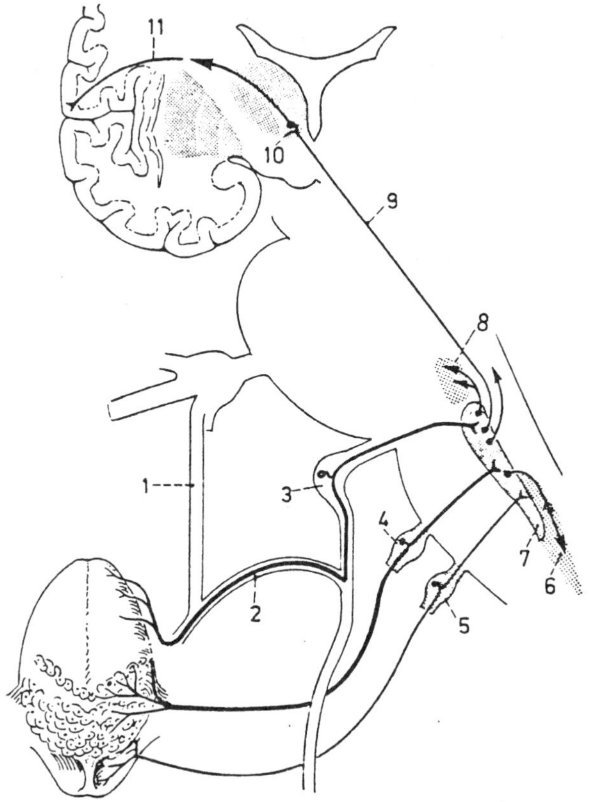

Abb. 100 Schema des Geschmackssystems

1. N. lingualis (aus N. V/3)
2. Chorda tympani (aus N. VII)
3. Ganglion geniculi - **1. Neuron**
4. Ganglion inferius n. glossopharyngei (N. IX) - **1. Neuron**
5. Ganglion inferius n. vagi (N. X) - **1. Neuron**
6. Fasern zu den mimischen, Schluck- und Kaumuskeln
7. Nucleus tractus solitarii - **2. Neuron**
8. Nucleus salivatorius superior und inferior (Speichelsekretion)
9. Aufsteigende Geschmacksbahn (wenig bekannt - vermutlich mit Lemniscus medialis - gekreuzt)
10. Nucleus ventralis posteromedialis thalami (VPM) - **3. Neuron**
11. Tractus thalamocorticalis zum parietalen Operculum

Die **1. Neurone** befinden sich im ***Ganglion geniculi*** *(N. VII)*, ***Ganglion inferius n. IX*** und ***Ganglion inferius n. X***. Die zentralen Fortsätze der Ganglienzellen bilden den ***Tractus solitarius*** und enden

an **2. Neuronen** im ***Nucleus tractus solitarii.*** Der Verlauf der sekundären Geschmacksfasern ist nicht genau bekannt. Wahrscheinlich *kreuzen* die Fasern zur Gegenseite und schließen sich dem ***Lemniscus medialis*** an. Sie enden

an **3. Neuronen** in ***Nucleus ventralis posteromedialis thalami (VPM)***. Die tertiären Fasern ziehen zum ***parietalen Operculum***, unterhalb des Gyrus postcentralis.

Die sekundären Fasern geben Kollateralen zum *Hypothalamus* und *sekretomotorischen Kernen* des Hirnstammes ab.

9.4. RIECHBAHN (Abb. 22 und 101)

Rezeptor: ***primäre Sinnesepithelzellen*** **(1. Neuron)** in der Nasenschleimhaut (Regio olfactoria), die Fortsätze der Sinneszellen bilden die ***Nn. olfactorii (Fila olfactoria)***. Sie enden

an **2. Neuronen** ***(Mitralzellen*** und ***Büschelzellen)*** im ***Bulbus olfactorius.*** Die Axone der Mitral- und Büschelzellen bilden den ***Tractus olfactorius*** und die ***Stria olfactoria lateralis*** und ***medialis***. Die Fasern der ***Stria olfactoria lateralis*** ziehen über den Limen insulae zur

Area praepiriformis (Area 51) **(primäres Riechfeld)** besteht aus:

Gyrus ambiens, **Gyrus semilunaris** und **kortikomediale Kerngruppe des Coprus amygdaloideum**	**3. Neuron**

Die Axone der dritten Neurone ziehen zum vorderen Anteil des **Gyrus parahippocampalis,** zur **Regio entorhinalis (Area 28)** als *kortikales Projektionsfeld* und *Assoziationsgebiet* des olfaktorischen Systems. Die Regio entorhinalis liegt lateral vom Hippocampus und medial vom Isocortex. Aufgrund dieser Lage wird sie dem Periarchicortex zugerechnet, der ein Übergangsgebiet zwischen Allocortex und Isocortex ist. Sie ist ein wichtiges Assotiations- und Integrationszentrum für olfaktorische und andere kortikale sensorische Informationen. Es kommt somit zu einer Konvergenz olfaktorischer, somatischer, visueller und auditorischer Projektionen in diesem Feld und von dort zu einer Weiterleitung der verarbeiteten Information in das limbische System. Die **Regio praepiriformis (Area 51)** nimmt den ***Gyrus ambiens*** ein. Die **Regio periamygdalaris** liegt auf dem ***Gyrus semilunaris***, der weitgehend auf die Medialfläche des Temporallappens verlagert würde. Die *Regio praepiriformis,* die *Regio periamygdalaris* und die *Regio entorhinalis* wird gemeinsam **Lobus piriformis** genannt, der bei Mikrosmatikern wie beim Menschen schwach entwickelt ist. Die Nomenklatur der Riechzentren ist sehr variabel.

Der **Nucleus olfactorius anterior** *(Regio retrobulbaris)* besteht aus einigen kleinen Neuronengruppen, die im hinteren Teil des *Tractus olfactorius* und im ventralen Teil des *Trigonum olfactorium* liegen. Seine Afferenzen stammen aus dem *Bulbus olfactorius,* der *Area praepiriformis* und dem *Tuberculum olfactorium.* Seine Efferenzen laufen hauptsächlich durch die *Commissura anterior (rostralis)* und enden im ***gleichnamigen Kern*** und im ***Bulbus olfactorius*** (an den Körnerzellen) der Gegenseite. Also die efferenten Fasern des Riechsystems entspringen aus dem Nucleus olfactorius anterior. Dieser Kern kann aufgrund seiner afferenten und efferenten Verbindungen Erregungen des gesamten Riechsystems integrieren und modulieren. Die Verletzung der Commissura anterior vermindert die Geruchsempfindung, was auf die Rolle der efferenten Fasern hinweist.

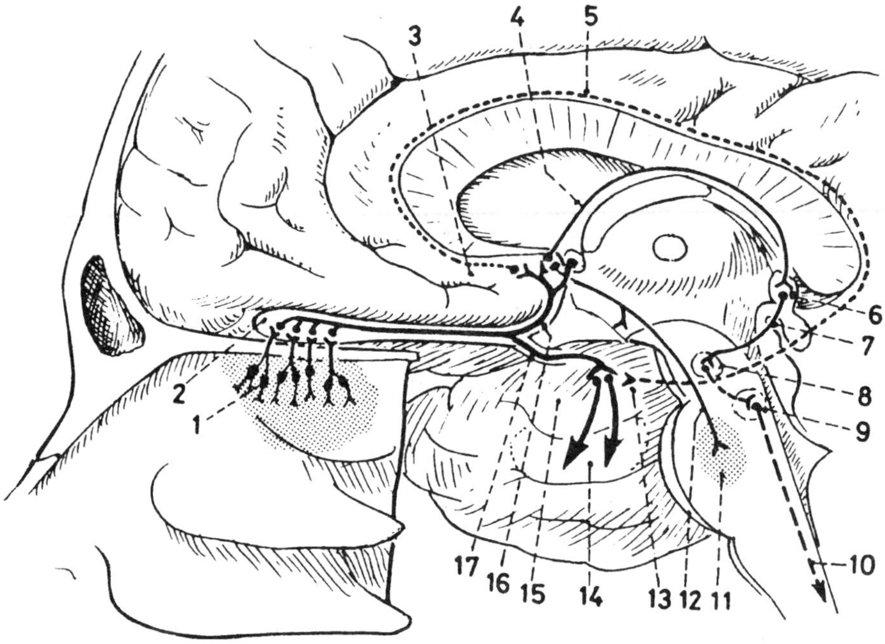

Abb. 101 Schema der Riechbahn

1. Riechepithel in der Regio olfactoria der Nasenhöhle - **1. Neuron**
2. Bulbus olfactorius mit Mitralzellen - **2. Neuron**
3. Area subcallosa
4. Stria medullaris thalami
5. Striae longitudinales des Indusium griseum
6. Nucleus habenulae
7. Fasciculus retroflexus (Meynert)
8. Nucleus interpeduncularis
9. Nuclei tegmentales dorsalis und ventralis
10. Fasciculus longitudinalis dorsalis (Schütz)
11. Formatio reticularis
12. Mediales Vorderhirnbündel
13. Area praepiriformis (Gyrus ambiens, Gyrus semilunaris und kortikomediale Kerngruppe des Corpus amygdaloideum - **primäres Riechfeld**)
14. Regio entorhinalis (Area 28)
15. Uncus gyri parahippocampalis
16. Stria olfactoria medialis
17. Stria olfactoria lateralis

Das **Tuberculum olfactorium** wird von einer dünnen, mehrschichtigen Lage grauer Substanz gebildet, die im Gebiet der ***Substantia perforata anterior*** liegt. Beim Menschen ist das Tuberculum olfactorium ebenso wie das ganze Riechhirn stark reduziert. Es gehört zum ***ventralen Striatum*** und zum ***ventralenPallidum***. Es steht mit dem ***limbischen System*** in reziproker Verbindung.

Die Fasern der ***Stria olfactoria medialis*** enden in der ***Area subcallosa*** und im ***Gyrus paraterminalis***, von hier aus bestehen Verbindungen zur kontralateralen Seite (durch die ***Commissura anterior***) und zum ***limbischen System***.

Corpus amygdaloideum hat Verbindungen sowohl mit der *Riechbahn* als auch mit dem *limbischen System*. Elektrische Reizungen der einzelnen Amygdalakerne führen zu *vegetativen und emotionallen Reaktionen (Wut, Fluchtverhalten, Kauen, Lecken,*

Speichelsekretion, usw.). Es besteht aus zwei Teilen: ***Kortikomediale*** und ***basolaterale Kerngruppen*** mit olfaktorischer sowie optischer und akustischer Afferentierung.

9.5. LIMBISCHES SYSTEM (Abb. 102-105)

Funktionell eng verknüpfte Rindenbezirke und Kerne werden als **limbisches System** *zusammengefaßt. Es greift in die Regulierung unbewußter vitaler Reaktionen und Verhaltenweisen ein und spielt auch eine Rolle bei der Integration angeborener (Nahrungsaufnahme, emotionelles Verhalten, Sexualverhalten) und gelernter Verhaltensmuster.* Man fasst den phylogenetisch alten Anteil der Endhirnhemisphären mit ihren Randgebieten und ihrenVerbindungen zu subkortikalen Zentren zusammen.

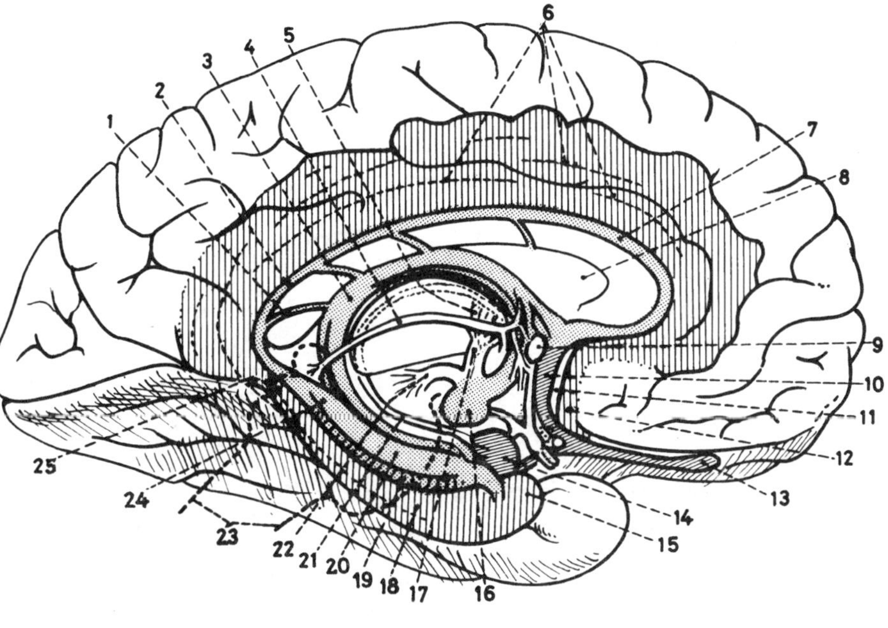

Abb. 102 Schema des limbischen Systems

1-2. Fornix dorsalis
3. Corpus fornicis
4. Stria medullaris thalami
5. Nuclei anteriores thalami
6. Gyrus cinguli und Cingulum
7. Indusium griseum und Striae longitudinales
8. Septum pellucidum
9. Commissura anterior (rostralis)
10. Gyrus paraterminalis
11. Hippocampus praecommissuralis
12. Area parolfactoria (subcallosa)
13. Bulbus olfactorius
14. Corpus amygdaloideum
15. Uncus gyri parahippocampalis
16. Corpus mamillare
17. Tractus mamillothalamicus (Vicq d'Azyr)
18. Gyrus parahippocampalis
19. Gyrus dentatus
20. Hippocampus
21. Stria terminalis
22. Tractus mamillotegmentalis (Gudden)
23. Hirnstamm
24. Gyrus fasciolaris
25. Isthmus gyri cinguli

Verbindungen des limbischen Systems (Abb. 103-105)

Durch die **Stria terminalis** projiziert die ***kortikomediale Kerngruppe des Corpus amygdaloideum*** zu *Septumkernen* (in *Area subcallosa* und *Gyrus paraterminalis)* und *rostralem Anteil des Hypothalamus*.

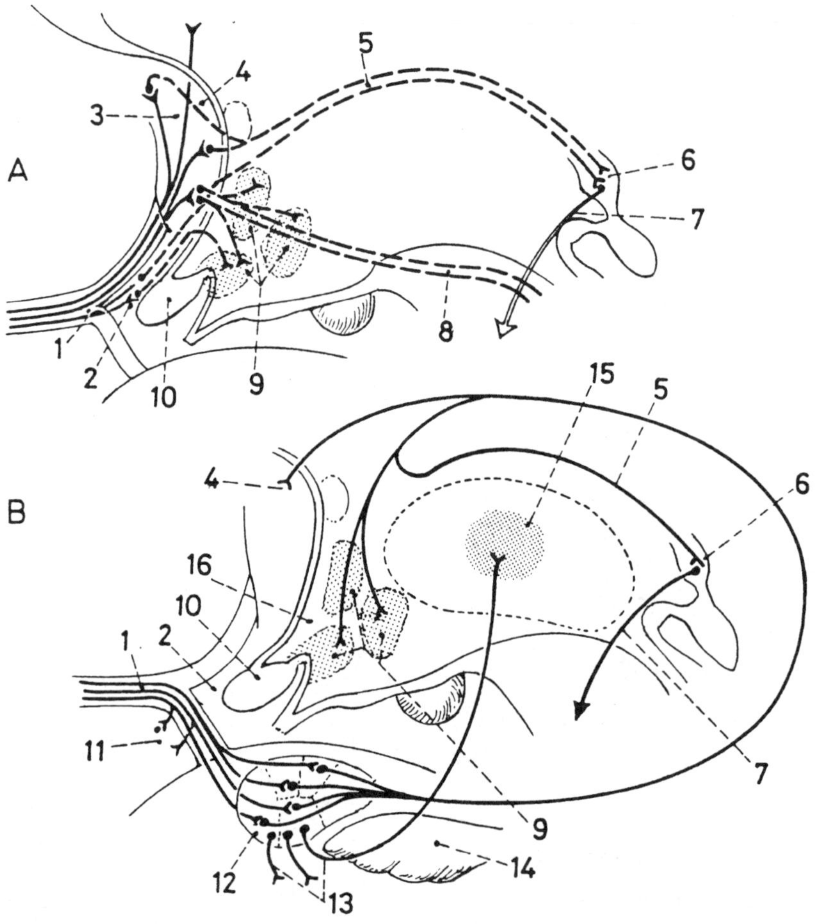

Abb. 103 Schematische Darstellung der Faserverbindungen des limbischen Systems (Verbindungen der Stria olfactoria medialis - A und der Stria olfactoria lateralis - B)

1. Trigonum olfactorium
2. Substantia perforata anterior
3. Area subcallosa
4. Gyrus paraterminalis
5. Stria medullaris thalami
6. Nucleus habenulae
7. Fasciculus retroflexus (Meynert)
8. Mediales Vorderhirnbündel
9. Hypothalamuskerne
10. Chiasma opticum
11. Area praepiriformis
12. Corpus amygdaloideum
13. Ventrale amygdalofugale Fasern
14. Hippocampus
15. Nucleus medialis dorsalis thalami (MD)
16. Regio praeoptica

Von den ***Septumkernen*** ziehen die Fasern durch zwei Wege zum Hirnstamm:

1. Durch die **Stria medullaris thalami** zu den *Habenula-Kernen*, nach der Umschaltung weiter durch den *Fasciculus retroflexus (Meynert)* zum *Nucleus interpeduncularis* (im Mittelhirn) und weiter zur *Formatio reticularis* des Hirnstammes;
2. durch das **mediale Vorderhirnbündel** zum *Hypothalamus* und weiter zu den *vegetativen Zentren der Formatio reticularis* und den *vegetativen Kernen (Nucleus salivatorius superior* und *inferior* sowie *Nucleus dorsalis n. vagi)* des Hirnstammes. Dadurch wird die Geruchsinformation zu den vegetativen Zentren des Hypothalamus und des Hirnstammes vermittelt. Ein appetitanregender Geruch löst reflektorisch Speichelsekretion aus, ein übler Geruch dagegen Übelkeit, Brechreiz oder gar Erbrechen.

Die ***basolaterale Kerngruppe des Corpus amygdaloideum*** bekommt akustische und visuelle Informationen. Sie bildet reziproke Verbindungen mit der *entorhinalen Rinde* (Gyrus parahippocampalis) aus. Der Hippocampus bekommt seine afferenten Fasern von der entorhinalen Rinde.

Papez circuit (Papez-Kreis) ist ein sehr wichtiger Regelkreis des limbisches Systems (Abb. 104):

1. **Neuron:** aus dem ***Subiculum*** und ***Hippocampus*** durch **Fimbria hippocampi** und **Fornix** zum
2. **Neuron** im ***Corpus mamillare***, nach der Umschaltung weiter durch **Fasciculus mamillothalamicus (Vicq d' Azyrsches Bündel)** zu den
3. **Neuronen** in ***Nuclei anteriores thalami***, von hier aus weiter zum
4. **Neuron** im ***Gyrus cinguli*** und von hier zurück zum ***Hippocampus***. Vom Gyrus cinguli werden Erregungen des *limbisches Systems* zu den ausgedehnten Feldern des *Neocortex* ausgestrahlt.

Vom ***Corpus mamillare*** besteht eine weitere Verbindung zur Formatio reticularis des Hirnstamms durch den **Fasciculus mamillotegmentalis (Gudden)** und den **Pedunculus corporis mamillaris** (Abb. 80).

Es gibt noch eine Verbindung vom **Gyrus dentatus** durch **Gyrus fasciolaris**, **Indusium griseum** mit *Stria longitudinalis medialis* und *lateralis* zum **Gyrus paraterminalis**.

Hippocampus (Ammonshorn)

Krampfbereitester Anteil des gesamten Gehirnes. Reizung des Hippocampus oder seiner unmittelbaren Nachbarschaft (krankhafte Prozesse) führen zu schweren psychomotorischen Anfällen mit abscenceartigen Zuständen.

Nach der **Entfernung beider Temporallappen** einschließlich des Hippocampus kann man bei Rhesusaffen ein charakteristisches Syndrom **(Klüver-Bucy-Syndrom)** beobachten: Unfähigkeit, Objekte optisch oder taktil zu erkennen ***(Agnosie)***, *Drang, alle Gegenstände zum Mund zu führen, starke Ablenkbarkkeit, Hypersexualität* sowie *Zahmheit* und *Furchtlosigkeit*. Die Resektion beider Temporallappen samt Hippocampus sind auch beim Menschen vorgenommen worden, um psychomotorische Anfälle (Epilepsie) zu unterbinden. Der Krampffokus wurde dadurch zwar beseitigt, es resultierte aber ein schwerster psychischer Verfall mit *Antrieblosigkeit, Persönlichkeitsveränderungen, Triebenthemmung* sowie mit *pathologischer Fügsamkeit* und *leichter Beeinflußbarkeit*.

Ein **doppelseitiger Ausfall der Hippocampi** führte zu *Bewußtseinstörungen*, zu zeitlicher und örtlicher *Desorientierung* sowie zum *Verlust der Merkfähigkeit*.

Nach **doppelseitiger Ausschaltung des Fornix** wurde ein ***akutes amnestisches Syndrom*** mit Verlust der Fähigkeit, neue Eindrücke zu speichern, beobachtet.

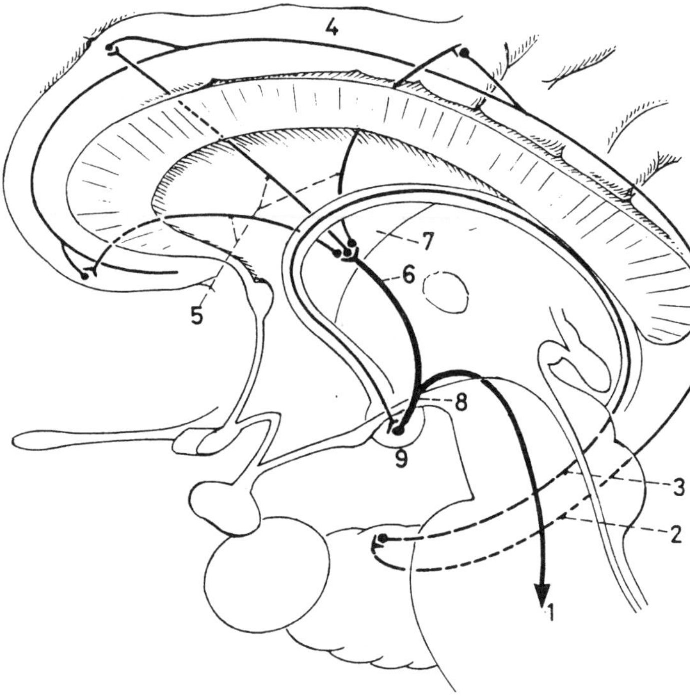

Abb. 104 Papez circuit (Papez-Kreis)

1. Tractus mamillotegmentalis (Gudden)
2. Cingulum zurück zum Hippocampus
3. Fornix vom Hippocampus zum Corpus mamillare
4. Cingulum (im Gyrus cinguli)
5. Tractus thalamocingularis
6. Tractus mamillothalamicus (Vicq d'Azyr)
7. Nuclei anteriores thalami
8. Fasciculus mamillaris princeps
9. Corpus mamillare

Eine **doppelseitige Schädigung des Corpus mamillare** oder **der vorderen Thalamuskerne** führte zu einem ***amnestischen Syndrom mit Konfabulationen (Korsakow-Syndrom)***, wobei das Altgedächtnis, also bereits gespeicherte Eindrücke, erhalten blieb.

Beiderseitige Ausschaltung des Gyrus cinguli hatte *Antriebsmangel,* eine *emotionale Abstumpfung* und *Enthemmung*, jedoch keine Merkschwäche zur Folge.

Neue Eindrücke über die Außenwelt, neue Empfindungen, neue Idee bekommen ***emotionelle Ladung*** im limbischen System. Die Fähigkeit, neue Eindrücke zu speichern **(Kurzgedächtnis)**, scheint daher an die Intaktheit des **Systems *Hippocampus - Fornix - Corpus mamillare - Nuclei anteriores thalami*** gebunden zu sein.

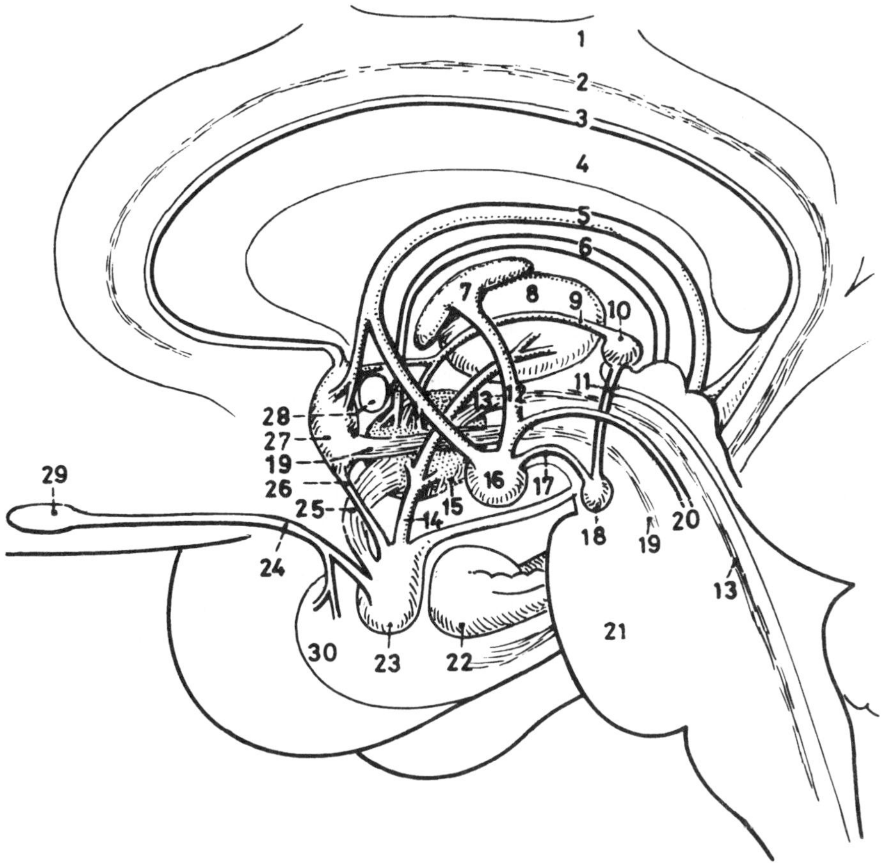

Abb. 105 Bahnen des limbischen Systems

1. Area cingularis
2. Cingulum
3. Striae longitudinales
4. Corpus callosum
5. Fornix
6. Stria terminalis
7. Nuclei anteriores thalami
8. Nucleus medialis dorsalis thalami
9. Stria medullaris thalami
10. Habenula
11. Fasciculus retroflexus (Meynert) (Tractus habenulo-interpeduncularis)
12. Tractus mamillothalamicus (Vicq d'Azyr)
13. Fasciculus longitudinalis dorsalis (Schütz)
14. Pedunculus thalami inferior (caudalis)
15. Hypothalamus
16. Corpus mamillare
17. Pedunculus corporis mamillaris
18. Nucleus interpeduncularis
19. Fasciculus telencephalicus medialis (mediales Vorderhirnbündel)
20. Tractus mamillotegmentalis (Gudden)
21. Pons
22. Hippocampus
23. Corpus amygdaloideum
24. Tractus olfactorius und Stria olfactoria lateralis
25. basale Mandelkernstrahlung
26. Diagonales Band von Broca (Bandoletta diagonalis)
27. Area septalis
28. Commissura anterior (rostralis)
29. Bulbus olfactorius
30. Area entorhinalis

9.6. VISUELLES SYSTEM (SEHBAHN) (Abb. 106-109)

Rezeptor: ***Stäbchen, Zapfen***	**(1. Neuron)**	in der Netzhaut
Bipolarzellen	**(2. Neuron)**	
Ganglienzellen	**(3. Neuron)**	

Die Axone der Ganglienzellen bilden:

a.) den ***N. opticus,***
b.) das ***Chiasma opticum*** (Hier kreuzen die Fasern aus den nasalen Netzhauthälften.) und
c.) den ***Tractus opticus***. Er endet

am **4. Neuron** im ***Corpus geniculatum laterale***. Die Axone des lateralen Kniehöckers bilden die ***Radiatio optica*** *(Sehstrahlung),* die wiederum in der ***Area striata*** der Großhirnrinde *(**Area** 17)* endet.

Der **Tractus opticus** enthält die Fasern der korrespondierenden Retinahälften beider Augen: *Der linke Tractus enthält die Fasern der linken Retinahälften beider Augen* und umgekehrt. *Die Schädigung des Tractus opticus (oder des Corpus geniculatum laterale oder der Sehstrahlung) führt zu einer* ***homonymen Hemianopsie*** (Abb. 108).

Die Rindenprojektion der **Macula** *(Ort des Schärfsten Sehens)* kommt in den bilateralen Sehrinden zustande (wahrscheinlich durch eine Kreuzung der Kollateralen der Sehstrahlung im Splenium corporis callosi), deshalb bei der Schädigung der Radiatio optica bleibt das ***"makuläre Sehen"*** erhalten (makuläre Aussparung - ***"macular sparing"***) (Abb. 108).

Die **primäre Sehrinde** *(Area 17)* wird von zwei weiteren Rindengebieten umgeben. Es sind die **sekundären** *(Area peristriata = Area 18)* und **tertiären** *(Area parastriata = Area 19)* **optischen Felder.** Es handelt sich dabei um *Assoziationsgebiete* für visuelle Eindrücke

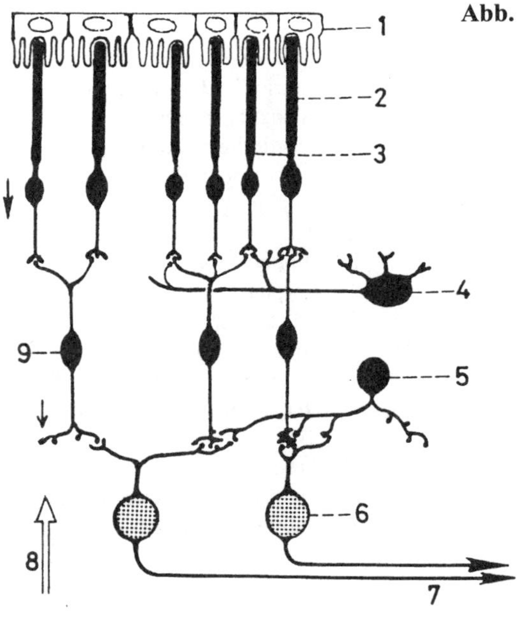

Abb. 106 Neuronale Gliederung der Retina

1. Pigmentepithel
2. Zapfen
3. Stäbchen
4. Horizontalzelle
5. Amakrine Zelle
6. Ganglionzelle
7. Fasern des N. opticus
8. Licht
9. Bipolare Zellen

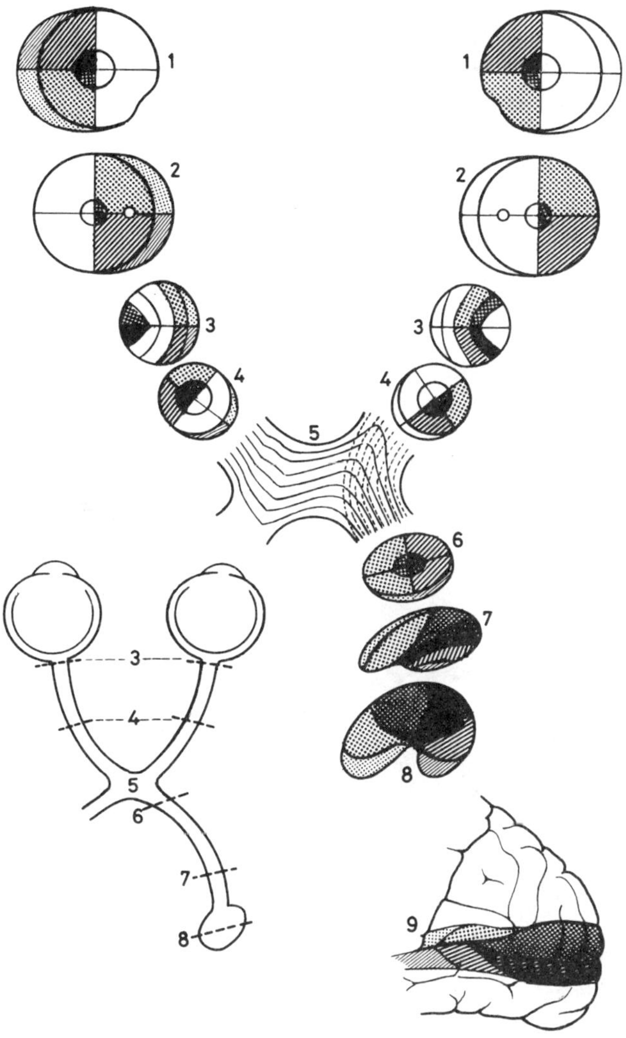

Abb. 107 Lage der Retinaquadranten in der Sehbahn

1. Gesichtsfeld
2. Retina
3-4. N. opticus
5. Chiasma opticum
6-7. Tractus opticus
8. Corpus geniculatum lalerale (CGL)
9. Area striata

(optische Erinnerungsfelder). Eine strenge retinotopische Punkt-zu-Punkt-Anordnung wird bis in die Sehrinde beibehalten.

Ein **Ausfall der primären Sehrinde** beider Hemisphären führt zur totaler Blindheit ***(Rindenblindheit)***. Bei Ausfällen von Area 18 und 19 tritt ***optische Agnosie*** ein ***(Seelenblindheit)***. Dabei wird das Gesehene zwar wahrgenommen, kann aber nicht mehr mit früher erworbenen optischen Erinnerungsbildern verglichen werden.

Bei **elektrischer Reizung von Area 17** wird nur über *diffuse optische Sensationen* berichtet. Bei **Reizung von Area 18 und 19** kommt zu *komplexen optischen Halluzinationen*.

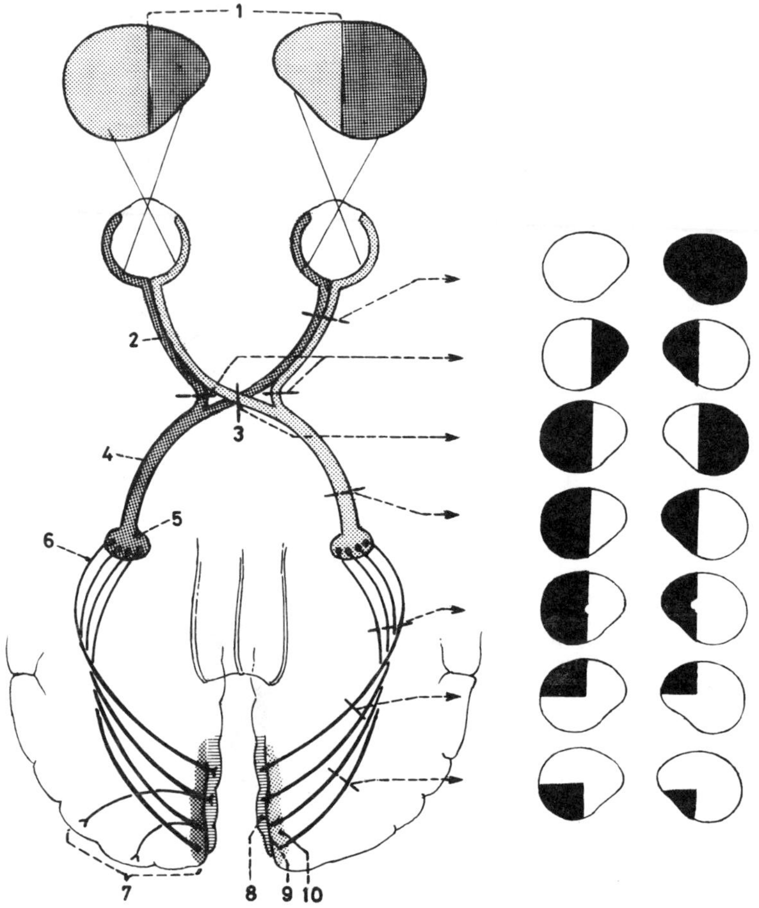

Abb. 108 Läsionen der Sehbahn und die entsprechenden Gesichtsfeldausfälle

1. Gesichtsfeld
2. N. opticus
3. Chiasma opticum
4. Tractus opticus
5. Corpus geniculatum laterale (CGL)
6. Radiatio optica
7. Area 19 und 18
8. Area striata (Area 17) Pars inferior
9. Sulcus calcarinus
10. Area striata (Area 17) Pars superior

Optische Reflexe

1. Lichtreflex (Abb. 109)

Durch Lichteinfall auf die Retina verengt sich die Pupille. Der **afferente Schenkel** des Reflexes sind die ***Optikusfasern***, die zum ***Nucleus praetectalis*** ziehen (Optikuskollateralen). Dieser ist mit dem ***Nucleus oculomotorius accessorius (Edinger-Westphal-Kern)*** verbunden, dessen Fasern als **efferenter Schenkel** des Reflexbogens zum ***Ganglion ciliare*** ziehen. Die *postganglionären Fasern* innervieren den **M. sphincter pupillae**. Beide Nuclei

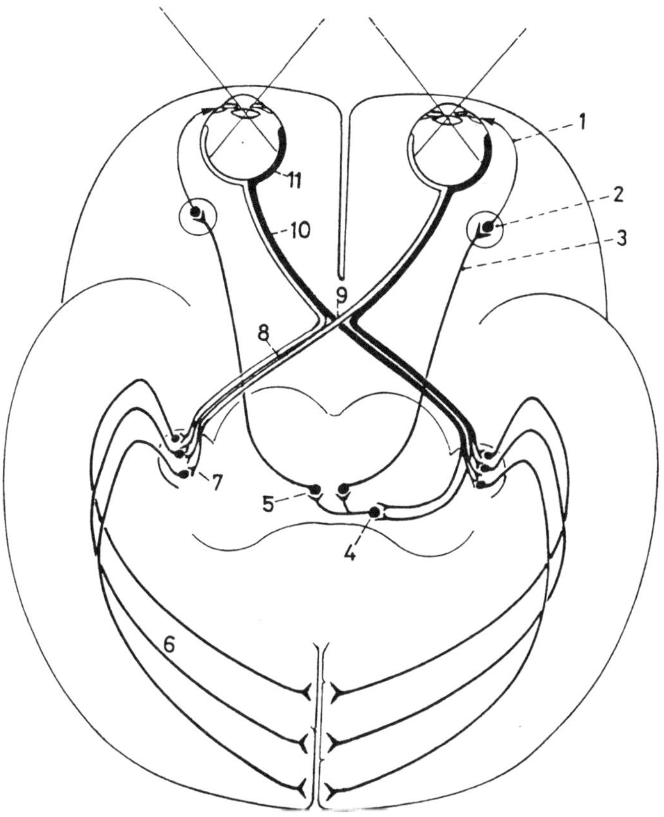

Abb. 109 Schema der Sehbahn und des Lichtreflexbogens

1. Nn. ciliares breves zum M. sphinchter pupillae
2. Ganglion ciliare
3. N. oculomotorius (N. III)
4. Nucleus praetectalis
5. Nucleus oculomotorius accessorius (Edinger-Westphal)
6. Radiatio optica zur Area striata (Area 17)
7. Corpus geniculatum laterale (CGL)
8. Tractus opticus
9. Chiasma opticum
10. Nervus opticus (N. II)
11. Retina

praetectales sind über die ***Commissura posterior (epithalamica)*** miteinander verbunden. Außerdem enden die Optikusfasern jeder Seite in beiden prätektalen Kernen. Das erklärt die *Doppelseitigkeit des Lichtreflexes* **(konsensuelle Pupillenreaktion)**.

Vom **Centrum ciliospinale** *(Th_{1}-$_{2}$)* stammen die *sympatischen Fasern* für den ***M. dilatator pupillae***. Sie werden im ***Ganglion cervicale superius*** umgeschaltet und laufen dann durch den ***Plexus caroticus internus***. Das Centrum ciliospinale erhält visuelle Eingänge über *Hypothalamus, Hirnstamm* und *Zervikalmark* vom ***kontralateralen Tractus opticus*** (Abb. 139).

2. Akkomodation

Die Akkomodation ist die Anpassung auf das Sehen in der Nähe. Der Akkomodationsapparat besteht aus der *Linse, Zonulafasern* und dem *Ziliarmuskel*. Die Bahnen des

Akkomodationsreflexes sind nicht sicher bekannt. Der **afferente Schenkel** ist die ***Sehbahn***. Der Reflex läuft über die ***Sehrinde*** zum ***Colliculus superior (rostralis)*** und ***Nucleus praetectalis***. Der **efferente Schenkel** beginnt im ***Nucleus oculomotorius accessorius (Edinger-Westphal-Kern)***. Seine Fasern werden im ***Ganglion ciliare*** umgeschaltet, und die *postganglionären Fasern* innervieren den **Ziliarmuskel**.

3. Konvergenz

Wenn sich ein vor beiden Augen fixierter Gegenstand aus weiter Entfernung nähert, adduzieren die Mm. recti mediales zunehmend beide Augäpfel. Dadurch werden die Abbilder genau auf korrespondierende Teile der Retina gebracht. Der ***Fixationsreflex*** (visueller Greifreflex) läuft wahrscheinlich über die ***Sehbahn*** zur ***Sehrinde***. Die *kortikotektalen Fasern* enden im ***Colliculus superior (rostralis)*** und ***Nucleus praetectalis***. Die weiteren Fasern erreichen die **Augenmuskelkerne**.

4. Optischer Schutzreflex (Blinzelreflex)

Taucht ein Objekt plötzlich unmittelbar vor den Augen auf, erfolgt reflektorisch Lidschluß. Den **afferenten Schenkel** stellen die ***Optikuskollateralen*** dar, die im ***Nucleus praetectalis*** enden. Von hier verlaufen die Fasern zu den ***Nuclei faciales*** *(N. VII)*, von denen aus der **M. orbicularis oculi** auch beiderseits innerviert wird. Am Reflex kann auch das *Halsmark* teilnehmen, wodurch ein *Abwenden des Kopfes* bewirkt werden kann.

5. Cornea-Reflex

Wenn die Hornhaut durch etwas berührt wird, erfolgt reflektorisch Lidschluß. Der **afferente Schenkel** läuft durch die ***Nn. ciliares longi*** *(N. ophthalmicus - N. V/1)*, ***Ganglion trigeminale*** **(1. Neuron)** zum ***Nucleus tractus spinalis n. V*** **(2. Neuron)**. Die Umschaltung ist zu den ***Nuclei n. faciales*** *(N. VII)* sicher nicht monosynaptisch. Durch die ***Nn. faciales*** *(NN. VII)* wird der **M. orbicularis oculi** beiderseits innerviert.

9.7. AKUSTISCHES SYSTEM (HÖRBAHN) (Abb. 110)

Rezeptor: ***Haarzellen*** *(im Cortischen Organ) sekundäre Sinneszellen.*

Das **1. Neuron** befindet sich im ***Ganglion spirale***. Die zentralen Fortsätze der bipolaren Ganglienzellen bilden den ***Nervus cochlearis*** des *N. vestibulocochlearis (N. VIII)*. Die primären Kochlearisfasern enden

an den **2. Neuronen** im ***Nucleus cochlearis dorsalis*** und ***Nucleus cochlearis ventralis***. Die Axone der 2. Neurone kreuzen größtenteils zur Gegenseite
als ***Stria acustica dorsalis***,
als ***Stria acustica intermedia*** und
als ***Corpus trapezoideum*** und enden

an den **3. Neuronen** im ***Nucleus olivaris superioris (rostralis)***. Die Axone der 3. Neurone bilden den ***Lemniscus lateralis*** und enden

an den **4. Neuronen** im ***Colliculus inferior (caudalis)***. Die Axone der 4. Neurone bilden das ***Brachium colliculi inferioris*** und enden

an den **5. Neuronen** im ***Corpus geniculatum mediale***. Die Axone der Genikulatumneurone bilden die ***Radiatio acustica*** *(Höhrstrahlung)* und enden in der ***primären Hörrinde***, die in den ***Heschl'schen Querwindungen*** *(Area 41)* lokalisiert ist.

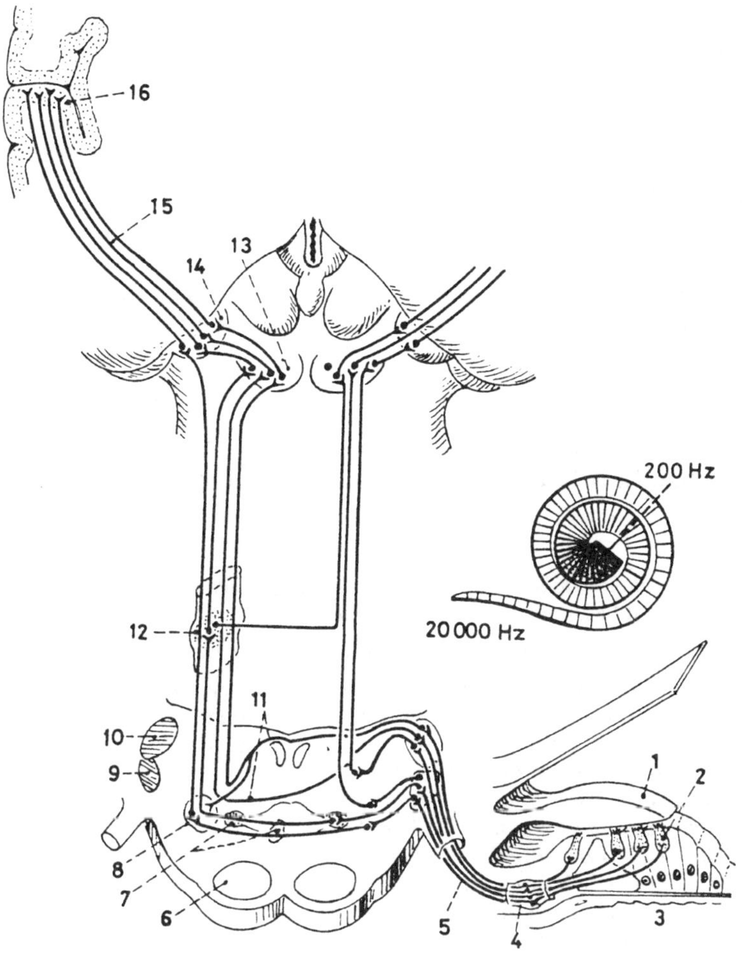

Abb. 110 Schematische Darstellung der Hörbahn

1. Membrana tectoria
2. Haarzellen (sekundäres Sinnesepithel)
3. Membrana basilaris und Cortisches Organ (über der Basilarmembran)
4. Ganglion spirale mit bipolaren Ganglienzellen - **1. Neuron**
5. N. cochlearis (aus N. VIII)
6. Tractus corticospinalis
7. Nuclei corporis trapezoidei und Corpus trapezoideum
8. Nucleus olivaris superioris (rostralis) - **3. Neuron**
9. Nucleus cochlearis ventralis - **2. Neuron**
10. Nucleus cochlearis dorsalis - **2. Neuron**
11. Stria acustica dorsalis und intermedia
12. Lemniscus lateralis und Nuclei lemnisci laterales
13. Colliculus inferior (caudalis) - **4. Neuron**
14. Corpus geniculatum mediale - **5. Neuron**
15. Radiatio acustica
16. Gyri temporales transversi (Heschlsche Querwindungen - Area 41)

Ein Teil der Fasern wird in den ***Nuclei corporis trapezoidei*** oder im ***Nucleus lemnisci lateralis*** umgeschaltet.

In den Zentren der Hörbahn wurde eine Anordnung nach **Tonfrequenzen** entsprechend der Herkunft der primären Kochlearisfasern nachgewiesen.

Der Verlauf der **akustischer Reflexe** ist noch nicht ausreichend bekannt. Aus den Hörbahnzentren des Hirnstammes treten Fasern in den ***Fasciculus longitudinalis medialis*** über. Geräusche können über die ***Augenmuskelkerne*** *konjugierte Augenbewegungen* in die Richtung des Geräusches auslösen. Durch den ***Tractus tectospinalis*** bewirken Geräusche *Zu- oder Abwendung des Kopfes.*

Das **absteigende Hörsystem** wird von rückläufigen Verbindungen des aufsteigenden Systems gebildet. Das ***olivocochleare Bündel*** zieht aus ***Kernen der oberen Olive*** ins ***Cortische Organ*** *(für Anpassung, Filterung, Kontrastverbesserung).*

9.8. VESTIBULÄRES SYSTEM (GLEICHGEWICHTSSYSTEM) (Abb. 111)

Das vestibuläre Systems sichert die Stabilität der Lage des Körpers, des Kopfes und des Gesichtsfeldes. Es hat kaum eine zentrale Projektion.

Rezeptor: *sekundäre Sinnesepithelzellen* in ***Maculae*** und ***Cristae ampullares***.

Die **1. Neurone** befinden sich im ***Ganglion vestibulare (Scarpa)*** (im *Fundus meatus acustici interni*). Die zentralen Fortsätze der *bipolaren Ganglienzellen* bilden den ***Nervus vestibularis*** des *Nervus vestibulocochlearis (N. VIII)* und enden

an **2. Neuronen** in den ***Vestibularkernen:***

Nucleus vestibularis superior (Bechterew),
Nucleus vestibularis medialis (Schwalbe) und
Nucleus vestibularis inferior (Roller).
Einige Fasern ziehen direkt in das ***Kleinhirn***.

Aus den **Vestibularkernen** ziehen Fasern zum
Archicerebellum und zum
Fasciculus longitudinalis medialis.

Durch den **Fasciculus longitudinalis medialis** werden die Vestibularkerne mit den ***Augenmuskelkernen*** und den ***Motoneuronen der Halsmuskulatur*** verbunden. Das präzise Zusammenspiel von Vestibularapparat, Augenmuskeln und Halsmuskeln ermöglicht die *Fixierung eines Gegenstandes* auch während der Bewegung des Kopfes.

Aus dem **Nucleus vestibularis lateralis (Deiters),** der sekundäre vestibuläre Fasern erhält, tritt der ***Tractus vestibulospinalis*** *(extrapyramidales System)* aus.

Die Rindenprojektion des vestibulären Systems ist kaum bekannt. Einige sekundäre vestibuläre Fasern erreichen wahrscheinlich den Thalamus (Nucleus ventralis posteromedialis - VPM), dann projizieren sie in das umschriebene Feld des Scheitellapens, wo die Körperlage bewußt werden kann.

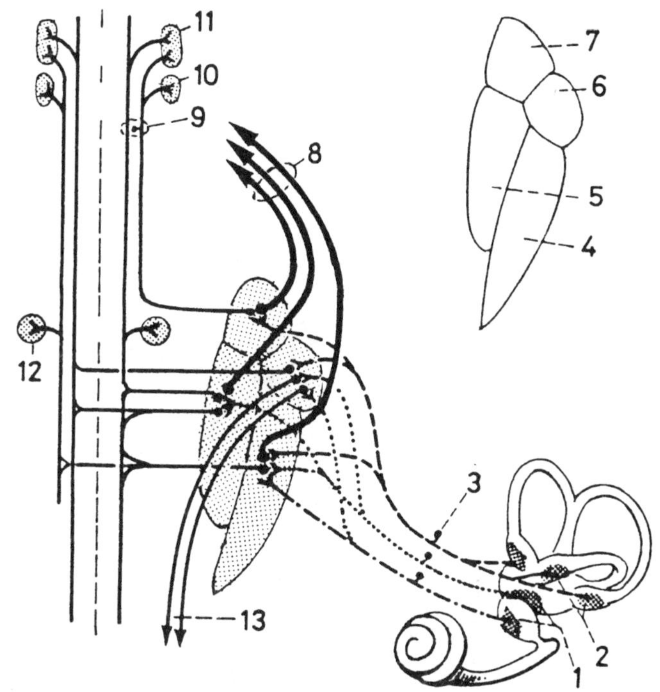

Abb. 111 Schematische Darstellung der Verbindungen des vestibulären Systems

1. Macula sacculi und Macula utriculi
2. Cristae ampullares
3. Ganglion vestibulare mit bipolaren Ganglienzellen
4. Nucleus vestibularis inferior (Roller)
5. Nucleus vestibularis medialis (Schwalbe)
6. Nucleus vestibularis lateralis (Deiters)
7. Nucleus vestibularis superior (Bechterew)
8. Tractus vestibulocerebellaris zum Nodulus und Flocculus
9. Fasciculus longitudinalis medialis
10. Nucleus n. trochlearis (N. IV)
11. Nucleus n. oculomotorii (N. III)
12. Nucleus n. abducentis (N. VI)
13. Tractus vestibulospinalis

9.9. BLICKZENTREN (Abb. 112)

Willkürliche konjugierte Augenbewegungen (Blickwendung beider Augen zur Gegenseite) und gleichsinnige Kopfbewegungen können von einem **frontalen Blickzentrum** (Area 8) im *hinterem Bereich des Gyrus frontalis medius* ausgelöst werden. Die Fasern der Area 8 enden nicht direkt an den Augenmuskelkernen. Die Fasern für horizontale Augenbewegungen werden in der Formatio reticularis (in der kontralateralen Seite) der Brücke, im **pontinen Blickzentrum** umgeschaltet. Durch den ***Fasciculus longitudinalis medialis*** erreichen die Impulse die ***Augenmuskelkerne***.

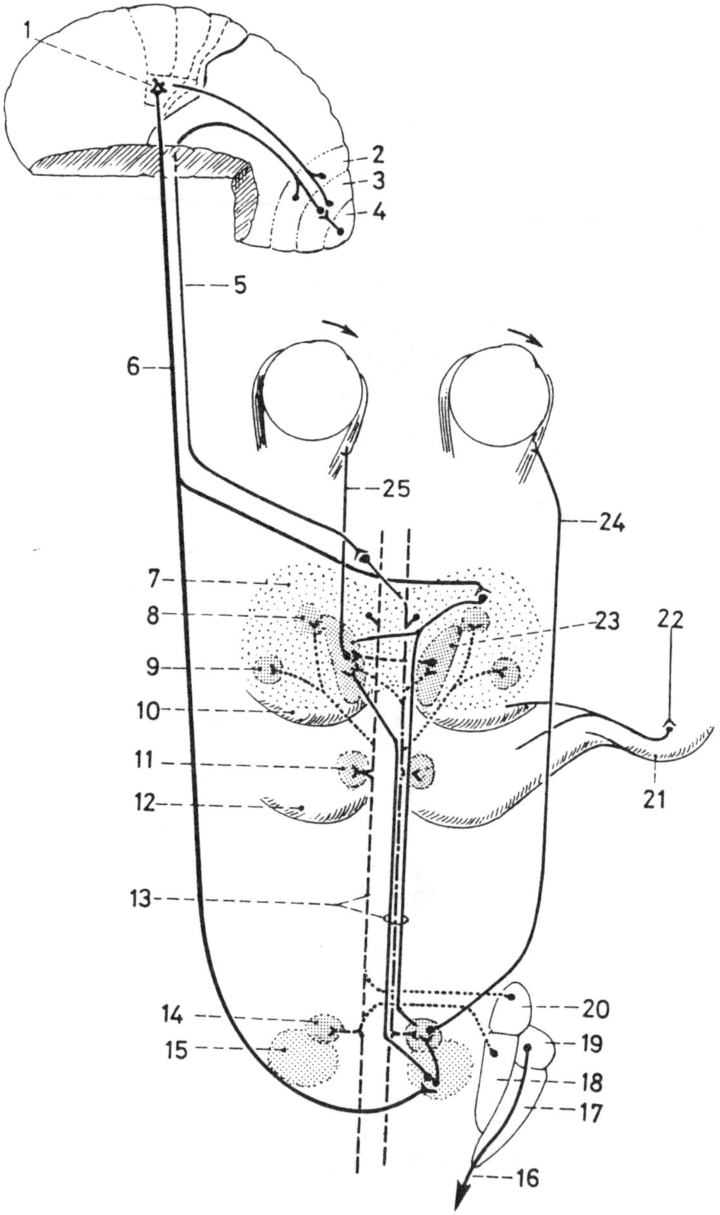

Im vorderen Anteil des Mittelhirns finden sich auch spezielle Abschnitte der Formatio reticularis, der ***Nucleus praestitialis***, der ***Nucleus commissurae posteriores***, der ***Nucleus interstitialis Cajal*** sowie der ***Nucleus Darkschewitsch***, die die *vertikalen und rotatorischen Blickbewegungen* regulieren **(mesencephalisches Blickzentrum)**. Diese Bahnen ziehen bilateral nach unten.

Abb. 112 Willkürliche und reflektorische Innervation der Augenmuskeln, Blickzentren

1. Frontales Augenfeld (Area 8)
2. Area peristriata (Area 19)
3. Area parastriata (Area 18)
4. Area striata (Area 17)
5. Bahn für reflektorische Blickbewegungen
6. Bahn für willkürliche Blickbewegungen
7. Tektales Feld für vertikale Blickbewegungen
8. Nucleus Darkschewitsch
9. Nucleus interstitialis (Cajal)
10. Colliculus superior (rostralis)
11. Nucleus n. trochlearis (N. IV)
12. Colliculus inferior (caudalis)
13. Fasciculus longitudinalis medialis
14. Nucleus n. abducentis (N. VI)
15. Pontines Feld für horizontale Blickbewegungen
16. Tractus vestibulospinalis
17. Nucleus vestibularis inferior (Roller)
18. Nucleus vestibularis medialis (Schwalbe)
19. Nucleus vestibularis lateralis (Deiters)
20. Nucleus vestibularis superior (Bechterew)
21. Corpus geniculatum laterale (CGL)
22. Fasern von Retina
23. Nucleus n. oculomotorii (N. III)
24. N. abducens für M. rectus lateralis
25. N. oculomotorius für M. rectus medialis

Aus den *occipitalen Rindenfeldern* ***(Area 18, 19)*** werden die *reflektorischen Augenbewegungen* gesteuert **(occipitales Blickzentrum)**. Diese Bahn wird im ***Colliculus superior (rostralis)*** umgeschaltet, und die Fasern ziehen nach einer Kreuzung zu den ***Augenmuskelkernen***.

10. PERIPHERES NERVENSYSTEM

Das **periphere Nervensystem (PNS)** setzt sich aus der Summe aller ***Nerven*** einschließlich der ***Ganglien*** außerhalb des Zentralnervensystems (ZNS) zusammen. Wie im ZNS so sind auch im PNS die Nervenzellansammlungen und die Leitungen lokal unterschiedlich, aber in regelhafter Ordnung verteilt. Die Nervenzellansammlungen bilden im peripheren Nervensystem die Ganglien, und die Leitungsbahnen bilden die Nerven. Das periphere Nervensystem hat enge Beziehungen zum Zentralnervensystem, weil die Perikaryen der somatomotorischen Motoneurone und der praeganglionären vegetativen Neurone in den unterschiedlichen Abschnitten des ZNS liegen, wie im Hirnstamm und im Rückenmark. Ferner enden die zentralen Fortsätzen der sensiblen Nervenzellen im ZNS.

Die ***Rückenmarknerven, Nervi spinales,*** gehen in segmentaler Anordnung aus dem *Rückenmark* hervor. Jeder Spinalnerv entsteht aus der Vereinigung von der ***motorischen*** Radix ventralis und der ***sensiblen*** Radix dorsalis. Als ***Hirnnerven, Nervi craniales,*** werden die rostralsten zwölf Nervenpaare bezeichnet, weil ihre Aus- und Eintrittstellen im Bereich des *Gehirn* liegen. Ihre Äste verbreiten sich vorwiegend im Bereich des Kopfes. ***Somatische Nervenfasern*** verbinden das ZNS mit der *Leibeswand* und ihren Derivaten, den *Extremitäten*. ***Vegetative (viszerale) Nervenfasern*** verknüpfen das ZNS mit *Eingeweiden* im weitesten Sinne einschließlich der *glatten Muskulatur* und der *Drüsen* in allen Körperregionen, im Kopfbereich mit den *Abkömmlingen der Kiemenbögen*. Die Rückenmarknerven und viele Hirnnerven enthalten *somatische (somatomotorische* und *somatosensible)* und *vegetative (viszeromotorische* und *viszerosensible) Fasern* gemischt, deshalb wird im Kapitel über das vegetative Nervensystem die Innervation der Eingeweide zusammengefaßt.

Gliederung des peripheren Nervensystems:

1.) Hirnnerven,

2.) Rückenmarknerven,

3.) vegetatives Nervensystem.

10.1. HIRNNERVEN (NN. CRANIALES)

12 Paar Hirnnerven werden an das Gehirn gegliedert:

I. Nervi olfactorii (Riechnerven),
II. Nervus opticus (Sehnerv),
III. Nervus oculomotorius,
IV. Nervus trochlearis,
V. Nervus trigeminus,
VI. Nervus abducens,
VII. Nervus facialis,
VIII. Nervus vestibulocochlearis (Hör- und Gleichgewichtsnerv),
IX. Nervus glossopharyngeus,
X. Nervus vagus,
XI. Nervus accessorius,
XII. Nervus hypoglossus.

3 Hirnnervenpaare sind **reine Sinnesnerven**: Die ***Nn. olfactorii*** *(Nn. I - Riechnerven)*, der ***N. opticus*** *(N. I - Sehnerv)* und ***N. vestibulocochlearis*** *(N. VIII - Hör- und*

Gleichgewichtsnerv), die bei den Sinnesbahnen behandelt werden. *Die ersten zwei Paare sind keine peripheren Nerven.* Die *Nn. olfactorii* bestehen aus den gebündelten Fortsätzen der primären Sinnesepithelien im Riechepithel, die in den Bulbus olfactorius (Palaeopallium) enden (siehe 9.4.). Der *N. opticus* ist eine Leitungsbahn des Gehirns: Die Retina, der N. opticus und die weiteren Schaltstellen der *Sehbahn* gehören zum Zwischenhirn und Endhirn (siehe 9.6.). Die Aus- und Eintrittsstellen der weiteren Hirnnerven befinden sich am Hirnstamm. Der *N. vestibulocochlearis* wird beim *akustischen System* (9.7.) bzw. beim *vestibulären System* beschrieben (9.8.).

Die weiteren 9 Hirnnervenpaare sind auch nicht einheitlich. 4 Hirnnervenpaare bestehen nur aus den **somatomotorischen Fasern**: Diese Nerven sind die ***Augenmuskelnerven (N. III, N. IV*** und ***N. VI)*** und der ***N. hypoglossus (N. XII)***. Fünf Nerven haben sich aus den fetalen Kiemenbogennerven entwickelt. **Branchialnerven** sind der ***N. trigeminus (N. V),*** der ***N. facialis (N. VII),*** der ***N. glossopharyngeus (N. IX),*** der ***N. vagus (N. X)*** und der ***N. accessorius (N. XI),*** die ähnliche *Segmentation* wie die Rückenmarknerven haben. Ihre *branchialmotorischen Fasern* bzw. *speziellen viszeromotorischen Fasern* innervieren die Derivate der Kiemenbogenmuskulatur. Ihre Afferenzen stammen aus der Haut des Kopfes und der Schleimhaut der Mundhöhle, der Nasenhöhle, der Schlundenge, des Rachens usw. *(allgemeine Somatosensibilität)* sowie aus Eingeweiden *(allgemeine Viszerosensibilität* einschließlich *Geschmack - spezielle Viszerosensibilität).* 4 Hirnervenpaare enthalten allgemeine viszeromotorische Fasern: Der N. III, N. VII, N. IX und N. X. Allgemeine viszerosensible Fasern befinden sich im N. IX und N. X und Geschmacksfasern (spezielle viszerosensible Fasern) ziehen im N. VII, N. IX und N. X.

Die einzelnen Hirnnerven werden nach **einheitlicher Gliederung** behandelt (nach Szentágothai):

1.) Kerne, die Ursprünge und Endstellen der Hirnnerven,
2.) Austrittstelle aus dem Gehirn,
3.) Porus duralis, wo die Hirnnerven die Dura mater durchsetzen,
4.) Austrittsstelle aus dem Schädel,
5.) Verlauf der Nerven,
6.) Äste und Versorgungsgebiet,
7.) Ganglien.

Die Kerne, die Austrittsstellen, die Porus durales, die Austrittsstellen und die Ganglien der Hirnnerven sind zudem in Tabellen zusammengefaßt (10.1.10-14.).

10.1.1. Nervus oculomotorius (N. III)

Der N. oculomotorius innerviert **somatomotorisch** die Mehrheit der ***äußeren Augenmuskeln*** und seine **viszeromotorischen (parasympatischen)** Fasern versorgen den ***M. sphincter pupillae*** *(Pupillenverengung)* und den ***M. ciliaris*** *(Akkomodation)*.

1.) Kerne:

im ***Mittelhirn*** (Abb. 67 und 122)

a.) aus **Nucl. n. oculomotorii** — *somatomotorische Fasern,*
b.) aus **Nucl. oculomotorius accessorius*(Edinger-Westphal*)** — *allg. viszeromotorische* präganglionäre (parasympathische) Fasern.

2.) Austrittsstelle aus dem Gehirn:

Im ***Sulcus culomotorius*** (Fossa interpeduncularis), dann verläuft er in der Cisterna interpeduncularis und tritt zwischen A. cerebri posterior und A. cerebelli superior hindurch.

3.) Porus duralis:

Zwischen ***Plica petroclinoidea anterior*** und ***posterior*** durchbohrt er das Dach des ***Sinus cavernosus*** (Abb. 124), dann zieht er in oberen Teil der *Seitenwand des Sinus cavernosus* nach vorne (Abb. 11). Die Augemuskelnerven bekommen *propriozeptive* Fasern aus dem N. ophthalmicus (N. V/1) und *postganglionäre sympathische* Fasern aus dem Plexus caroticus internus im Sinus cavernosus.

4.) Austrittsstelle aus dem Schädel:

durch den medialen Winkel der ***Fissura orbitalis superior*** und den ***Anulus tendineus communis*** tritt er in die Orbita ein.

5.) Verlauf:

Er gabelt sich innerhalb des Kegels der äußeren Augenmuskeln und läuft lateral vom N. opticus.

6.) Äste:

a.) **Ramus superior** tritt von unten in den M. levator palpebrae superioris und in den M. rectus superior ein und versorgt sie *motorisch*;

b.) **Ramus inferior** innerviert *motorisch* den M. rectus medialis, den M. rectus inferior und den M. obliquus inferior,

Radix oculomotoria (brevis): Dieser Nebenast des Ramus inferior liefert die *präganglionären parasympathischen* Fasern zum Ggl. ciliare.

7.) Ganglien:

Ggl. ciliare: ist ein *parasympatisches* Ganglion, das zwischen N. opticus und M. rectus lateralis in der Orbita liegt;

Nn. ciliares breves: Die *postganglionären viszeromotorischen* Fasern treten nahe dem N. opticus in den Augapfel ein, dann verlaufen sie im Spatium perichoroideale nach vorn und innervieren den *M. ciliaris (Akkomodation)* und den *M. sphincter pupillae (Pupillenverengung)* (Abb. 123 und 140).

Bei totaler **Lähmung** des N. oculomotorius sind die *Augenmotorik* und die Bewegungen des Oberlides insgesamt gestört. Der Blick ist weitgehend unbeweglich nach unten und außen gerichtet (durch N. trochlearis und N. abducens). *Das Oberlid hängt schlaff herab.* Es besteht eine *Pupillenerweiterung,* die *Akkomodation ist aufgehoben.* Bei Ausfall einzelner Augenmuskeln entstehen ***Doppelbilder***. Die Doppelbilder weichen verstärkt auseinander beim Blick in die Funktionsrichtung des gelähmten Muskels. Neben peripheren Augenmuskelnerven-Lähmungen äußern sich zahlreiche ***zentralnervöse Störungen*** in Augenmotititätsstörungen.

10.1.2. Nervus trochlearis (N. IV)

Der N. trochlearis ist der motorische Nerv des M. obliquus superior.

1.) Kerne:

im ***Mittelhirn*** (Abb. 122)
aus **Nucl. n. trochlearis** *somatomotorische Fasern,*
die dorsal am Aquaeductus cerebri kreuzen ***(Decussatio nervorum trochlearium)***.

2.) Austrittsstelle aus dem Gehirn:

Er tritt ***zwischen Colliculus inferior und Frenulum veli medullaris superioris*** aus dem Hirnstamm, dann läuft er durch die Cisterna ambiens um den Pedunculus cerebri herum und erreicht die Hirnbasis (Abb. 42).

3.) Porus duralis:

Er durchbohrt zwischen ***Plica petroclinoidea anterior*** und ***posterior*** das Dach des ***Sinus cavernosus*** (Abb. 124), dann zieht er in den oberen Teil der *Seitenwand des Sinus cavernosus* nach vorne (hinten seitlich am N. oculomotorius) (Abb. 124). Nach Abheben des freien Randes des Tentorium cerebelli kann man den N. trochlearis finden. Er läuft oberhalb des N. ophthalmicus und unterhalb seitlich des N. oculomotorius in der Seitenwand des Sinus cavernosus nach vorne (Abb. 11).

4.) Austrittsstelle aus dem Schädel:

Durch ***Fissura orbitalis superior*** tritt er in die Orbita ein, wo er den N. oculomotorius überkreuzt.

5.) Verlauf:

Über dem M. levator palpebrae superioris läuft er nach medial und dringt von oben in den M. obliquus superior ein. (In der Spitze der Orbita ist er das oberflächlichste Gebilde.)

6.) Versorgt:

motorisch den M. obliquus superior.

Bei **Lähmung** des N. trochlearis ist der Blick des paretischen Augapfels nach *oben und nasal* gerichtet.

10.1.3. Nervus trigeminus (N. V)

Der N. trigeminus ist der wichtigste ***somatosensible*** Nerv des Kopfes, und seine ***branchialmotorischen*** Fasern innervieren die Muskeln des 1. Kiemenbogens. Seine *allgemeinen somatosensiblen (somatosensorischen)* Fasern versorgen die Haut des Gesichts, der Stirn und des Scheitels sowie den Augapfel (Cornea und Bindehaut), die Orbita, die Schleimhaut der Nasen- und Mundhöhle mit Ausnahme der Zungenwurzel, die Zähne mit ihrem Halteapparat und den größten Teil der harten und weichen Hirnhäute. Die Grenze zwischen dem Hautinnervationsgebiet des N. trigeminus und jenem der Äste des Plexus cervicalis kann durch die *Scheitel-Ohr-Kinn-Linie* angegeben werden. Außerdem führt er *propriozeptive* Fasern aus Kau- und Mundbodenmuskulatur, den äußeren Augenmuskeln und der mimischen Muskulatur. Seine *branchialmotorischen (speziellen viszeromotorischen)* Fasern innervieren die Kaumuskeln, den M. mylohyoideus, den Venter anterior des M. digastricus, den M. tensor veli palatini und den M. tensor tympani. Der N. trigeminus hat keinen vegetativen Kern, aber seine Äste bekommen *postganglionäre parasympathische* Fasern aus dem N. facialis (N. VII) und dem N. glossopharyngeus (N. IX).

1.) Kerne:

in der ***Brücke*** (Abb. 66 und 122)

a.) aus **Nucl. motorius n. V** — *spezielle viszeromotorische* (branchialmotorische) Fasern,

b.) in **Nucl. sensorius principalis (pontinus) n. V** — *allg. somatosensible Fasern* (epikritische Sensibilität),

c.) in **Nucl. tractus spinalis n. V** — *allg. somatosensible Fasern* (protopathische Sensibilität)

d.) in **Nucl. mesencephalicus n. V** (enthält pseudounipolare Nervenzellen). — *allg. somatosensible Fasern* zur Kaumuskulatur

2.) Austrittsstelle aus dem Gehirn:

Er entspringt mit zwei Wurzeln ***am vorderen Brückenrand*** (an der Grenze zwischen Brücke und Pedunculus cerebellaris medius). Die größere ***Radix sensoria*** liegt unten und die ***Radix motoria*** zieht unten medial am Ganglion trigeminale vorbei und legt sich dem N. mandibularis an (Abb. 42).

3.) Porus duralis:

Er tritt zwischen dem ***Tentorium cerebelli*** und der Spitze der ***Felsenbeinpyramide*** in das ***Cavum trigeminale*** ein (Abb. 124).

4.) Ganglien: ← Durasack für Ggl. trigeminale

Das etwa 20 mm lange, halmondförmige ***Ggl. trigeminale (Ggl. semilunare Gasseri)*** liegt im *Cavum trigeminale (Cavum Meckeli)* an der Impressio trigemini. Die Ausstülpung der *Cisterna pontocerebellaris* dehnt sich auch in diesen Raum aus *(Trigeminuscisterne)*. Es enthält pseudounipolare Ganglienzellen für die sensiblen Fasern des N. trigeminus (ausgenommen die Afferenzen aus der Kaumuskulatur). Die drei Hauptäste des N. trigeminus treten aus dem Ganglion getrennt aus.

10.1.3.1. Nervus ophthalmicus (N. V/1)

Dieser ***rein sensible (sensorische) Nerv*** zieht nach Verlassen des Ggl. trigeminale in der ***Seitenwand des Sinus cavernosus***, wo er unterhalb des N. oculomotorius und des N. trochlearis verläuft (Abb. 11). Im Bereich des Sinus cavernosus hat er Verbindungen mit den drei Augenmuskelnerven und dem Plexus caroticus internus.

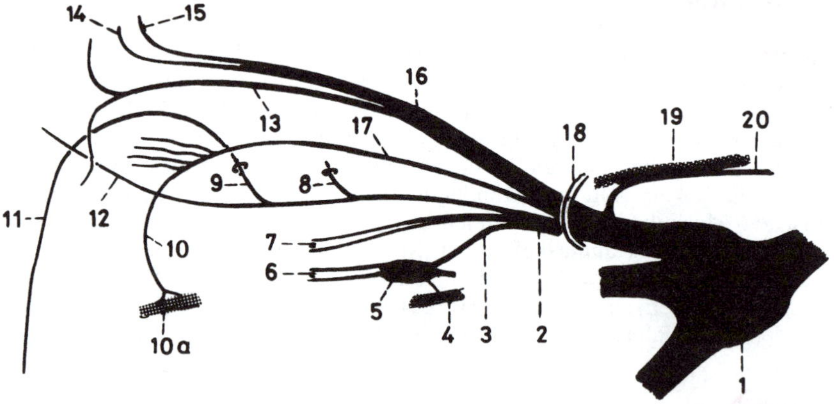

Abb. 113 Äste des N. ophthalmicus (N. V/1)

1. Ggl. trigeminale
2. N. nasociliaris
3. Radix sensoria ggl. ciliaris
4. N. oculomotorius (N. III)
5. Ggl. ciliare
6. Nn. ciliares breves
7. Nn. ciliares longi
8. N. ethmoidalis posterior
9. N. ethmoidalis anterior
10. R. communicans cum nervo zygomatico

10a. N. zygomaticus

11. R. nasalis externus
12. N. infratrochlearis
13. N. supratrochlearis
14. R. lateralis n. supraorbitalis
15. R. medialis n. supraorbitalis
16. N. frontalis
17. N. lacrimalis
18. Fissura orbitalis superior
19. N. trochlearis (N. IV)
20. R. tentorii

4.) Austrittsstelle aus dem Schädel:

Er tritt durch die ***Fissura orbitalis superior*** in die Orbita ein, wo er über dem N. oculomotorius nach vorne zieht.

5.) Verlauf:

Er spaltet sich noch vor Eintritt in die Fissura orbitalis superior in drei Äste auf, die getrennt weiter laufen.

6.) Äste: (Abb. 113)

a.) **Ramus tentorii** ist ein rückläufiger Ast zum *Tentorium cerebelli* und zur *Falx cerebri* sowie zum *Sinus cavernosus* und *Sinus rectus,* der in der lateralen Wand des Sinus cavernosus scharf nach hinten umbiegt. Er lagert sich an den N. trochlearis an.

b.) **N. frontalis** verläuft zwischen M. levator palpebrae superioris und Dach der Augenhöhle, dann zweigt er sich am Margo supraorbitalis auf:

α.) ***N. supraorbitalis*** tritt mit zwei Ästen an die Stirn:

R. lateralis ist die Fortsetzung des N. supraorbitalis und erreicht durch die Incisura supraorbitalis die Stirn;

R. medialis zieht durch die Incisura frontalis. Sie versorgen gemeinsam die Haut der Stirn, des Scheitels und des Oberlids sowie die Bindehaut *(Rr. palpebrales superiores)* und die Schleimhaut der Stirnhöhle.

β.) ***N. supratrochlearis*** läuft zwischen M. obliquus superior und Dach der Orbita nach vorne medial und tritt oberhalb der Trochlea zur Haut des medialen Augenwinkels aus. Er versorgt die Haut und die Bindehaut des medialen Augenwinkels sowie die Haut der Nasenwurzel und der Stirn.

c.) **N. lacrimalis** zieht an der lateralen Wand der Orbita über den M. rectus lateralis hinweg nach vorn in die Gegend der Tränendrüse und zum lateralen Augenwinkel. Er versorg *sensibel* die Haut und die Bindehaut des lateralen Augenwinkels sowie die Tränendrüse. Vor dem Eintritt in die Drüse bekommt er *postganglionäre parasympathische (sekretomotorische)* Fasern aus dem Ggl. pterygopalatinum (N. VII) und *postganglionäre sympathische* Fasern aus dem Plexus caroticus internus durch ***R. anastomoticus cum nervo zygomatico)*** für die Tränendrüse.

d.) **N. nasociliaris** läuft durch den Anulus tendineus communis zur medialen Wand der Orbita, inzwischen kreuzt er den N. opticus über. Äste:

α.) ***N. ethmoidalis posterior*** tritt durch das *Foramen ethmoidale posterius* aus der Orbita zur Schleimhaut der *Keilbeinhöhle* und der *hinteren Siebbeinzellen.*

β.) ***N. ethmoidalis anterior*** zieht durch das *Foramen ethmoidale anterius* aus der Orbita zurück in die Schädelhöhle, wo er unter die Dura der vorderen Schädelgrube läuft, dann kehrt er durch die Lamina cribrosa in den oberen Teil der Nasenhöhle zurück. Äste:

R. meningeus anterior versorgt die Dura im Bereich der Lamina cribrosa.

Rr. nasales anteriores laterales et mediales innervieren die Schleimhaut im vorderen Bereich der Nasenhöhle, in den vorderen Siebbeinzellen und in der Stirnhöhle.

R. nasalis externus tritt an der Grenze zwischen knöchernem und knorpeligem Nasenskelett aus und innerviert die Haut von Nasenrücken und Nasenspitze.

γ.) ***N. infratrochlearis*** zieht unterhalb der Trochlea zur Haut und Bindehaut des *medialen Augenwinkels* sowie zur Haut des *Nasenrückens* und dem *Tränensack,* der *Caruncula lacrimalis.*

δ.) ***Nn. ciliares longi***, 2 lange Zweige, führen *sensible* Fasern aus Cornea, Iris und Corpus ciliare sowie *postganglionäre sympathische* Fasern aus dem Plexus caroticus internus und Plexus ophthalmicus (aus Ggl. cervicale superius) zum M. dilatator pupillae. Sie treten zusammen mit den Nn. ciliares breves neben dem N. opticus in den Augapfel ein, dann ziehen sie im Spatium perichoroideale nach vorn.

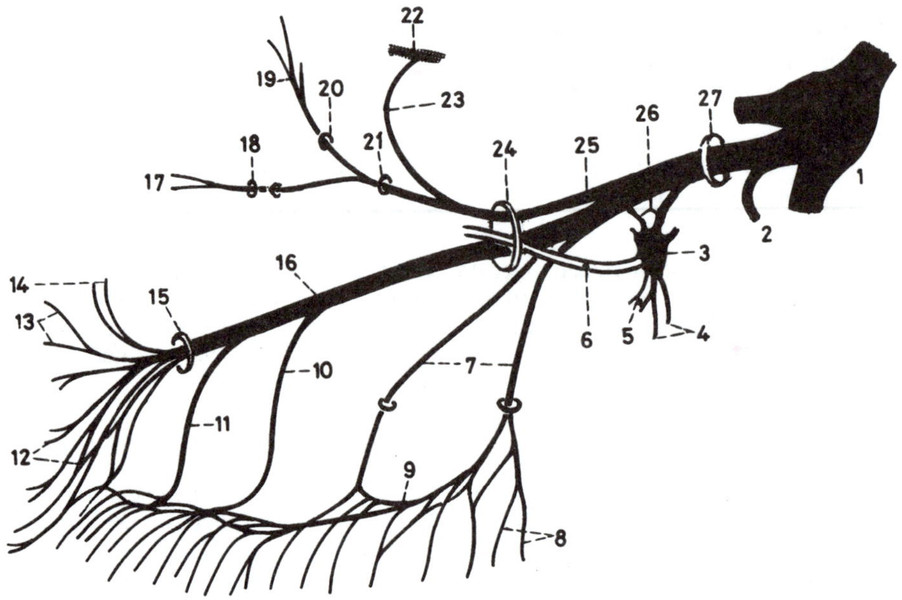

Abb. 114 Äste des N. maxillaris (N. V/2)

1. Ggl. trigeminale
2. R. meningeus medius
3. Ggl. pterygopalatinum
4. Nn. palatini
5. Nn. nasales posteriores
6. Rr. orbitales
7. Rr. alveolares superiores posteriores
8. Rr. dentales und Rr. gingivales
9. Plexus dentalis superior
10. Rr. alveolares superiores medii
11. Rr. alveolares superiores anteriores
12. Rr. labiales superiores
13. Rr. nasales externi
14. Rr. palpebrales inferiores
15. Foramen infraorbitale
16. N. infraorbitalis
17. N. zygomaticofacialis
18. Foramen zygomaticofaciale
19. N. zygomaticotemporalis
20. Foramen zygomaticotemporale
21. Foramen zygomaticoorbitale
22. N. lacrimalis
23. R. communicans cum nervo lacrimali
24. Fissura orbitalis inferior
25. N. zygomaticus
26. Nn. pterygopalatini
27. Foramen rotundum

10.1.3.2. Nervus maxillaris (N. V/2)

Der N. maxillaris, ***rein sensibel,*** innerviert einen Teil der Dura mater, die Haut der mittleren Gesichtsetage einschließlich Unterlid und Oberlippe, die Schleimhaut des hinteren Bereiches der Nasenhöhle, des oberen Teils der Wange und der Oberkieferhöhle sowie die Zähne des Oberkiefers. Er zieht unten in der Seitenwand des ***Sinus cavernosus*** nach vorn (Abb. 11).

4.) Austrittsstelle aus dem Schädel:

Durch das ***Foram rotundum*** gelangt er in die ***Fossa pterygopalatina*** und zweigt sich sofort auf (Abb. 124). An dieser Stelle kann durch eine Injektion von Lokalanästhetikum der ganze Oberkieferbereich betäubt werden.

5.) Verlauf:

Aus der Fossa pterygopalatina ziehen seine Äste in unterschiedlichen Richtungen weiter: In die *Orbita,* die *Nasenhöhle* sowie zum *harten und weichen Gaumen. Postganglionäre parasympathische (sekretomotorische)* Fasern aus dem *Ggl. pterygopalatinum (N. VII)* und *postganglionäre sympathische* Fasern aus dem *Plexus caroticus internus (Ggl. cervicale superius)* schließen sich hier seinen Ästen an.

6.) Äste: (Abb. 114)

a.) **R. meningeus medius** verläßt den N. maxillaris intrakranial, noch vor Eintritt in das Foramen rotundum, und versorg die Dura im Ausbreitungsgebiet des *vorderen Astes der A. meningea media.*

b.) **N. zygomaticus** zieht durch die *Fissura orbitalis inferior* unten an die seitliche Wand der Orbita, dann tritt er durch das *Foramen zygomaticoorbitale* in den Canalis zygomaticus ein, wo er sich in zwei Endzweige, den *R. zygomaticotemporalis* und den *R. zygomaticofacialis* teilt.

α.) ***R. anastomoticus cum nervo lacrimali*** liefert *postganglionäre parasympathische (sekretomotorische)* Fasern aus dem *Ggl. pterygopalatinum (N. VII)* zum N. lacrimalis für die *Tränendrüse* in der Orbita.

β.) ***R. zygomaticofacialis*** zieht durch das Foramen zygomaticofacialis zur Haut über dem Jochbein und im lateralen Augenwinkel.

γ.) ***R. zygomaticotemporalis*** tritt durch das gleichnamige Loch zum vorderen Bereich der Schläfenhaut und zur Haut der Stirn.

c.) **N. infraorbitalis**, der den Verlauf des Nervenstammes fortsetzt, zieht durch die Fissura orbitalis inferior am Boden der Orbita in den *Sulcus* und *Canalis infraorbitalis* und durch das *Foramen infraorbitale* zur Haut der mittleren Gesichtsetage, wo er sich besenförmig verzweigt *(Pes anserinus minor)* (Abb. 116). Er wird von A. und V. infraorbitalis begleitet. Äste:

α.) ***Rr. alveolares superiores posteriores***, meist zwei Äste, entspringen vor Eintritt in die Fissura orbitalis inferior. Sie ziehen am Tuber maxillae abwärts in die Foramina alveolaria der Facies infratemporalis des Oberkiefers, zu den *Molaren* und ihrem *bukkalen Zahnfleisch.*

β.) ***Rr. alveolares superiores medii*** verlassen den Nerv im *Sulcus infraorbitalis* und gelangen in der seitlichen Wand der Kieferhöhle zu den *Prämolaren* und ihrem *bukkalen Zahnfleisch.*

γ.) ***Rr. alveolares superiores anteriores*** entspringen im *Canalis infraorbitalis* und ziehen in der vorderen Wand der Kieferhöhle zu den *Schneide-* und *Eckzähnen* sowie ihrem *labialen Zahnfleisch.*

Der ***Plexus dentalis superior***, das von den *Rr. alveolares superiores* gespeiste Nervenfasergeflecht, breitet sich im Knochen über den Zahnwurzeln aus und entsendet *Rr. dentales superiores* zu den einzelnen Zahnwurzeln und *Rr. gingivales superiores* zum Zahnfleisch. Er versorgt auch die Schleimhaut des Sinus maxillaris.

δ.) ***Rr. palpebrales inferiores*** ziehen nach Austritt des N. infraorbitalis durch das Foramen infraorbitale zur *Haut* und *Bindehaut des Unterlids.*

ε.) ***Rr. nasales externi*** treten zur äußeren *Haut des Nasenflügels.*

ζ.) ***Rr. nasales interni*** versorgen die *Haut des Nasenvorhofs.*

η.) ***Rr. labiales superiores*** innervieren die *Haut und Schleimhaut der Oberlippe.*

d.) **Nn. pterygopalatini** oder **Rr. ganglionares**, meist zwei Äste, treten in der *Fossa pterygopalatina* aus dem N. maxillaris zu dem Ggl. pterygopalatinum. Ihre sensiblen Fasern ziehen am Ganglion vorbei durch die Öffnungen der Fossa pterygopalatina in alle Richtungen, teils unter Mitnahme *postganglionärer parasympathischer (sekretomotorischer)* Fasern aus dem *Ggl. pterygopalatinum* (N. VII). **Äste:**

α.) ***Rr. orbitales***, 2-3 dünne Zweige, ziehen nach vorn durch die Fissura orbitalis inferior in die *Orbita* und durch kleine Öffnungen in die Schleimhaut der *hinteren Siebbeinzellen* und der *Keilbeinhöhle*.

β.) ***Rr. nasales posteriores superiores laterales*** gelangen nach medial durch das *Foramen sphenopalatinum* zur *Schleimhaut des oberen und mittleren Nasenganges,* der *Tuba auditiva* sowie der *hinteren Siebbeinzellen*.

γ.) ***Rr. nasales posteriores superiores mediales*** ziehen durch das *Foramen sphenopalatinum* zur *Schleimhaut* im *oberen Bereich des Nasenseptum*.

δ.) ***N. nasopalatinus (Scarpae)*** ist ein langer Ast aus den Rr. nasales posteriores superiores mediales verläuft unter der Schleimhaut des Nasenseptum zum *Canalis incisivus* und, gemeinsam mit dem kontralateralen Nerv, durch den Canalis incisivus zur vorderen *Gaumenschleimhaut* und zum *Zahnfleisch* hinten den oberen Schneidezähnen. Er hat eine Anastomose mit dem N. palatinus major.
Die ***Rr. nasales*** enthalten auch *postganglionäre parasympathische (sekretomotorische)* Fasern aus dem *Ggl. pterygopalatinum (N. VII)* für die *Schleimdrüsen der Nasenhöhle*.

ε.) ***N. palatinus major*** zieht aus der Fossa pterygopalatina abwärts durch den *Canalis palatinus major* und tritt durch das *Foramen palatinum majus* zum harten Gaumen. Er teilt sich in wenige Zweige, die nach vorne laufen und die Schleimhaut des *harten Gaumens* sowie das *palatinale Zahnfleisch* innervieren. Seine Zweige anastomosieren am Foramen incisivum mit dem *N. nasopalatinus*.

ζ.) ***Nn. nasales posteriores inferiores*** verlassen den N. palatinus major im *Canalis palatinus major* und treten durch den Knochen zur Schleimhaut der *unteren Nasenmuschel* und des *mittleren und unteren Nasenganges*.

η.) ***Nn. palatini minores*** ziehen durch gleichnamige Knochenkanälchen abwärts und durch die *Foramina palatina minora* zur Schleimhaut des *weichen Gaumens*. Sie enthalten nicht nur *somatosensible* Fasern, sondern auch *Geschmacksfasern* (spezielle viszerosensible Fasern) aus dem Ggl. geniculi (N. VII) und *postganglionäre parasympathische (sekretomotorische)* Fasern aus dem *Ggl. pterygopalatinum* (N. VII) für *Gll. palatini*.

θ.) ***R. pharyngeus*** läuft durch ein laterales Foramen palatinum minus nach hinten zur Schleimhaut der *Tonsilla palatina* und des *Nasopharynx*.

10.1.3.3. Nervus mandibularis (N. V/3)

Der N. mandibularis ist ein ***gemischter Nerv***. Seine ***sensiblen*** Fasern innervieren die Haut der unteren Gesichtsetage einschließlich Unterlippe und Ohr sowie einen Hautstreifen vor dem Ohr, die Schleimhaut der Zunge und des Mundes im Bereich des Unterkiefers und dessen Zähne. Der ***motorische*** Teil des N. mandibularis versorgt die Kaumuskeln und die Muskeln des Mundbodens sowie den M. tensor veli palatini und den M. tensor tympani. Der N. mandibularis zieht unter der Dura zum Foramen ovale und nimmt dabei die ganze *Radix motoria* auf.

4.) Austrittsstelle aus dem Schädel:

Er läuft durch das ***Foramen ovale*** zur *Fossa infratemporalis* (Abb. 124).

5.) Verlauf:

Er zieht zwischen *M. pterygoideus medialis* und *M. pterygoideus lateralis* und teilt sich hier in zwei Stämme: Der ***vordere Stamm*** wird als *N. masticatorius* (Kaunerv) bezeichnet und seine Äste innervieren die Kaumuskulatur. Der ***hintere Stamm*** läuft abwärts und gliedert sich in die *3 sensiblen Hauptnerven:* den N. alveolaris inferior, den N. lingualis und den N. auriculotemporalis.

6.) Äste: (Abb. 115)

a.) **R. meningeus n. mandibularis** zweigt unmittelbar nach dem Durchtritt durch die Schädelbasis ab und zieht rückläufig, gemeinsam mit der A. meningea media, durch das *Foramen spinosum* zu *Dura der mittleren Schädelgrube*. Er innerviert die Dura im Ausbreitungsgebiet des hinteren Astes der A. meningea media.

Die Nerven des vorderen motorischen Stammes:

b.) **N. massetericus** zieht über den M. pterygoideus lateralis hinweg durch die Incisura mandibulae mit den gleichnamigen Gefäßen zum *M. masseter*. Seine sensiblen Zweige versorgen die *Kapsel des Kiefergelenks*.

c.) **Nn. temporales profundi** erreichen den *M. temporalis* zwischen dem Oberrand des M. pterygoideus lateralis und dem Planum infratemporale. Ein hinterer Ast innerviert auch die *Kapsel des Kiefergelenks*.

d.) **N. pterygoideus lateralis**, ein kurzer Ast, innerviert den *M. pterygoideus lateralis*.

e.) **N. pterygoideus medialis**, mehrere kurze Ästchen, zieht am Ggl. oticum vorbei und tritt in den *M. pterygoideus medialis* ein.

f.) **N. musculi tensoris veli palatini** zieht am Ggl. oticum vorbei zum *M. tensor veli palatini* nach vorne. Er kann auch aus dem N. pterygoideus medialis entspringen.

g.) **N. musculi tensoris tympani** gelangt, nach hinten medial aufsteigend, am Ggl. oticum vorbei zum *M. tensor tympani*.

h.) **N. buccalis** ist der *einzige sensible Ast* des vorderen Stammes. Er erscheint zwischen den beiden Köpfen des M. pterygoideus lateralis und zieht etwa parallel zum Vorderrand des Unterkieferastes abwärts zum Mundwinkel. Im Bereich des M. buccinator spaltet er sich in mehrere Äste auf, die die *Haut und Schleimhaut der Wange* und das angrenzende bukkale *Zahnfleisch* (in der Gegend der Prämolaren und des 1. Molaren) versorgen.

Die Nerven des hinteren sensiblen Stammes:

a.) **N. auriculotemporalis** umgreift unter dem Foramen spinosum die *A. meningea media* mit zwei Wurzeln, zieht dann hinter dem *Collum mandibulae* zur Seite. Er verläuft unter der Parotis unmittelbar vor dem Ohr hinter der *A. temporalis superficialis* aufsteigend zu *Haut der hinteren Schläfengegend und des Ohres*. Äste:

α.) ***Rr. communicantes cum nervo faciali*** übertragen *postganglionäre parasympatische (sekretomotorische)* Fasern aus dem *Ggl. oticum* (N. IX) zur Weiterleitung an die *Parotis* dem N. facialis.

β.) ***Rr. auriculares anteriores*** ziehen zur Haut der Vorderfläche der *Ohrmuschel*.

γ.) ***Rr. meatus acustici externi*** versorgen die Haut an der unteren, vorderen und oberen Wand des *äußeren Gehörgangs*.

δ.) ***Rr. membrane tympani*** innerviere das *Trommelfell*.

ε.) ***Rr. parotidei*** führen *sensible* sowie *postganglionäre parasympathische (sekretomotorische)* Fasern aus dem Ggl. oticum (N. IX) für die *Parotis*.

ζ.) ***Rr. articulares*** ziehen zur *Kiefergelenkkapsel*.

η.) ***Rr. temporales superficiales***, die Endäste des N. auriculotemporalis, versorgen oberhalb des Jochbogens die *Haut der hinteren Schläfengegend* vor und über dem Ohr.

b.) **N. lingualis** ist der *sensible* Nerv für Zunge, Zahnfleisch des Unterkiefers und Boden des Cavitas oris propria, er führt eine Strecke weit präganglionäre später postganglionäre parasympathische (sekretomotorische) Fasern sowie Geschmackfasern für die vorderen zwei Dritteln der Zunge. Die *parasympathische* Fasern und die *Geschmackfasern* treten als ***Chorda tympani (N. VII)*** zwischen M. tensor veli palatini und M. pterygoideus lateralis von hinten oben in den N. lingualis ein. Er läuft zwischen M. pterygoideus lateralis und M. pterygoideus medialis, hinter der A. maxillaris und medial vor dem N. alveolaris inferior, abwärts. Er zieht zwischen

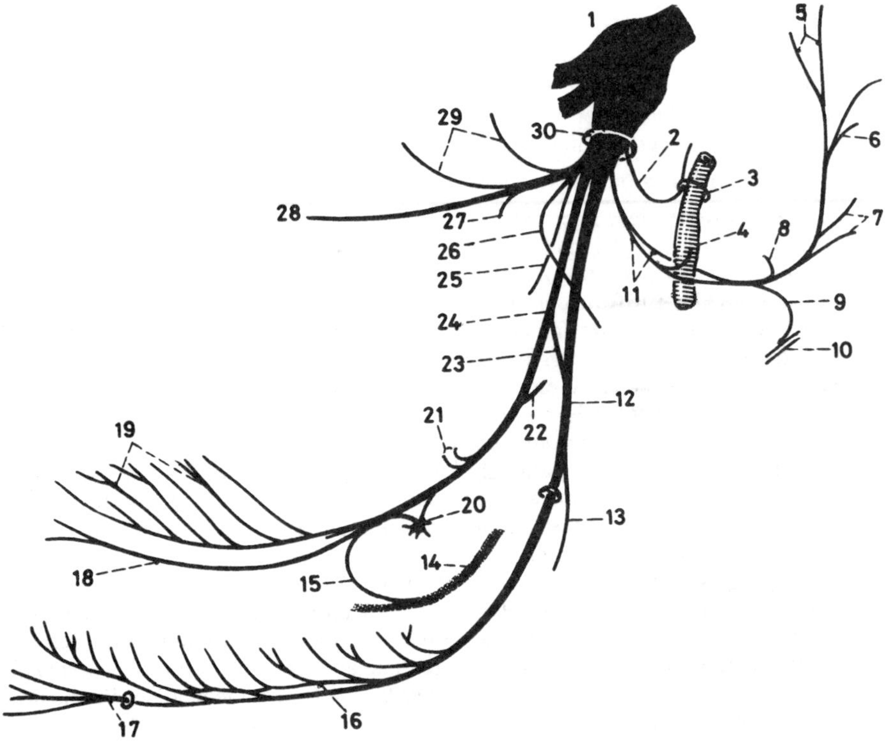

Abb. 115 Äste des N. mandibularis (N. V/3)

1. Ggl. trigeminale
2. R. meningeus n. mandibularis
3. Foramen spinosum
4. A. meningea media
5. Rr. temporales superficiales
6. Nn. auriculares anteriores
7. Nn. meatus acustici externi
8. Rr. articulares
9. R. communicans cum nervo faciali
10. N. facialis (N. VII)
11. N. auriculotemporalis
12. N. alveolaris inferior
13. N. mylohyoideus
14. N. hypoglossus (N. XII)
15. R. communicans cum nervo hypoglosso
16. Plexus dentalis inferior
17. N. mentalis
18. N. sublingualis
19. Rr. linguales
20. Ggl. submandibulare
21. Rr. isthmi faucium
22. R. communicans cum chorda tympani
23. R. communicans cum nervo alveolari inferiore
24. N. lingualis
25. N. pterygoideus medialis
26. N. massetericus
27. N. pterygoideus lateralis
28. N. buccalis
29. Nn. temporales profundi
30. Foramen ovale

Vorderfläche des M. pterygoideus medialis und Unterkiefer im Bogen oberhalb der Gl. submandibularis auf die Oberseite des M. mylohyoideus an die Außenseite des M. hyoglossus in den ***Sulcus lateralis linguae***. Er liegt bei dem medialen Rand des ***Trigonum retromolare*** (hinter dem hinteren Molaren), wo er durch eine Injektion von Lokalanästhetikum der ganze Bereich des N. lingualis betäubt werden kann. **Äste:**

α.) ***Rr. isthmi faucium*** ziehen zur Schleimhaut der *Schlundenge* und zur *Tosilla palatina.*

β.) ***N. sublingualis*** geht am Hinterrand der Gl. sublingualis vom N. lingualis ab, zieht an der lateralen Seite der Drüse nach vorne und strahlt in die Schleimhaut des Mundbodens und in das linguale Zahnfleisch der vorderen Zähne ein.

γ.) ***Rr. linguales*** führen *sensible* und *Geschmacksfasern* der *vorderen zwei Dritteln der Zungenschleimhaut.*

δ.) ***Rr. ganglionares*** leiten präganglionäre parasympathische (sekretomotorische) Fasern, die der N. lingualis über die Chorda tympani aus dem N. facialis (N. VII) erhält, zum *Ggl. submandibulare.*

ε.) **N. alveolaris inferior**, stärkster Ast des N. mandibularis, führt *sensible* Fasern für die Zähne des Unterkiefers und deren bukkales Zahnfleisch, für die Schleimhaut der Unterlippe und für die Haut von Unterlippe und Kinn. Seine *motorischen* Fasern innervieren die Muskulatur des Mundbodens. Äste:

α.) ***N. mylohyoideus***, der *motorische* Anteil des N. alveolaris inferior zweigt vor Eintritt des Nerven in den Canalis mandibulae ab und läuft, anfangs noch vom M. pterygoideus medialis bedeckt, im *Sulcus mylohyoideus* des Unterkiefers auf der Unterfläche des M. mylohyoideus, begleitet von der *A. submentalis,* nach vorne. Er innerviert den *M. mylohyoideus* und den *vorderen Bauch des M. digastricus.*

β.) ***Plexus dentalis inferior*** ist ein *sensibles* Nervenfasergeflecht zur Innervation der *Zähne* und des *bukkalen Zahnfleisches des Unterkiefers* (ausgenommen um den Prämolaren und den 1. Molaren). Die *Rr. dentales inferores* versorgen die Zähne und die *Rr. gingivales inferiores* ziehen zum Zahnfleisch des Unterkiefers.

γ.) ***N. mentalis***, ein großes Bündel sensibler Fasern verläßt den Canalis mandibulae durch das *Foramen mentale.* Er wird

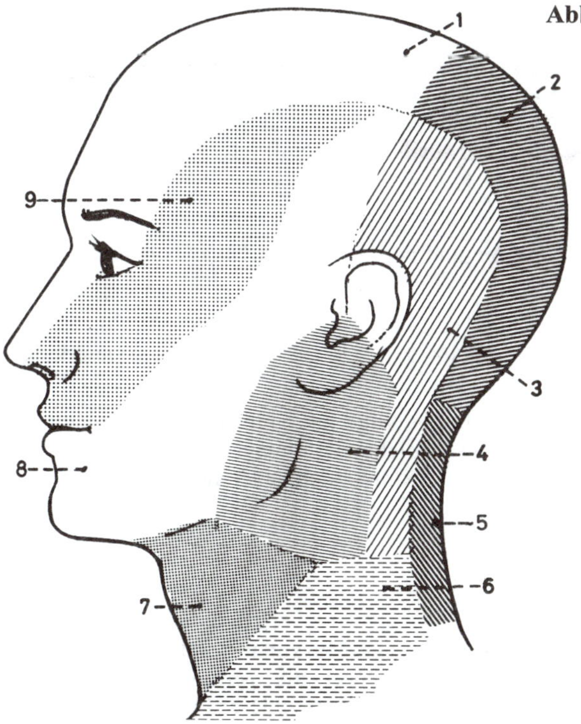

Abb. 116 Hautinnervation des Kopfes

1. N. ophthalmicus (N. V/1)
2. N. occipitalis major (R. dorsalis des N. C_2)
3. N. occipitalis minor (R. ventralis des N. C_2)
4. N. auricularis magnus (R. ventralis des N. C_{2-3})
5. Rr. dorsales der Nn. C_{3-5}
6. Nn. supraclaviculares (Rr. ventrales der Nn. C_{3-4})
7. N. transversus colli (Rr. ventrales der Nn. C_{2-3})
8. N. mandibularis (N. V/3)
9. N. maxillaris (N. V/2)

durch den M. depressor anguli oris bedeckt. Er innerviert mit *Rr. mentales* die Haut des Kinns und mit *Rr. labiales inferiores* die Haut und die Schleimhaut der Unterlippe.

Der N. trigeminus als afferenter Schenkel vermittelt zahlreiche **Reflexe**: *Cornea-Reflex, Tränenreflex, Saugreflex, Nasenreflex, Masseterreflex*. Von **Lähmungen** des N. trigeminus sind die über den gelähmten Ast vermittelten Reflexe betroffen. Die Lähmung des N. mandibularis hat die Kaumuskellähmung zur Folge. Sehr viel häufiger als Lähmung sind äußerst schmerzhafte Reizungserscheinungen von meist einzelnen Trigeminusästen **(Trigeminusneuralgien)**. Die Kenntnis der ***Trigeminusdruckpunkte*** oder ***Nervenaustrittspunkte*** ist klinisch bedeutsam, da ihre *Druckschmerzhaftigkeit* Hinweis auf krankhafte Prozesse im Schädelskelett (z.B. Nasennebenhöhlenerkrankungen) oder im Bereich der Hirnhäute und des Gehirns selbst sein kann. Diese Stellen sind die *Incisura supraorbitalis (N. V/1),* das *Foramen infraorbitale (N. V/2)* und *das Foramen mentale (N. V/3).*

10.1.4. Nervus abducens (N. VI)

Der N. abducens führt *somatomotorische* Fasern zum M. rectus lateralis.

1.) Kerne:

in der ***Brücke*** (Abb. 65 und 122)
aus Nucl. n. abducentis *somatomotorische Fasern.*

2.) Austrittsstelle aus dem Gehirn:

Er tritt **medial zwischen Hinterrand der Brücke und Pyramide**, *lateral vom Foramen caecum*, aus (Abb. 22).

3.) Porus duralis:

Er hat von allen Hirnnerven den *längsten intrakraniellen Verlauf*. Er zieht auf dem ***Clivus*** aufwärts und bricht ***in halber Höhe*** die Dura (Abb. 124) durch. Im eigenen Durakanal ***(Dorelloscher Kanal)*** läuft der Nerv nach vorne und gelangt unterhalb der *Plica petroclinoidea posterior* zum ***Sinus cavernosus***. Er verläuft lateral an der *A. carotis interna* vorbei (Abb. 11).

4.) Austrittsstelle aus dem Schädel:

Er tritt durch die ***Fissura orbitalis superior*** und den *Anulus tendineus communis* in die Orbita ein.

5.) Verlauf:

Er zieht unterhalb des N. oculomotorius durch die Sehne des *M. rectus lateralis* auf dessen Innenfläche.

Bei einer peripheren **Abducenslähmung** schielt das Auge nach innen durch den Zug des M. rectus medialis *(Strabismus convergens)*. Solche Lähmungen kommen oft bei Schädelbasisbrüchen vor, da der Nerv in seinem extraduralen, aber noch intrakraniellen Verlauf am Clivus besonders verletzlich ist.

10.1.5. Nervus facialis (N. VII)

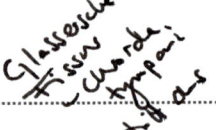

Der N. facialis ist der motorische Nerv für die mimische Muskulatur und andere aus dem 2. Kiemenbogen hervorgegangene Muskeln. Er versorgt die Muskeln des Gesichts einschließlich M. buccinator, den M. epicranius, die Muskels des äußeren Ohres, das Platysma sowie den M. stapedius, den M. stylohyoideus und den hinteren Bauch des M. digastricus. Als **N. intermedius** wird ein zweiter Fazialisanteil zusammengefaßt. Er liefert *allgemeine viszeromotorische Fasern* und *Geschmacksfasern (spezielle viszerosensorische Fasern)* sowie *allgemeine somatosensible Fasern*. Seine präganglionären parasympathischen (sekretomotorischen) Fasern ziehen durch *Ggl. submandibulare* und *Ggl. pterygopalatinum* zu *Gl. submandibularis, Gl. sublingualis, Tränendrüse* und *kleineren Drüsen der Nasen-* und *Mundschleimhaut*. Er führt Geschmacksfasern aus den vorderen zwei Dritteln der Zunge, somatosensible Fasern aus dem äußeren Gehörgang, einem unteren Anteil der Ohrmuschel und einem Hautareal über dem Processus mastoideus.

1.) Kerne: (Abb 65 und 122)

in der Brücke

a.) aus ***Nucl. n. facialis***	*spezielle viszeromotorische* (branchialmotorische) Fasern,
b.) aus ***Nucl. salivatorius superior***	*allg. viszeromotorische* präganglionäre parasympatische (sekretomotorische) Fasern,
c.) im ***Nucl. tractus solitarii***	*spezielle viszerosensorische,* Geschmacksfasern,
d.) im ***Nucl. tractus spinalis n. V***	*allg. somatosensible Fasern.*

2.) Austrittsstelle aus dem Gehirn:

Der N. facialis und der N. intermedius entspringen gemeinsam mit dem N. vestibulocochlearis am seitlichen kaudalen Brückenrand, im ***Kleinhirnbrückenwinkel***. Der N. facialis liegt medial und der N. vestibulocochlearis lateral. (Der N. intermedius wird wegen seiner Lage zwischen N. facialis und N. vestibulocochlearis so genannt.) (Abb. 22 und 42)

3.) Porus duralis:

Der N. facialis durchbohrt die Dura im ***Fundus meatus acustici interni*** (Abb. 119), weil die Dura den inneren Gehörgang auskleidet. Eine Ausstülpung der ***Cisterna pontocerebellaris*** begleitet den N. facialis und den N. vestibulocochlearis in den Meatus acusticus internus (Abb. 12).

4.) Austrittsstelle aus dem Schädel:

Er tritt in den ***Canalis facialis*** der Felsenbeinpyramide ein. Der N. facialis durchquert die Pars petrosa zunächst auf die Achse der Pyramide senkrecht, in lateral-anteriorer Richtung, bis zum ***Hiatus canalis nervi petrosi majoris***. Er bildet hier das ***Geniculum nervi facialis*** *(äußeres Fazialisknie)* mit dem *Ggl. geniculi*, indem er nahezu rechtwinklig in lateral-posteriore Richtung, in der Achse der Pyramide, umbiegt und anschließend im Verlauf hinter dem Paries mastoideus der Paukenhöhle an der Paries labyrinthicus die *Prominentia canalis facialis* aufwirft. Dabei zieht er im Bogen abwärts zum ***Foramen stylomastoideum***. Der N. intermedius vereinigt sich spätestens im Felsenbein am Ggl. geniculi mit dem willkürmotorischen Anteil, dem N. facialis.

5.) Verlauf:

Der N. facialis hat einen ***intrakraniellen Abschnitt*** und nach dem Austritt aus dem Foramen stylomastoideum einen ***extrakraniellen Abschnitt***. Im langen Verlauf durch das Felsenbein verläßt der Intermediusanteil den N. facialis. Die extrakraniellen Äste ziehen nach hinten und nach unten, dann bilden die Gesichtsäste den ***Plexus parotideus***.

6.) Äste: (Abb. 117)

Der intrakranielle Abschnitt:

a.) **N. petrosus major** ist die erste Portion der *präganglionären parasympathischen (sekretomotorischen)* Fasern, der den N. facialis am sensiblen Ggl. geniculi verläßt. Er tritt durch den *Hiatus canalis n. petrosi majoris* auf die Vorderfläche der Felsenbeinpyramide. Er verläuft, von Dura der mittleren Schädelgrube bedeckt, in einer eigenen Rinne auf das *Foramen lacerum* zu, tritt an die Unterfläche der Schädelbasis und zieht durch den *Canalis pterygoideus* in die *Fossa pterygopalatina.* Dabei schließt er sich mit dem sympathischen ***N. petrosus profundus*** zum ***N. canalis pterygoidei (Vidianus)*** zusammen. Er gelangt zum ***Ggl. pterygopalatinum***. Im Ganglion werden die präganglionären parasympatischen (sekretomotorischen) Fasern aus dem Nucl. salivatorius superior umgeschaltet. Die postganglionären Fasern werden durch die *Äste des N. maxillaris* die *Drüsen des Gaumens,* der *Nasenhöhle,* des *Epipharynx* und die *Tränendrüsen* erreichen. *Geschmacksfasern* (spezielle viszerosensorische Fasern) verlaufen von den Geschmacksknospen des Gaumens über die Nn. palatini und den N. petrosus major zu ihren Perikaryen im Ggl. geniculi und weiter zum Nucl. tractus solitarii.

b.) **N. stapedius**, ein dünner *motorischer* Nerv, entspringt vom absteigenden Teil des N. facialis und zieht von unten in den *M. stapedius.*

c.) **R. communicans cum plexu tympanico**, ein rückläufiger Ast, erreicht die *Schleimhaut der Paukenhöhle* und zweigt sich im *Plexus tympanicus* des N. glossopharyngeus auf.

d.) **Chorda tympani** enthält *präganglionäre parasympathische (sekretomotorische)* Fasern und *Geschmacksfasern* (spezielle viszesosensorische Fasern). Rückläufig durchbricht sie die hintere Wand der Paukenhöhle und zieht im Bogen, dem Trommelfell medial anliegend, in eine Schleimhautfalte *(Plica mallearis posterior* et *anterior)* eingebettet, durch die Paukenhöhle und verläßt diese wieder durch die *Fissura petrotympanica (Glaseri).* In der Fossa infratemporalis tritt sie von hinten in den N. lingualis ein. Dieser führt die *präganglionären parasympatischen* Fasern zum ***Ggl. submandibulare*** und die *Geschmacksfasern* aus den *vorderen zwei Dritteln der Zunge* (aus den Geschmacksknospen der Papillae fungiformes). Die im Ggl. submandibulare umgeschalteten postganglionären parasympatischen Fasern innervieren sekretomotorisch die *Gl. submandibularis,* die *Gl. sublingualis* und die *Gl. lingualis anterior (Nuhn-Blandini).* Die Perikaryen der Geschmacksfasern liegen im Ggl. geniculi und ihre zentralen Fortsätze erreichen den Nucl. tractus solitarii.

Der extrakranielle Abschnitt:

a.) **R. communicans cum ramo auriculari nervi vagi** geht unmittelbar nach Austritt des Nerven aus dem Foramen stylomastoideum ab und tritt in den, dorsal den N. facialis kreuzenden, *R. auricularis n. vagi* ein. Er nimmt in der Innervation der hinteren unteren Wand des äußeren Gehörgangs teil.

b.) **N. auricularis posterior**, ein *gemischter* Nerv, zweigt unter dem Foramen stylomastoium nach hinten ab, gibt einen sensiblen Ast zum *äußeren Gehörgang* und zieht hinter dem Ohr auf dem Processus mastoideus zu den *hinteren Ohrmuskeln* und dem *Venter occipitalis des M. epicranius.*

c.) **R. digastricus** verläuft unmittelbar nach Austritt des N. facialis aus dem Foramen stylomastoideum zum *hinteren Bauch des M. digastricus.*

d.) **R. stylohyoideus** zieht zum *M. stylohyoideus.*

e.) **R. communicans cum nervo glossopharyngeo** zieht zum N. glossopharyngeus an der Schädelbasis und führt Fasern für die *M. stylopharyngeus* und *M. palatopharyngeus.*

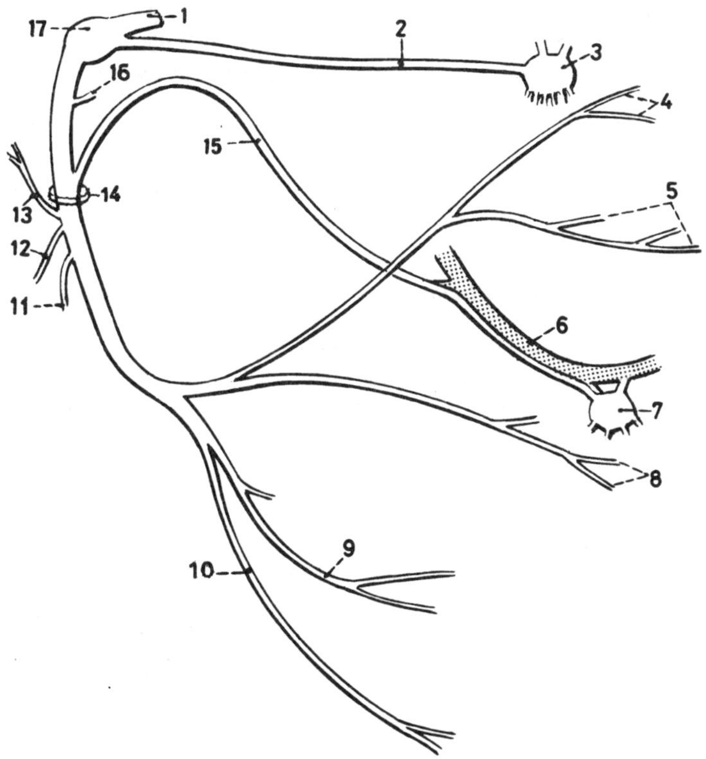

Abb. 117 Äste des N. facialis (N. VII)

1. N. facialis (N. VII)
2. N. petrosus major
3. Ggl. pterygopalatinum
4. Rr. temporales
5. Rr. zygomatici
6. N. lingualis
7. Ggl. submandibulare
8. Rr. buccales
9. R. marginalis mandibulae
10. R. colli
11. R. stylohyoideus
12. R. digastricus
13. N. auricularis posterior
14. Foramen stylomastoideum
15. Chorda tympani
16. N. stapedius
17. Ggl. geniculi und Ggl. n. facialis

f.) **R. communicans cum nervo auriculotemporali** führt *postganglionäre parasympathische (sekretomotorische)* Fasern aus dem *Ggl. oticum (N. IX)* zur *Parotis*.

Nach dem Austritt aus der Schädelbasis dringt der N. facialis in die Parotis ein und zieht in ihr, lateral von der A. carotis externa und vom hinteren Bauch des M. digastricus und unterhalb des äußeren Gehörganges, annähernd horizontal nach vorne. Noch in der Drüse teilt er sich zunächst in einen oberen und einen unteren Hauptast: *N. temporofacialis* und *N. cervicofacialis*. Hierdurch entsteht in der Parotis zwischen zwei Drüsenlappen ein Geflecht aus Fazialisfasern, ***Plexus parotideus***, aus dem sich am Vorderrand der Drüse die motorischen Gesichtsnerven lösen.

g.) **N. temporofacialis**, der obere Hauptstamm, innerviert die *Muskeln der Stirn und der Augenlider*.

α.) ***Rr. temporales*** treten, steil über den Jochbogen aufsteigend, zu den *mimischen Muskeln oberhalb der Lidspalte,* zum oberen Teil des *M. orbicularis oculi,* zum *Venter frontalis des M. epicra-nius,* zu den *vorderen Ohrmuskeln* und zum *M. procerus.*

β.) ***Rr. zygomatici*** ziehen schräg aufsteigend zu den mimischen Muskeln zwischen Lid- und Mundspalte.

γ.) ***Rr. buccales*** verlaufen horizontal zum M. buccinator und zu den mimischen Muskeln im Mundbereich.

h.) **N. cervicofacialis**, der untere Hauptstamm, versorgt die Muskeln von *Wangen, Lippen* und *Kinn*. Äste:

α.) ***R. marginalis mandibulae*** verläuft, schräg absteigend, wenig oberhalb des Unterkieferrandes zu den mimischen Muskeln unterhalb der Mundspalte, zum *M. mentalis* und zum *M. depressor labii inferioris.*

β.) ***R. colli*** tritt, steil abfallend, hinter dem Angulus mandibulae zum *Platysma* und innerviert dieses zum Teil über die ***Ansa cervicalis superficialis*** mit dem N. transversus colli des Plexus cervicalis.

7.) Ganglien:

a.) **Ggl. geniculi**, am Geniculum n. facialis gelegen, enthält die ***Perikaryen der Geschmacksfasern*** und auch ***somatosensibler*** Anteile des N. intermedius. Es ist ein ***sensibles Ganglion***. Seine ***Geschmacksfasern*** versorgen durch *Chorda tympani* und N. lingualis die *Geschmacksknospen* der Papillae fungiformes der vorderen zwei Drittel der Zunge und durch *N. petrosus major* und Nn. palatini die Geschmacksknospen des Gaumens. Seine ***somatosensiblen Fasern*** nehmen in der Innervation der Schleimhaut der *Paukenhöhle* sowie der Haut des *äußeren Gehörgangs* teil. Die zentralen Fortsätze der Geschmacksneurone enden im *Nucl. tractus solitarii.* Die somatosensiblen Nervenzellen des Ggl. geniculi erreichen den *Nucl. tractus spinalis n. V* im verlängerten Mark.

b.) **Ggl. pterygopalatinum** (Abb. 123 und 140), ein etwa 4 mm großes linsenförmiges Knötchen liegt in der Fossa pterygopalatina. Das ***vegetative Ganglion*** enthält die Perikaryen der postganglionären parasympathischen (sekretomotorischen) Fasern, die die Tränendrüse sowie die kleinen Drüsen der Nasen- und der Gaumenschleimhaut innervieren. Die Äste des ***N. maxillaris*** führen die postganglionären Fasern zu ihren Zielorganen (*N. zygomaticus* bzw. *R. communicans cum nervo lacrimali* zur Tränendrüse, *Nn. nasales posteriores* zu Gll. nasales und *Nn. palatini* zu Gll. palatini). Die präganglionären parasympathischen Fasern werden dem Ganglion durch den ***N. petrosus major*** aus dem ***Nucl. salivatorius superior*** zugeführt. Die *postganglionären sympathischen Fasern* des ***N. petrosus profundus*** legen sich dem N. petrosus major *(N. canalis pterygoidei)* und danach dem Ggl. pterygopalatinum an. Der N. maxillaris führt auch diese Fasern zu den Drüsen und den Gefäßen dieser Gegend. Die sympathischen Fasern entstehen durch *Plexus caroticus internus* aus dem *Ggl. cervicale superius.*

c.) **Ggl. submandibulare**, ein etwa 3 mm großes Knötchen, liegt unter dem N. lingualis über der Gl. submandibularis. Das ***vegetative Ganglion*** enthält die *Perikaryen der postganglionären parasympathischen (sekretomotorischen) Fasern* für die *Gl. submandibularis, Gl. sublingualis* und *Gl. lingualis anterior*. Die präganglionären parasympathischen Fasern werden dem Ganglion über die ***Chorda tympani*** aus dem ***Nucl. salivatorius superior*** zugeführt. Die Chorda tympani legt sich dem N. lingualis hinten an. Die postganglionären Fasern erreichen direkt die Gl. submandibularis und durch N. lingualis die Gl. sublingualis sowie die Gl. lingualis anterior und die Drüsen der Mundschleimhaut. Der ***R. sympathicus ad ganglion submandibulare*** führt postganglionäre sympathische Fasern aus dem Plexus caroticus externus (Ggl. cervicale superius) am Ggl. submandibulare vorbei.

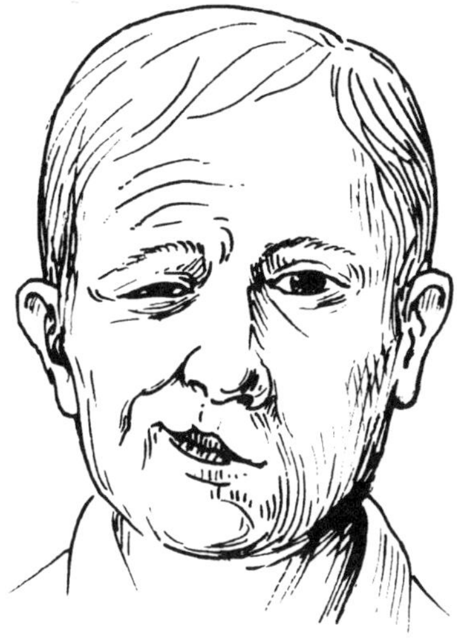

Abb. 118 Linke periphere Fazialähmung

Lähmungen des N. facialis treten relativ häufig als ***periphere Fazialislähmung*** auf, die unterschiedliche Ausprägung der Symptome erlaubt eine genaue Lokalisation der Läsion. So sind z.B. bei einer Fazialisdurchtrennung am Porus acusticus internus die *Gesichtsmuskulatur* und der *Geschmack* der vorderen zwei Drittel der Zunge auf der betroffenen Seite gelähmt und die *Speichelsekretion* reduziert, während bei einer Unterbrechung nach Abgang des Intermediusanteils, etwa am Foramen stylomastoideum, keine Geschmacks- oder Speichelbeeinträchtigung eintritt. Bei der ***peripheren Fazialislähmung*** sind häufig alle vom N. facialis versorgten Muskeln einschließlich der Stirnmuskulatur betroffen. Die gelähmte Gesichtshälfte ist *schlaff (hängender Mundwinkel)*, faltenlos und ausdrucksarm, die Nasolabialfalte verstrichen (Abb. 118). Pfeifen ist wegen der Lähmung der Lippenmuskeln unmöglich. Der Lidspalt kann nicht geschlossen werden. *Der Lidschlußreflex fehlt.* Eine *Hyperakusie* entsteht bei Lähmung des M. stapedius.

Bei der ***zentralen Fazialislähmung*** als Teil einer Hemiplegie ist die *Stirnmuskulatur nicht gelähmt*, da der Nucl n. facialis für die Stirnmuskulatur durch die beiden Hemisphären versorgt wird.

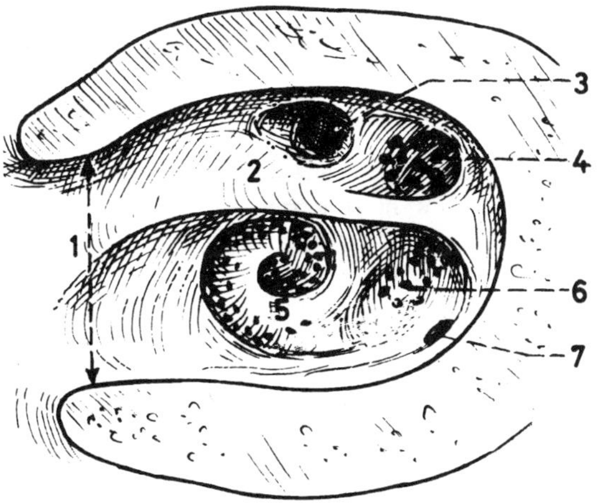

Abb. 119 Fundus meatus acustici interni (rechts)

1. Meatus acusticus internus
2. Crista transversa
3. Canalis facialis - N. facialis (N. VII)
4. Area vestibularis superior - N. utriculoampullaris
5. Area cochlearis - Tractus spiralis foraminosus - N. cochlearis
6. Area vestibularis inferior - N. saccularis
7. Foramen singulare - N. ampullaris posterior

10.1.6. Nervus glossopharyngeus (N. IX)

Der N. glossopharyngeus ist der ***Nerv des 3. Kiemenbogens*** und verbreitet sich hauptsächlich im Zungen-Schlundbereich. Er ist dem N. vagus (N. X) in vieler Beziehung vergleichbar. Die Kerne beider Nerven in der unteren Hälfte der Rautengrube sind weitgehend einheitliche

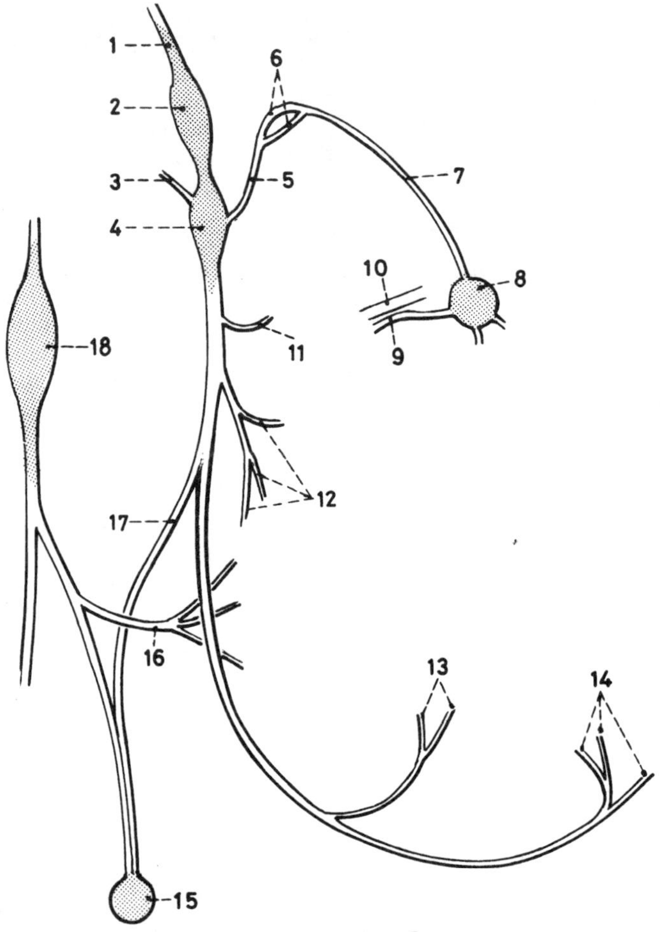

Abb. 120 Äste des N. glossopharyngeus (N. IX)

1. N. glossopharyngeus
2. Ggl. superius
3. R. communicans cum ramo auriculari n. vagi
4. Ggl. inferius
5. N. tympanicus
6. Plexus tympanicus
7. N. petrosus minor
8. Ggl. oticum
9. R. communicans cum nervo auriculotemporali
10. N. auriculotemporalis
11. R. m. stylopharyngei
12. Rr. pharyngei zum Plexus pharyngeus
13. Rr. tonsillares
14. Rr. linguales
15. Glomus caroticum
16. Rr. laryngopharyngei aus Truncus sympathicus
17. R. sinus carotici
18. Ggl. cervicale superius

Zellsäulen. Er führt *allgemeine (parasympathische)* und *spezielle viszeromotorische (branchialmotorische)* Fasern sowie *allgemeine* und *spezielle viszerosensible* und *somatosensible* Fasern. Seine *branchialmotorischen* Fasern innervieren den oberen Schlundschnürer und den oberen Abschnitt des mittleren Schlundschnürers sowie die Schlundheber und zum Teil den M. levator veli palatini. Seine *parasympathischen (sekretomotorischen)* Fasern versorgen die Parotis, die kleinen Zungengrunddrüsen und die Gll. buccales. Seine *somatosensiblen* Fasern stammen aus der Schleimhaut des hinteren Zungendrittels und des weichen Gaumens, der Gaumenbögen und der Wand des Epi- und Mesopharynx sowie der Paukenhöhle und der Ohrtrompete. Er führt spezielle viszerosensorische Fasern *(Geschmacksfasern)* aus dem Geschmacksknospen des Zungengrundes (einschließlich der Papillae vallatae und Papillae foliatae). Seine *allgemeinen viszerosensorischen* Fasern versorgen den Sinus caroticus und das Glomus caroticus.

1.) Kerne:

im ***verlängerten Mark*** (Abb. 122)

a.) aus ***Nucl. ambiguus***	*spezielle viszeromotorische* (branchialmotorische) Fasern,
b.) aus ***Nucl. salivatorius inferior***	*allg. viszeromotorische,* präganglionäre parasympathische (sekretomotorische) Fasern,
c.) im ***Nucl. lateralis alae cinereae***	*allg. viszerosensible* Fasern,
d.) im ***Nucl. tractus solitarii***	*spezielle viszerosensorische* (Geschmack) Fasern,
e.) im ***Nucl. tractus spinalis n. V***	*allg. somatosensible* Fasern.

2.) Austrittsstelle aus dem Gehirn:

Er verläßt die Medulla oblongata mit etwa 5-6 Faserbündeln in enger Nachbarschaft zum N. vagus im rostralen Teil des ***Sulcus parolivaris lateralis*** *(Sulcus dorsolateralis).*

3.) Porus duralis:

Er durchbohrt die Dura mater in der vorderen Abteilung des ***Foramen jugulare*** *(Pars nervosa)*, wobei er vom N. vagus durch eine Durabrücke getrennt ist (Abb. 124).

4.) Austrittsstelle aus dem Schädel:

Der N. glossopharyngeus tritt durch die ***Pars nervosa des Foramen jugulare*** aus. Innnerhalb des Foramen bildet er das kleine Ggl. superius (rostrale).

5.) Verlauf:

Unmittelbar nach seinem Austritt aus dem Foramen jugulare schwillt er zum ***Ggl. inferius (caudale)*** an, das in der *Fossula petrosa* liegt. Dann gelangt der N. glossopharyngeus in das *Spatium parapharyngeum,* wo er zwischen A. carotis interna und V. jugularis interna abwärts zieht. Im weiteren folgt er seinem Leitmuskel, dem *M. stylopharyngeus,* und läuft im Bogen zwischen diesem und dem M. styloglossus zur *Zungenwurzel.*

6.) Äste: (Abb. 120)

a.) **N. tympanicus** zweigt vom Ggl. inferius ab. Er führt *sensible* Fasern für die Schleimhaut der Paukenhöhle und *präganglionäre parasympathische (sekretomotorische)* Fasern für die Parotis. Er tritt durch den *Canaliculus tympanicus* aufsteigend in die Paukenhöhle und verzweigt sich geflechtartig in der Schleimhaut der medialen Wand über dem Promontorium **(Plexus tympanicus)**. Zum Nervenfasergeflecht ziehen noch *sensible* Fasern durch ***R. communicans cum plexu tympanico*** aus dem N. facialis und *postganglionäre sympathische* Fasern durch ***Nn. caroticotympanici*** aus dem Plexus caroticus internus (Ggl. cervicale superius).

Seine somatosensiblen Fasern versorgen die Schleimhaut der Paukenhöhle und der Ohrtrompete (R. tubarius). Aus dem Plexus tympanicus geht der **N. petrosus minor** hervor, der die Vorderwand der Felsenbeinpyramide etwas vor dem N. petrosus major durchbricht *(Hiatus canalis nervi petrosi minoris)*, parallel mit diesem unter der Dura im Sulcus n. petrosi minoris zum Foramen lacerum verläuft, dort an die Unterfläche der Schädelbasis gelangt und in das ***Ggl. oticum*** tritt. Durch den N. petrosus minor werden die präganglionären parasympathischen Fasern des N. glossopharyngeus aus dem ***Nucl. salivatorius inferior*** durch den Plexus tympanicus dem Ggl. oticum zugeführt.

b.) **R. communicans cum ramo auriculari nervi vagi** stellt aufsteigend eine dünne Verbindung zwischen dem Ggl. inferius des N. glossopharyngeus und dem R. auricularis des N. vagus her.

c.) **Rr. pharyngei** 3-4 Äste mit efferenten (branchialmotorische und sekretomotorische) und afferenten (sensiblen) Fasern, beteiligen sich, gemeinsam mit Ästen des N. vagus und des Tr. sympathicus absteigend an der Bildung des ***Plexus pharyngeus***. Seine *branchialmotorischen Fasern* innervieren den M. constrictor pharyngis superior und die obere Hälfte des M. constrictor pharyngis medius sowie den M. salpingopharyngeus, den M. palatopharyngeus, den M. palatoglossus und zum Teil M. levator veli palatini.

d.) **R. musculi stylopharyngei** versorgt den *M. stylopharyngeus*.

e.) **R. sinus carotici**, ein stärkerer Ast mit *viszerosensiblen* Fasern kommt aus den *Pressorrezeptoren des Sinus caroticus* und den *Chemorezeptoren des Glomus caroticum* in der Karotisgabel. Er enthält auch sekretomotorische Fasern und besitzt Verbindungen zum Ggl. cervicale superius und zum N. vagus.

f.) **Rr. tonsillares** ziehen zur Schleimhaut der Tonsilla palatina und zur Wand der Schlundenge und enthalten sensible und sekretomotorische Fasern.

g.) **Rr. linguales** bilden die Endausbreitung des N. glossopharyngeus in der Zungenwurzel. Sie führen *Geschmacksfasern* aus den Papillae vallatae und Papillae foliatae, *somatosensible* Fasern aus dem hinteren Drittel der Zunge und *präganglionäre parasympathische (sekretomotorische)* Fasern für Zungengrunddrüsen.

7.) Ganglien:

a.) **Ggl. superius** *(rostrale seu intracraniale),* das kleinere, ist ein ***somatosensibles*** Ganglion, das im Foramen jugulare liegt.

b.) **Ggl. inferius** *(caudale seu extracraniale),* das größere ***sensible*** Ganglion, in der Fossula petrosa gelegen, enthält die pseudounipolaren Perikaryen der *somatosensiblen* und der *allgemeinen viszerosensiblen* Fasern sowie der *Geschmacksfasern.*

c.) Ggl. oticum, ein plattes, 3-4 mm großes Knötchen, liegt dicht unter dem Foramen ovale an der medialen Seite des N. mandibularis, lateral vom M. tensor veli palatini. Das ***vegetative*** Ganglion enthält die multipolaren Perikaryen der *postganglionären parasympathischen (sekretomotorischen)* Fasern für die Parotis. Die *präganglionären parasympathischen* Fasern werden dem Ganglion über den ***N. petrosus minor*** aus dem ***Nucl. salivatorius inferior*** zugeführt. Die postganglionären parasympathischen Fasern sowie die *postganglionären sympathischen* Fasern aus dem Plexus caroticus externus (Ggl. cervicale superius), die am Ganglion oticum vorbeilaufen, verbinden sich mit dem sensiblen N. auriculotemporalis (N. V/3) ***(R. communicans cum nervo auriculotemporali)*** zur Weitergabe an den N. facialis ***(R. communicans cum nervo faciali)*** und über diesen an die ***Parotis***.

Die seltene **Lähmung** des N. glossopharyngeus führt zu *Sensibilätsausfällen im Epipharynx und im Zungengrund sowie zu* ***Geschmacksbeeinträchtigung***. Das *Gaumensegel* kann nur mangelhaft angehoben werden ***(leichte Schluckstörungen)***. Der *Würgreflex* und der *Gaumenreflex* sind beeinträchtigt oder fehlen.

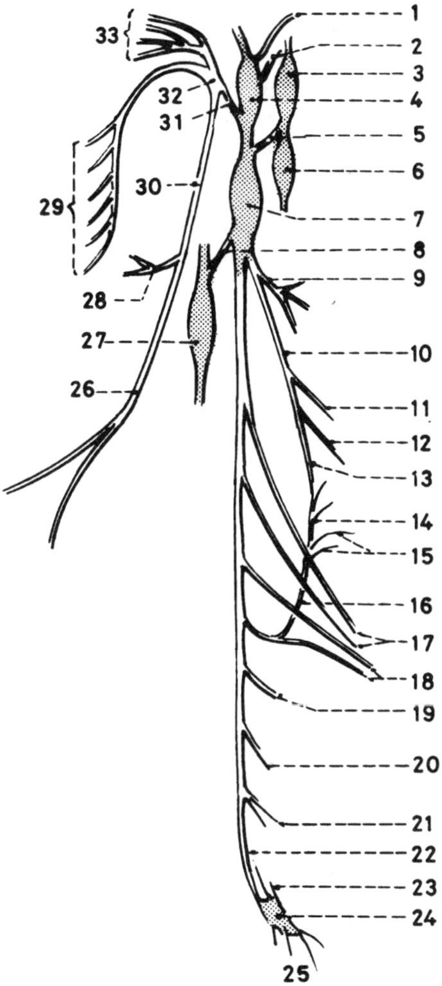

Abb. 121 Äste des N. vagus (N. X) und des N. accessorius (N. XI)

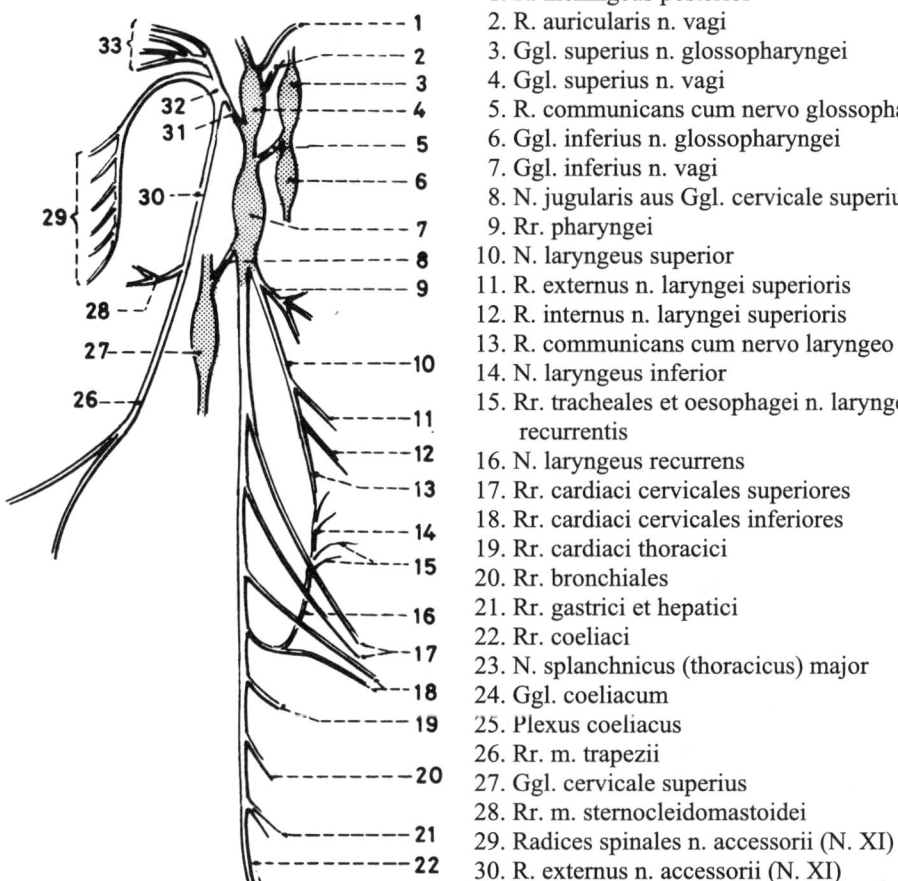

1. R. meningeus posterior
2. R. auricularis n. vagi
3. Ggl. superius n. glossopharyngei
4. Ggl. superius n. vagi
5. R. communicans cum nervo glossopharyngeo
6. Ggl. inferius n. glossopharyngei
7. Ggl. inferius n. vagi
8. N. jugularis aus Ggl. cervicale superius
9. Rr. pharyngei
10. N. laryngeus superior
11. R. externus n. laryngei superioris
12. R. internus n. laryngei superioris
13. R. communicans cum nervo laryngeo inferiori
14. N. laryngeus inferior
15. Rr. tracheales et oesophagei n. laryngei recurrentis
16. N. laryngeus recurrens
17. Rr. cardiaci cervicales superiores
18. Rr. cardiaci cervicales inferiores
19. Rr. cardiaci thoracici
20. Rr. bronchiales
21. Rr. gastrici et hepatici
22. Rr. coeliaci
23. N. splanchnicus (thoracicus) major
24. Ggl. coeliacum
25. Plexus coeliacus
26. Rr. m. trapezii
27. Ggl. cervicale superius
28. Rr. m. sternocleidomastoidei
29. Radices spinales n. accessorii (N. XI)
30. R. externus n. accessorii (N. XI)
31. R. internus n. accessorii (N. XI)
32. N. accessorius (N. XI)
33. Radices craniales n. accessorii (N. XI)

10.1.7. Nervus vagus (N. X)

Der N. vagus ist der bedeutendste Nerv des parasymathischen Systems. Er ist aus der Verschmelzung des vierten, fünften und sechsten Kiemenbogennerven (branchialmotorische - spezielle viszeromotorische Komponente) mit allgemein viszeromotorischen (parasympathischen) sowie viszero- und somatosensiblen Anteilen entstanden. Auf seinem Weg vom Kopf, dem Hals entlang, durch die Brusthöhle zur Bauchhöhle versorgt er die Eingeweide, und dieses weite Herumschweifen, Vagabundieren, hat ihm seinen Namen "Vagus" verschafft. Seine *branchialmotorischen* Fasern versorgen den M. constrictor pharyngis inferior und die untere Hälfte des M. constrictor pharyngis medius sowie die quergestreifte Muskulatur von Kehlkopf, Speiseröhre und zum Teil vom Gaumen. Der N. vagus führt *somatosensible* Fasern aus der Dura der hinteren Schädelgrube, der Haut des äußeren Gehörgangs, der Schleimhaut von einem Bezirk am Zungengrund und dem Kehlkopf. Seine wenigen *Geschmacksfasern* stammen aus den Geschmacksknospen in der Gegend des Aditus laryngis.

Parasympathische und *viszerosensible* Fasern ziehen zu den Halsorganen (Hypopharynx, Speiseröhre, Kehlkopf, Luftröhre), sowie den Brustorganen (Bronchien, Lunge, Herz, Herzbeutel, große Gefäße) und innervieren die Bauchorgane - die des Verdauungstraktes bis etwa zur Flexura coli sinistra, bis zum Beginn der parasymathischen Eingeweideinnervation aus dem Sakralmark (Cannon-Böhmscher Punkt). Seine viszerosensiblen Fasern aus den Eingeweiden leiten den größten Teil aller Eingeweidesensationen aus dem Ausbreitungsgebiet des N. vagus - ausgenommen Schmerzempfindung; sie wird durch Afferenzen des Sympathikus (durch die thoracolumbalen Nerven) vermittelt.

1.) Kerne:

im ***verlängerten Mark*** (Abb. 64 und 122)

a.) aus ***Nucl. ambiguus***	*spezielle viszeromotorische* (branchialmotorische) Fasern,
b.) aus ***Nucl. medialis alae cinereae*** (Nucl. dorsalis nervi vagi)	*allg. viszeromotorische,* präganglionäre parasympathische Fasern,
c.) im ***Nucl. lateralis alae cinereae***	*allg. viszerosensible Fasern,*
d.) im ***Nucl. tractus solitarii***	*spezielle viszerosensorische,* Geschmacksfasern,
e.) im ***Nucl. tractus spinalis n. V***	*allg. somatosensible Fasern.*

2.) Austrittsstelle aus dem Gehirn:

Er verläßt die Medulla oblongata mit etwa 10-15 Faserbündeln im mittleren Teil des ***Sulcus parolivaris lateralis*** *(Sulcus dorsolateralis)* unter dem N. glossopharyngeus und oberhalb des N. accessorius (Abb. 22 und 42)

3.) Porus duralis:

Er durchbohrt die Dura mater in der vorderen Abteilung des ***Foramen jugulare*** *(Pars nervosa)*, wobei er vom N. glossopharyngeus durch eine Durabrücke getrennt ist (Abb. 124).

4.) Austrittsstelle aus dem Schädel:

Der N. vagus tritt durch die ***Pars nervosa des Foramen jugulare*** aus. Innnerhalb des Foramen bildet er das kleine *Ggl. superius (rostrale)*.

5.) Verlauf:

Unmittelbar nach Austritt aus dem Foramen jugulare nimmt der N. vagus den ***R. internus des N. accessorius*** auf und schwillt dann vor den Querfortsätzen der ersten beiden Halswirbel zu dem etwa 15 mm langen spindelförmigen *Ggl. inferius* an. Die **Halstrecke** durchquert er im Gefäß-Nerven-Strang des Halses, hinter der lateral gelegenen V. jugularis interna und der medial verlaufenden A. carotis interna bzw. A. carotis communis (unterer Abschnitt in der Vagina carotica). In der oberen Halsstrecke kreuzt der N. hypoglossus hinter dem Ggl. inferius n. vagi zur Seite. Vor dem M. scalenus anterior liegt der N. vagus medial von N. phrenicus. Durch die *Apertura thoracis superior* zieht der N. vagus rechts zwischen V. brachiocephalica und A. subclavia , links zwischen V. brachiocephalica und Aortenbogen in den Brustraum. Die **Bruststrecke** verläuft im *Mediastinum posterius* beiderseits hinter der Lungenwurzel zum Oesophagus und gelangt mit diesem nach Umverteilung der Fasern als Truncus vagalis in den Bauchraum. Der ***Truncus vagalis anterior*** setzt die

Richtung des linken, der ***Truncus vagalis posterior*** jene des rechten Vagusstamms fort, die durch den *Hiatus oesophageus* an die Vorder- und Hinterfläche des Magens übertreten und sich in dessen Wand wieder aufzweigen **(Bauchstrecke)**. Die Äste des Truncus vagalis anterior und des Truncus vagalis posterior versorgen den Magen, die Leber, die Milz, die Nieren, den Dünndarm sowie den Dickdarm bis Flexura colica sinistra und angeblich auch die Gonaden.

6.) Äste: (Abb. 121)

Seine Kopf-Halsstrecke:

a.) **R. meningeus posterior**, ein rückläufiger Ast, der vorne aus dem Ggl. superius austritt, innerviert die *Dura der hinteren Schädelgrube* in der Umgebung des Foramen jugulare sowie im Bereich von Sinus transversus und Sinus occipitalis.

b.) **R. auricularis nervi vagi**, der einzige *somatosensible* Ast zur äußeren Haut, entspringt vom Ggl. superius oder kurz darunter, zieht lateral am Bulbus superior der V. jugularis interna vorbei durch den Canaliculus mastoideus, tritt durch die Fissura tympanomastoidea und innerviert die Hinterfläche der *Ohrmuschel* und einen Bezirk der hinteren und unteren Wand des *äußeren Gehörgangs*. Er hat über den ***R. communicans cum nervo glossopharyngeo*** eine dünne Verbindung zum Ggl. inferius des N. glossopharyngeus. Von der Haut des äußeren Gehörgangs kann durch taktile Reizung ein ***Hustenreflex*** sowie ***Brechreiz*** und ***Erbrechen*** ausgelöst werden.

c.) **Rr. pharyngei**, die gemischten Zweige entspringen vom Ggl. inferius und ziehen abwärts zwischen A. carotis externa und A. carotis interna zur seitlichen Pharynxwand. Mit ihnen ziehen Fasern des ***R. internus n. accessorii*** und ***postganglionäre sympathische Fasern*** aus dem oberen Halsgrenzstrangganglion. Der **Plexus pharyngeus** wird aus den efferenten (branchialmotorischen und sekretomotorischen) und afferenten (somatosensiblen und viszerosensiblen) Fasern des ***N. vagus*** mit Beteiligung des ***N. glossopharyngeus*** und des ***Tr. sympathicus*** gebildet. Der Plexus pharyngeus versorgt mit branchialmotorischen Fasern die *quergestreiften Muskulatur*, mit viszeromotorischen Fasern die *Drüsen und Gefäße* und mit somato- und viszerosensiblen Fasern die *Schleimhaut* des ***Schlundes***. Einige Fasern erreichen den Sinus caroticus und die Schildrüse.

d.) **N. laryngeus superior** verläßt den N. vagus am Ggl. inferius und zieht medial an der A. carotis interna, der Pharynxwand anliegend, abwärts zur Membrana thyrohyoidea, begleitet von den oberen Kehlkopfgefäßen. Etwa in Höhe des großen Zungenbeinhorns teilt er sich in R. externus und R. internus. Der ***R. externus***, ein *rein branchialmotorischer* Ast, verläuft außen am Kehlkopf hinter den Unterzungenbeinmuskeln zum M. cricothyroideus und den M. constrictor pharyngis inferior. Der ***R. internus*** enthält *somatosensible, viszerosensible* und *viszeromotorische (sekretomotorische)* Fasern. Er durchbohrt gemeinsam mit der A. und V. laryngea superior die Membrana thyrohyoidea und zieht anschließend unter die Schleimhaut des Recessus piriformis, wobei er die *Plica nervi laryngei superioris* aufwirft. Der R. internus innerviert die Schleimhaut der Valleculae epiglotticae und der Epiglottis sowie die obere Kehlkopfschleimhaut abwärts bis etwa zur Stimmfalte. Der ***R. communicans cum nervo laryngeo inferiori*** verbindet den R. internus mit dem N. laryngeus inferior durch sensible Fasern für die Trachea.

e.) **Rr. cardiaci cervicales superiores** entspringen in verschiedener Anzahl und Höhe, der oberste Ast zweigt schon am Ggl. inferius ab. Ihr Ursprung kann gelegentlich der N. laryngeus superior sein. Die Äste begleiten schräg absteigend die A. carotis interna, dann die A. carotis communis. Sie lagern sich unten am Hals und im Bereich der Apertura thoracis superior mit Sympathikusästen zusammen und strahlen auf der Vorderseite und auf der Rückseite des Aortenbogens in den ***Plexus cardiacus*** ein.

f.) **Rr. cardiaci cervicales inferiores** entspringen entweder aus dem Vagusstamm im unteren Halsbereich oder aus dem N. laryngeus recurrens und strahlen in den ***Plexus cardiacus*** ein, die rechte in den tiefen Anteil, die linken in den oberflächlichen Anteil des Plexus. Die Rr. cardiaci führen *präganglionäre parasympathische* Fasern, *kardioinhibitorische* Fasern aus dem *Nucl. medialis alae cinereae (Nucl. dorsalis n. vagi)* bzw. aus der *Formatio reticularis* des verlängerten Marks zu den ***Ggl. cardiaci*** im Plexus und in den Wänden der Vorhöfe. Die afferenten Fasern stammen aus dem Herz und den großen Gefäßen. Die Perikaryen der afferenten Fasern sind im oberen und unteren Vagusganglion untergebracht. Im N. vagus wurden außer *cholinergen* auch efferente *VIP-haltige* sowie afferente *Substanz-P-haltige* Nevenfasern nachgewiesen, deren Perikaryen im *Ggl. inferius* liegen. Die VIP-Fasern innervieren in den Vorhöfen und im Sinusknoten Gefäße und Muskelzellen. Die VIP-Fasern sind stark gefäßerweiternd. Die Substanz P-Fasern liegen überwiegend an den Kranzgefäßen und im Endothel. Es finden sich mehrere Verbindungen mit den Nn. cardiaci des Grenzstranges. ***Lähmungen*** der Rr. cardiaci führen zur *Tachykardie,* ihre ***Reizung*** zur *Bradykardie*.

g.) **N. laryngeus recurrens** ist der eigentliche Nerv des *6. Kiemenbogens*. Er schlingt sich rechts um die A. subclavia, links um den Aortenbogen (eigentlich um das Lig. arteriosum), um rückläufig den Kehlkopf zu erreichen. Er benutzt als Weg die Rinne zwischen Luft- und Speiseröhre, wobei beide Organe Äste von ihm erhalten ***(Rr. tracheales*** und ***Rr. oesophagei)***. Der N. laryngeus recurrens weist wichtige Beziehungen zur *A. thyroidea inferior* an. Den Nerven soll man links häufiger hinter der Arterie finden als auf der rechten Seite. Sein Endast gelangt als ***N. laryngeus inferior*** durch den Ursprung des unteren Schlundschnürers in den Kehlkopf und er teilt sich hier in einen hinteren und vorderen Ast, die *mit Ausnahme des M. cricothyroideus alle Muskeln des Kehlkopfs* und *sensibel die Schleimhaut des Kehlkopfs* unterhalb der Stimmfalte, *im Cavum infraglotticum,* versorgen. Er enthält *spezielle viszeromotorische (branchialmotorische)* und *allgemeine viszeromotorische* Fasern sowie *somato-* und *viszerosensible* Fasern. Seine Endäste haben Verbindungen mit dem R. internus des N. laryngeus superior ***(R. communicans cum ramo laryngeo interno)***. Da der N. recurrens hinter der Schilddrüse verläuft, kann er bei Operationen an dieser gezerrt oder verletzt werden, was bei einseitigen Schädigung zu *Heiserkeit* führt, bei doppelseitiger Läsion zu akuter *Erstickungsgefahr*. Da in diesem Fall durch beidseitigen Ausfall der Wirkung des M. cricoarytenoideus posterior die inspiratorische Öffnung der Stimmritze nicht oder kaum möglich ist. Bei ***Lähmung*** des N. laryngeus recurrens (links häufiger) steht die betroffene Stimmfalte unbeweglich in der Mitte *("Kadaverstellung")*.

Seine Bruststrecke:

Auch den N. laryngeus recurrens kann man zu diesem Abschnitt rechnen, aber er wurde wegen seines Verbreitungsgebietes bei der Halsstrecke behandelt.

a.) **Rr. cardiaci** thoracici ziehen zum Plexus cardiacus.

b.) **Rr. bronchiales** führen efferente und afferente vegetative Fasern durch den Hilus pulmonis in den ***Plexus pulmonis***. Die *afferenten* Fasern des Plexus pulmonis sind wichtig für die reflektorische Steuerung der Atmung. Seine *präganglionären parasympathischen* Fasern gelangen nach Umschaltung in *kleine Ganglien*, welche in den Plexus pulmonis eingestreut sind oder in der Bronchialwand liegen, an die *glatte Muskulatur* und die Drüsen des Bronchialbaumes. Bei ihrer ***Ausschaltung*** tritt eine abnorme Vertiefung und meist auch Verlangsamung der Atmung ein. ***Reizung*** der afferenten Nervenendigungen in der Schleimhaut von Kehlkopf, Luftröhre und Bronchien ruft reflektorisch *Husten* hervor.

c.) **Rr. pericardii** ziehen zum *Herzbeutel*.

d.) **Rr. oesophagei** bilden ein weitmaschiges Geflecht aus ihren *efferenten* und *afferenten vegetativen* Fasern um die Speiseröhre. Ihre *präganglionären parasympathischen* Fasern schalten sich in den ***intramuralen Ganglien*** der Speiseröhre um und versorgen, über die postganglionären Fasern die *glatte Muskulatur* und die *Drüsen*. Aus diesem Geflecht entwickeln sich der ***Truncus vagalis anterior*** und der ***Truncus vagalis posterior***, welche durch den *Hiatus oesophageus* in die Bauchhöhle übertreten.

Seine Bauchstrecke:

aus dem Truncus vagalis anterior:

a.) **Rr. gastrici anteriores** breiten sich in der Vorderwand des Magens nahe der kleinen Kurvatur bis zum Pylorus aus und treten in den ***Plexus gastricus*** ein.

b.) **Rr. hepatici**, kleine Zweige, ziehen zur Leberpforte, von denen ein R. pyloricus zur Pars pylorica des Magens abzweigt.

aus dem Truncus vagalis posterior:

c.) **Rr. gastrici posteriores** verzweigen sich an der Rückfläche des Magens.

d.) **Rr. coeliaci** ziehen zum ***Plexus coeliacus*** in der Umgebung des Truncus coeliacus.

e.) **Rr. renales** treten in den ***Plexus renalis*** an der Nierenarterie ein.

Die weiteren Äste des N. vagus erreichen gemeinsam mit den postganglionären sympathischen Fasern entlang der Gefäße die Eingeweiden des Oberbauches: die *Bauchspeicheldrüse,* die *Milz,* den *Dünndarm* und den *Dickdarm bis etwa zur Flexura coli sinistra* (bis ***Cannon-Böhmscher Punkt***) (Abb. 138). Seine präganglionären parasympathischen Fasern schalten sich in den **intramuralen Plexus** um und versorgen über die *postganglionären* Fasern die glatte Muskulatur und die Drüsen. Die *viszerosensiblen* Fasern des N. vagus aus den Eingeweiden leiten den größten Teil aller Eingeweiden-sensationen aus seinem Ausbreitungsgebiet, lediglich die Schmerzempfindung wird durch afferente Fasern der thorakolumbalen Nerven (Sympathicus) vermittelt.

7.) Ganglien:

a.) **Ggl. superius** *(rostrale* seu *jugulare)* ist ein kleines rein ***sensibles*** Ganglion im Foramen jugulare.

b.) **Ggl. inferius** *(caudale* seu *nodosum)* ist eine etwa 3 cm lange, spindelförmige Auftreibung, welche unterhalb des Foramen jugulare liegt. Es ist ein überwiegend ***sensibles*** Ganglion, das hauptsächlich aus *pseudounipolaren Nervenzellen* besteht. Einige Ganglionzelle enthalten *Katecholamine* (sympathische Neuronen ?) und andere Ganglienzellen Neuropeptide, wie z.B. *Substanz P* und *Cholezystokinin*. In diesen sensiblen Ganglien liegen die Perikaryen der *somatosensiblen, viszerosensiblen* und *Geschmacksfasern*.

c.) **Vegetative Ganglien** (Abb. 138 und 123) des N. vagus sind *intramurale Ganglien*, welche in den Hili und der Pforte der Eingeweide sowie in den intramuralen Plexus (in ***Plexus myentericus Auerbach*** und ***Plexus submucosus Meissneri*** des Versauungstrakts) umschalten. Seine präganglionären parasympathischen Fasern stammen aus dem ***Nucl. medialis alae cinereae (Nucl. dorsalis n. vagi)*** und die postganglionären Fasern versorgen die *glatte Muskulatur* und die *Drüsen*.

10.1.8. Nervus accessorius (N. XI)

Der N. accessorius, ein rein motorischer Nerv, setzt sich aus einem kranialen Anteil, Radices craniales, aus dem Nucl. ambiguus und einem spinalen Anteil, Radices spinales, aus Perikaryen des zervikalen Vorderhorns zusammen. Ersterer stellt die kaudale Fortsetzung des N. vagus dar, letzterer kann als Spinalnerv mit atypischem Verlauf angesehen werden. Der kraniale Anteil führt spezielle viszeromotorische (branchialmotorische) Fasern und der spinale Anteil somatomotorische Fasern.

1.) Kerne: (Abb. 122)

a.) ***Radices craniales*** aus dem verlängerten Mark (Abb. 63):
aus ***Nucl. ambiguus*** — *spezielle viszeromotorische* (branchialmotorische) Fasern,

b.) ***Radices spinales*** aus dem Rückenmark:
aus ***Motoneuronensäule*** der ***Vorderhörner der Segmente*** C_{1-6} — *somatomotorische Fasern.*

2.) Austrittsstelle aus dem Gehirn und dem Rückenmark: (Abb. 42)

Radices craniales verlassen mit etwa 3-6 Wurzelbündeln im unteren Teil des ***Sulcus parolivaris lateralis*** (Sulcus dorsolateralis) unter dem N. vagus die Medulla oblongata.

Radices spinales treten seitlich ***zwischen den vorderen und hinteren Spinalnervenwurzeln aus dem Halsmark*** und bilden aufsteigend einen Strang zwischen Hinterwurzeln und Lig. denticulatum. Die Radices spinales ziehen hinter der A. vertebralis durch das Foramen magnum in die Schädelhöhle und vereinigen sich mit den Radices craniales zum Stamm des N. accessorius.

3.) Porus duralis:

Der N. accessorius schließt sich dem N. vagus an, und sie durchbohren die Dura mater in die vordere Abteilung des ***Foramen jugulare*** *(Pars nervosa)* (Abb. 124).

4.) Austrittsstelle aus dem Schädel:

Er tritt mit N. vagus gemeinsam durch die ***Pars nervosa des Foramen jugulare*** aus.

5.) Verlauf:

Nach dem Austritt aus dem Schädel teilt er sich in den *R. internus* und den *R. externus*. Der ***R. internus*** leitet die Fasern der *Radices craniales* zwischen Ggl. superius und Ggl. inferius in den *N. vagus* über. Der **R. externus**, die Fasern der *Radices spinales*, ziehen zwischen A. occipitalis und V. jugularis interna über den Querfortsatz des Atlas und geben dann, schräg absteigend, einen Ast zum *M. sternocleidomastoideus* (oder durchbohren den Muskel), durchqueren anschließend hinten das seitliche Halsdreieck und treten in den *M. trapezius* ein.

6.) Äste: (Abb. 121)

a.) **R. internus** liefert durch den N. vagus branchialmotorische Fasern für *Rachen- und Kehlkopfmuskulatur* (hauptsächlich für *Mm. arytenoidei*).

b.) **R. externus** versorgt mit seinen somatomotorischen Fasern den *M. sternocleidomastoideus* und den *M. trapezius*. Beide Muskeln erhalten auch Zweige (mit somatomorischen und somatosensiblen Fasern) aus dem *Plexus cervicalis*.

Bei einer **Lähmung** des N. accessorius ist das Heben des Armes über die Horizontale erschwert. Die einseitige Lähmung des M. sternocleidomastoideus ist durch Schiefhaltung des Kopfes charakterisiert, bei doppelseitiger Lähmung kann der Kopf nur mühsam nach vorne geführt werden.

10.1.9. Nervus hypoglossus (N. XII)

Der N. hypoglossus, ein *rein motorischer* Nerv, versorgt die innere und äußere *Zungenmuskulatur*. Der Nerv ist aus der Verschmelzung von vier präzervikalen Vorderwurzeln entstanden, welche mit den zugehörigen Occipitalsomiten in den Schädel aufgenommen worden sind.

1.) Kerne:

im ***verlängerten Mark*** (Abb. 63-64 und 122)
aus **Nucl. nervi hypoglossi** *somatomotorische Fasern.*

2.) Austrittsstelle aus dem Gehirn:

Er verläßt die Medulla oblongata mit 10-15 Wurzelfäden zwischen Pyramide und Olive ***im Sulcus parolivaris medialis*** *(Sulcus ventrolateralis)* (Abb. 22 und 42).

3.) Porus duralis:

Seine seitlich hinter der A. vertebralis zusammenlaufenden Wurzelfäden durchsetzen die Dura in meist zwei Bündeln ***im Canalis nervi hypoglossi***.

4.) Austrittsstelle aus dem Schädel:

Er verläßt den Schädel durch den ***Canalis nervi hypoglossi***.

5.) Verlauf:

An der äußeren Schädelbasis gelangt er in das ***Spatium parapharyngeum***, wo er zunächst medial-dorsal vom N. vagus liegt. Es schließen sich hier einige Faserbündel aus den Ventralästen der *Spinalnerven* C_1 *und* C_2, dem *N. vagus* und dem *Truncus sympathicus* an. Dann kreuzt er hinter dem N. vagus in Höhe des Ggl. inferius und A. carotis interna zur Seite und zieht anschließend in absteigendem Bogen, bedeckt vom hinteren Bauch des M. digastricus und vom M. stylohyoideus, zwischen V. jugularis interna und A. carotis interna nach vorne. Er überkreuzt lateral die A. carotis externa und tritt über den Hinterrand des M. mylohyoideus in den ***Sulcus lateralis linguae*** ein.

6.) Äste:

a.) **Radix superior ansae cervicalis** *(R. descendens n. hypoglossi)* entsteht aus den Fasern der Spinalnerven C_1 und C_2 und bildet die **Ansa cervicalis profunda** mit der ***Radix inferior ansae cervicalis*** (aus den Spinalnerven C_2 und C_3 des Plexus cervicalis). Die Ansa cervicalis versorg die *infrahyale Muskulatur*. Die propriozeptiven Fasern treten aus dem peripheren Abschnitt des N. hypoglossus über die Radix superior ansae cervicalis in die zervikalen Spinalganglien über.

b.) **Rr. linguales** versorgen die inneren und äußeren *Zungenmuskeln* sowie den *M. geniohyoideus*.

Bei einseitiger peripherer **Lähmung** des N. hypoglossus zeigt beim Herausstrecken der Zunge die Zungenspitze nach der kranken Seite, dabei überwiegt der M. genioglossus der gesunden Seite. Bei doppelseiteger Lähmung ist die Zunge nahezu unbeweglich. In diesem Fall sind die Funktionsstörungen (Kauen, Schlingen, Sprechen) erheblich.

Abb. 122 Kerne der Hirnnerven,
A: Medianschnitt durch den Hirnstamm, Ansicht von medial,
B: Ansicht von dorsal (an der linken Seite: motorische Kerne, an der rechten Seite: sensible und sensorische Kerne)

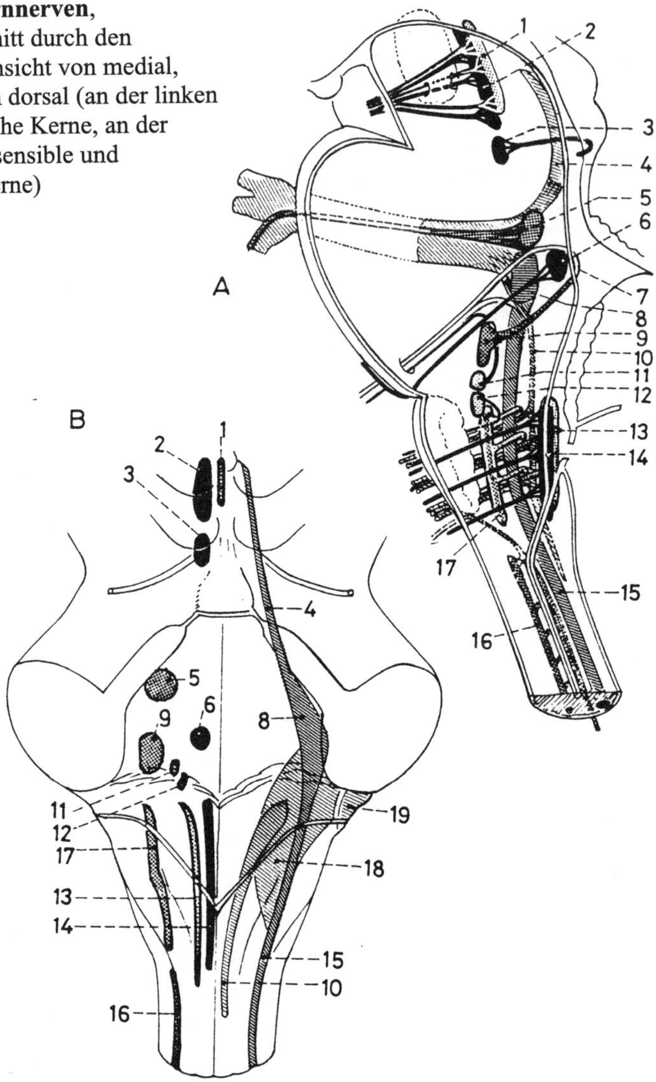

1. Nucleus oculomotorius accessorius (Edinger-Westphal)
2. Nucleus n. oculomotorii (N. III)
3. Nucleus n. trochlearis (N. IV)
4. Nucleus mesencephalicus n. trigemini (N. V)
5. Nucleus motorius n. trigemini (N. V)
6. Nucleus n. abducentis (N. VI)
7. Genu n. facialis (N. VII)
8. Nucleus sensorius principalis n. trigemini (N. V)
9. Nucleus n. facialis (N. VII)
10. Nucleus tractus solitarii
11. Nucleus salivatorius superior (N. VII)
12. Nucleus salivatorius inferior (N. IX)
13. Nucleus dorsalis n. vagi (N. X)
14. Nucleus n. hypoglossi (N. XII)
15. Nucleus tractus spinalis n. trigemini (N. V)
16. Nucleus n. accessorii (für Radix spinalis des N. XI)
17. Nucleus ambiguus (N. IX, N. X und N. XI)
18. Nuclei vestibulares (N. VIII)
19. Nuclei cochleares (N. VIII)

10.1.10. Kerne der Hirnnerven (Abb. 63-67 und 122)

Nn. I Nn. olfactorii	siehe Riechsystem,
N. II N. opticus	siehe Sehbahn,
N. III N. oculomotorius	***Nucl. n. oculomotorii***, *somatomotorisch,* ***Nucl. oculomotorius accessorius (Edinger-Westphalscher Kern)***, *allgemein viszeromotorisch (parasympathisch)*
N. IV N. trochlearis	***Nucl. n. trochlearis***, *somatomotorisch,*
N. V N. trigeminus	***Nucl. motorius n. trigemini*** *speziell viszeromotorisch (branchialmotorisch),* ***Nucl. mesencephalicus n. trigemini,*** *allgemein somatosensibel* (enthält Ganglienzellen), ***Nucl. sensorius principalis (pontinus) n. trigemini***, *allgemein* somatosensibel (epikritische Sensibilität), ***Nucl. tractus spinalis n. trigemini***, *allgemein somatosensibel* (protopathische Sensibilität),
N. VI N. abducens	***Nucl. n. abducentis***, *somatomotorisch,*
N. VII N. facialis	***Nucl. n. facialis***, *speziell viszeromotorisch (branchialmotorisch),* ***Nucl. salivatorius superior (rostralis)***, *allgemein viszeromotorisch (parasympathisch),* ***Nucl. tractus solitarii*** *speziell viszerosensibel (Geschmack),* **Nucl. tractus spinalis n. trigemini** *allgemein somatosensibel* (protopathische Sensibilität),
N. VIII N. vestibulocochlearis	***Nucl. cochlearis dorsalis,*** ***Nucl. cochlearis ventralis,*** *speziell somatosensorisch* (Hörsystem), ***Nucl. vestibularis superior (Bechterew),*** ***Nucl. vestibularis medialis (Schwalbe),*** ***Nucl. vestibularis lateralis (Deiters),*** ***Nucl. vestibularis inferior (Roller),*** *speziell somatosensorisch* (Gleichgewichtssystem),
N. IX N. glossopharyngeus	***Nucl. ambiguus***, *speziell viszeromotorisch (branchialmotorisch),*

	Nucl. salivatorius inferior (caudalis), *allgemein viszeromotorisch* ***(parasympathisch),*** ***Nucl. lateralis alae cinereae,*** *allgemein viszerosensibel,* ***Nucl. tractus solitarii.*** *speziell viszerosensibel* ***(Geschmack),*** ***Nucl. tractus spinalis n. trigemini,*** *allgemein somatosensibel* ***(protopathische Sensibilität),***
N. X N. vagus	***Nucl. ambiguus,*** *speziell viszeromotorisch (branchialmotorisch),* ***Nucl. medialis alae cinereae*** *(Nucl. dorsalis n. vagi), allgemein viszeromotorisch (parasympathisch),* ***Nucl. lateralis alae cinereae,*** *allgemein viszerosensibel,* ***Nucl. tractus solitarii.*** *speziell viszerosensibel* (Geschmack), ***Nucl. tractus spinalis n. trigemini,*** *allgemein somatosensibel* (protopathische Sensibilität),
N. XI N. accessorius	***Nucl. ambiguus,*** *speziell viszeromotorisch (branchialmotorisch),* ***Radices spinales (C_{1-6})*** *somatomotorisch,*
N. XII N. hypoglossus	***Nucl. n. hypoglossi,*** *somatomotorisch.*

10.1.11. Funktionelle Zusammenfassung der Hirnnervenkerne (Abb. 122)

Die Reihenfolge der Kerngruppe entspricht der Lage der Neurone in der Ontogenese (im Neuralrohr von ventral nach dorsal, was nach der Eröffnung des Rhombencephalon einer medio-lateralen Reihenfolge entspricht - Abb. 6):

1.) Somatomotorische Kerne (dorsomediale Kernsäule):
Nucl. n. culomotorii (N. III),
Nucl. n. trochlearis (N. IV),
Nucl. n. abducentis (N. VI),
Nucl. n. hypoglossi (N. XII).

2.) Speziell viszeromotorische (branchialmotorische) Kerne
(ventrolaterale Kernsäule):
Nucl. motorius n. trigemini (N. V),
Nucl. n. facialis (N. VII),
Nucl. ambiguus (N. IX, N. X, N. XI),

3.) Allgemein viszeromotorische (parasympathische) Kerne:
Nucl. oculomotorius accessorius
(Edinger-Westphaler Kern - N. III),
Nucl. salivatorius superior (rostralis) (N. VII),
Nucl. salivatorius inferior (caudalis) (N. IX),
Nucl. medialis alae cinerae
(Nucl. dorsalis n. vagi) (N. X).

4.) Allgemein viszerosensible Kerne:
Nucl. lateralis alae cinerae (N. IX, N. X).

5.) Speziell viszerosensible Kerne (Geschmack):
Nucl. tractus solitarii (N. VII, N. IX, N. X).

6.) Allgemein somatosensible Kerne:
Nucl. mesencephalicus n. trigemini (N. V),
Nucl. sensorius principalis (pontinus) n. trigemini
(epikritische Sensibilität - N. V),
Nucl. tractus spinalis n. trigemini
(protopathische Sensibilität - N. V, N. VII, N. IX, N. X).

7.) Speziell somatosensorische Kerne
(Kerne des N. vestibulocochlearis - N. VIII):
Nucl. cochlearis dorsalis,
Nucl. cochlearis ventralis,
Nucl. vestibularis superior (Bechterew),
Nucl. vestibularis medialis (Schwalbe),
Nucl. vestibularis lateralis (Deiters),
Nucl. vestibularis inferior (Roller).

10.1.12. Ganglien der Hirnnerven (Abb. 123 und 140)

Perikaryengruppen von Neuronen werden in der Peripherie Ganglion genannt. Zwei Typen der Ganglien wurden unterschieden: die *sensiblen Ganglien* und die *vegetativen Ganglien.* Die **sensiblen Ganglien** enthalten die Perikaryen der *pseudounipolaren* und der *bipolaren sensiblen Nervenzellen.* Die sensiblen Neurone können im Dienste der ***Somatosensibilität*** und der ***Viszerosensibililität*** stehen. In den sensiblen Ganglien werden die Impulse vom peripheren Fortsatz auf den zentralen Fortsatz ununterbrochen weitergeleitet, also ***keine Synapse*** ist hier vorhanden. Sensible Ganglien sind die *Spinalganglien* und die *sensiblen Ganglien der Hirnnerven.* Die **vegetativen Ganglien** werden aus den Perikaryen der *multipolaren Nervenzellen* aufgebaut und liegen im efferenten Schenkel des vegetativen Reflexbogens. Hier werden die präganglionären Neurone (Fasern) des ZNS auf die postganglionären Neurone umgeschaltet, also ***Synapsen*** sind hier vorhanden. Nur in den vegetativen Ganglien sind die Ganglienblocker (wie Atropin, α-Blocker, β-Blocker), die die Erregungsübertragung hemmen, wirksam. Jede präganglionäre Faser wird *einmal umgeschaltet,* aber nicht alle werden im selben Ganglion umgeschaltet. Die vegetativen Ganglien gehören entweder zum *Sympathikus* oder zum *Parasympathikus.* Beim ***Sympathikus*** sind die postganglionären Fasern relativ *lang* und seine Ganglien liegen hauptsächlich an bestimmten Stellen: *paravertebral* und *prävertebral.* Beim ***Parasympathikus*** sind die postganglionären Fasern sehr *kurz*, deshalb liegen seine Ganglien *nahe zu den Erfolgsorganen* (im Hilum oder innerhalb der Organe - intramurale Ganglien).

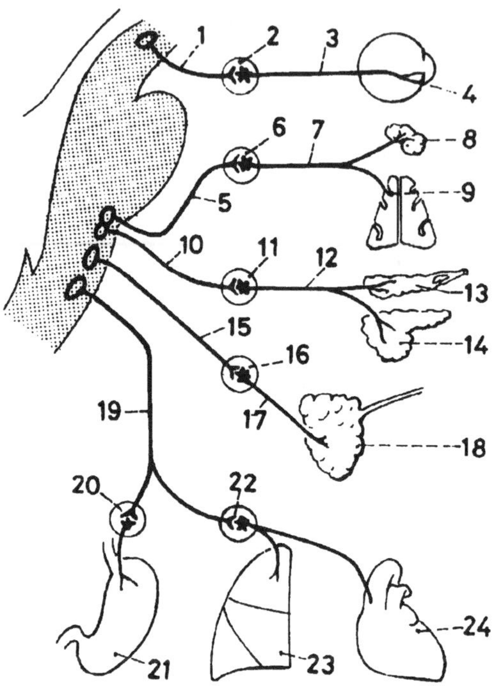

Abb. 123 Kranialer Parasympathikus in den Hirnnerven III, VII, IX und X

1. N. oculomotorius aus Nucleus oculomotorius accessorius (N. III)
2. Ganglion ciliare
3. Nn. ciliares breves
4. Miosis und Akkommodation
5. N. petrosus major aus Nucleus salivatorius superior (N. VII)
6. Ggl. pterygopalatinum (N. VII)
7. N. zygomaticus, Rr. nasales und Nn. palatini
8. Tränensekretion
9. Sekretion der Nasen- und Gaumendrüsen
10. Chorda tympani aus Nucleus salivatorius superior (N. VII)
11. Ggl. submandibulare (N. VII)
12. N. lingualis
13. Sekretion der G1. sublingualis
14. Sekretion der G1. submandibularis
15. N. tympanicus und N. petrosus minor aus Nucleus salivatorius inferior (N. IX)
16. Ggl. oticum (N. IX)
17. N. auriculotemporalis
18. Sekretion der G1. parotis
19. N. vagus aus Nucleus dorsalis n. vagi (N. X)
20. Bauchganglien
21. Verdauungstrakt
22. Brustganglien
23. Atemtrakt
24. Herz und große Gefäße

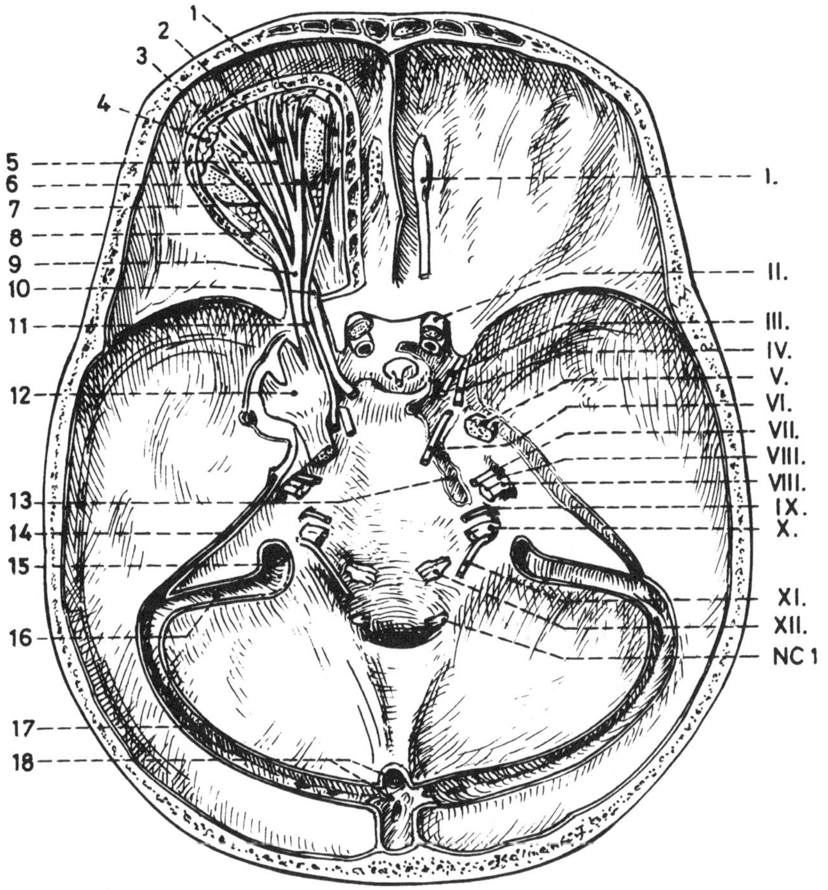

Abb. 124 Einblick auf die Schädelbasis mit Nervendurchtritten (Porus durales bzw. Austrittsstellen aus dem Schädel). Links ist das Dach der Augenhöhle entfernt. Die Sinus und die linke Trigeminuszisterne sind eröffnet.

1. M. obliquus superior
2. M. levator palpebrae superioris
3. M. rectus superior
4. Gl. lacrimalis
5. N. frontalis (N. V/1.)
6. N. supratrochlearis
7. N. lacrimalis
8. M. rectus lateralis
9. N. ophthalmicus (N. V/1)
10. N. oculomotorius (N. III)
11. N. trochlearis (Nn. IV)
12. Ggl. trigeminale (N. V)
13. Sinus petrosus inferior
14. Sinus petrosus superior
15. Foramen jugulare, V. jugularis interna
16. Sinus sigmoideus
17. Sinus transversus
18. Confluens sinuum und Sinus rectus

NC 1: N. spinalis C_1
römische Ziffern: Hirnnerven

N. III **Ggl. ciliare** *(parasympathisch)* für:
M. sphincter pupillae und
M. ciliaris;
N. V **Ggl. trigeminale (Gasseri)** *(sensibel* - somatosensibel);
N. VII **Ggl. geniculi** *(sensibel)*
(Geschmack, somatosensibel),
Ggl. pterygopalatinum *(parasympathisch)*
(sekretomotorisch) für:
Glandula lacrimalis,
Glandulae nasales,
Glandulae palatini,
Ggl. submandibulare *(parasympathisch)*
(sekretomotorisch) für:
Glandula submandibularis,
Glandula sublingualis,
Glandula lingualis anterior,
Glandulae labiales;
N. VIII **Ggl. spirale** *(sensorisch)* - Hörbahn,
Ggl. vestibulare *(sensorisch)* - Gleichgewichtssystem;
N. IX **Ggl. superius** *(sensibel* - somatosensibel),
Ggl. inferius (petrosum) *(sensibel)*
(somatosensibel, viszerosensibel, Geschmack),
Ggl. oticum *(parasympathisch)*
(sekretomotorisch) für:
Glandula parotis;
N. X **Ggl. superius** (jugulare) *(sensibel)*
(somatosensibel, viszerosensibel),
Ggl. inferius (nodosum) *(sensibel)*
(somatosensibel, viszerosensibel, Geschmack).

10.1.13. Austrittsstellen aus dem Gehirn und Porus durales der Hirnnerven

HIRNNERVEN	AUSTRITTSSTELLE AUS DEM GEHIRN	PORUS DURALIS
Nn. I	Trigonum olfactorium	Lamina cribrosa
N. II	Chiasma opticum	beim Bulbus oculi (Vagina n. optici)
N. III	Sulcus oculomotorius in Fossa interpeduncularis	zwischen Plica petroclinoidea anterior et posterior tritt in **Sinus cavernosus** ein
N. IV	zwischen Colliculus inferior und Frenulum veli medullaris superioris (an der dorsalen Seite des Hirnstammes)	zwischen Plica petroclinoidea anterior et posterior tritt in **Sinus cavernosus** ein (hinten und lateral vom N. III)

HIRNNERVEN	AUSTRITTSSTELLE AUS DEM GEHIRN	PORUS DURALIS
N. V	am vorderen Brückenrand seitlich	zwischen Tentorium cerebelli und Pyramidenspitze tritt in **Cavum trigeminale** ein
N. VI	am kaudalen Rand der Brücke nahe der Mittellinie	in der Mitte des Clivus, verläuft im **Dorelloschen Kanal** und unterhalb der Plica petroclinoidea posterior tritt in **Sinus cavernosus** ein
N. VII	am seilichen kaudalen Brückenrand, im Kleinhirn-Brücken-Winkel	im Fundus meatus acustici interni
N. VIII	am seilichen kaudalen Brückenrand, im Kleinhirn-Brücken-Winkel (seitlich vom N. VII)	im Fundus meatus acustici interni
N. IX	im rostralen Teil des Sulcus parolivaris lateralis	im Foramen jugulare
N. X	im mittleren Teil des Sulcus parolivaris lateralis	im Foramen jugulare
N. XI	**Radices craniales:** im kaudalen Teil des Sulcus parolivaris lateralis	im Foramen jugulare
N. XII	im Sulcus parolivaris medialis	im Canalis n. hypoglossi

10.1.14. Schädeldurchtrittsstellen für Nerven und Gefäße

ÖFFNUNGEN DES SCHÄDELS	NERVEN UND GEFÄßE
Canaliculi caroticotympanici	Nn. caroticotympanici (Pl. caroticus int.), Aa. caroticotympanici (A. carotis int.),
Canaliculus chordae tympani	Chorda tympani (N. VII), A. tympanica posterior (A. stylomastoidea),
Canaliculus mastoideus	R. auricularis nervi vagi (N. X),
Canaliculus tympanicus	N. tympanicus (N. IX), A. tympanica inferior (A. pharyngea asc.),
Canalis caroticus	A. carotis interna Plexus venosus caroticus internus, Plexus caroticus internus (sympathisch),
Canalis facialis	N. facialis (N. VII),
Canalis hypoglossi	N. hypoglossus (N. XII), Plexus venosus canalis hypoglossi,

Canalis incisivus	N. nasopalatinus (Scarpae), Rr. septales posteriores (A. sphenopalatina),
Canalis n. petrosi majoris	N. petrosus major (N. VII),
Canalis n. petrosi minoris	N. petrosus minor (N. IX), A. tympanica superior (A. meningea media),
Canalis opticus	N. opticus (N. II), A. ophthalmica (A. carotis interna),
Fissura orbitalis superior	N. oculomotorius (N. III), N. trochlearis (N. IV), N. frontalis (N. V/1), N. lacrimalis (N. V/1), N. nasociliaris (N. V/1), N. abducens (N. VI), V. ophthalmica superior,
Fissura orbitalis inferior	A. et V. infraorbitalis (A. maxillaris), N. infraorbitalis (N. V/2), N. zygomaticus (N. V/2), V. ophthalmica inferior
Fissura petrotympanica	Chorda tympani (aus), A. tympanica anterior (ein) (A. maxillaris),
Foramen ethmoidale anterius	N. ethmoidalis anterior (N. nasociliaris), A. et V. ethmoidalis anterior (A. ophthal.),
Foramen ethmoidale posterius	N. ethmoidalis posterior (N. nasociliaris), A. et. V. ethmoidalis posterior (A. ophthal.),
Foramen frontale (Incisura frontalis)	R. medialis n. supraorbitalis (N. frontalis), A. et V. frontalis (A. ophthalmica)
Foramen infraorbitale	N. infraorbitalis (N. V/2), A. et V. infraorbitalis (A. maxillaris)
Foramen jugulare	N. glossopharyngeus (N. IX), N. vagus (N. X), N. accessorius (N. XI), V. jugularis interna, A. meningea posterior (A. pharyngea asc.),
Foramen lacerum	N. petrosus major (N. VII), N. petrosus minor (N. IX),
Foramen magnum	Medulla oblongata, Radices spinales n. accessorii (N. XI), Aa. vertebrales, A. spinalis ventralis, V. spinalis, Plexus venosi vertebrales interni,
Foramen mandibulae	N. alveolaris inferior (N. V/3), A. et V. alveolaris inferior (A. maxillaris),
Foramen mentale	N. mentalis (N. alveolaris inferior), A. et V. mentalis (A. alveolaris inferior),
Foramen ovale	N. mandibularis (N. V/3), Plexus venosus foraminis ovalis,
Foramen palatinum majus	N. palatinus major (N. V/2), A. palatina descendens (A. maxillaris),
Foramen rotundum	N. maxillaris (N. V/2),

Foramen sphenopalatinum	Nn. nasales posteriores superiores latt., Nn. nasales posteriores superiores medd., N. nasopalatinus (Scarpae) (alle N. V/2), A. sphenopalatina (A. maxillaris),
Foramen spinosum	A. et V. meningea media (A. maxillaris), R. meningeus n. mandibularis (N. V/3),
Foramen supraorbitale (Incisura supraorbitalis)	R. lateralis n. supraorbitalis (N. frontalis), A. et V. supraorbitalis (A. ophthalmica),
Foramen stylomastoideum	N. facialis (N. VII) (aus), A. stylomastoidea (A. auricularis post.) (ein)
Foramen zygomaticofaciale	R. zygomaticifacialis (N. zygomaticus),
Foramen zygomaticoorbitale	N. zygomaticus (N. V/2) (ein),
Foramen zygomaticotemporale	R. zygomaticotemporalis (N. zygomaticus),
Foramina palatina minora	Nn. palatini minores (N. V/2), Aa. et Vv. palatinae minores (A. palat. desc.)
Lamina cribrosa	Nn. olfactorii (Fila olfactoria - Nn. I), N. ethmoidalis anterior (N. nasociliaris), A. et V. ethmoidalis anterior (A. ophthal.),
Porus acusticus internus et **Fundus meatus acustici interni**	N. facialis (N. VII), N. vestibulocochlearis (N. VIII), A. et V. labyrinthi (A. basilaris).

10.1.15. Die Funktion und die Innervation der Augenmuskeln (Abb. 125)

1.) **M. rectus medialis:**

Funktion: Adduktion,
Innervation: N. III,

2.) **M. rectus lateralis:**

Funktion: Abduktion,
Innervation: N. VI,

3.) **M. rectus superior:**

Funktion: Hebung, Adduktion, Innenrotation,
Innervation: N. III,

4.) **M. rectus inferior:**

Funktion: Senkung, Adduktion, Außenrotation,
Innervation: N. III,

5.) **M. obliquus superior:**

Funktion: Senkung, Abduktion, Innenrotation,
Innervation: N. IV,

6.) **M. obliquus inferior:**

Funktion: Hebung, Abduktion, Außenrotation,
Innervation: N. III.

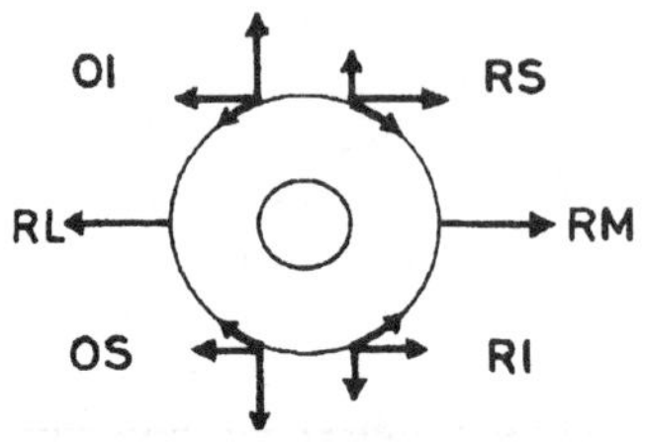

Abb. 125 Schema der Wirkung der Augenmuskeln

OI = M. obliquus inferior
OS = M. obliquus superior
RI = M. rectus inferior
RL = M. rectus lateralis
RM = M. rectus medialis
RS = M. rectus superior

10.2. RÜCKENMARKNERVEN (NERVI SPINALES)

Die Rückenmarknerven gehen mit einer dorsalen sensiblen Wurzel, **Radix dorsalis**, und mit einer ventralen motorischen Wurzel, **Radix ventralis**, in segmentaler Anordnung aus dem Rückenmark hervor. Beide Wurzeln vereinigen sich innerhalb des Durasackes im Foramen intervertebrale zum **N. spinalis** (Abb. 59). Dicht vor der Vereinigungsstelle liegt in der Radix dorsalis das reiskorngroße sensible **Ggl. spinale**, das die Perikaryen der ***somatosensiblen*** und ***viszerosensiblen*** Fasern der hinteren Wurzel enthält. Es handelt sich um *pseudounipolare Nervenzellen*, die einen zentralen Fortsatz über die hintere Wurzel zum Rückenmark und einen peripheren Fortsatz über den Spinalnerven zur Körperperipherie senden.

Beim Spinalnerven handelt es sich also um einen ***gemischten Nerven*** von etwa 1 cm Länge, der afferente und efferente Fasern führt. Die jederseits 31 Spinalnerven werden entsprechend der Segmentierung der Wirbelsäule gegliedert in 8 **Nn. cervicales**, 12 **Nn. thoracici**, 5 **Nn. lumbales**, 5 **Nn. sacrales** und 1 **N. coccygeus**. Der 1. Zervikalnerv verläßt den Wirbelkanal oberhalb des 1. Halswirbels, die folgenden 6 Zervikalnerven dementsprechend jewels über dem Wirbel gleicher Ordnungszahl, der 8. Zervikalnerv unter dem 7. Halswirbel; alle folgenden jeweils unter dem Wirbel der gleichen Ordnungszahl. Jeder Spinalnerv ist einem bestimmten Körperabschnitt, seinem ***Innervationsgebiet*** oder ***Segment***, zugeordnet **(segmentale Innervation)**. Die segmentale Beziehungen ist in der frühembryonalen Entwicklungsperiode besonders deutlich. In die Somiten, aus denen das Achsenskelett, die Skelettmuskulatur und das Bindegewebe, vor allem der bindegewebige Anteil der Haut hervorgehen, wachsen schon sehr frühzeitig aus der Rückenmarksanlage segmentweise Nerven ein. Diese einmal zustande gekommene Nerv-Gewebsbeziehung bleibt im weiteren erhalten, wenn auch die Wachstums- und Umlagerungsvorgänge der folgenden Entwicklungsperioden dazu führen, daß die ursprüngliche segmentale Gliederung mehr oder weniger verwischt wird. Der durch einen Spinalnerv versorgte Hautstreifen wird als **Dermatom** bezeichnet (Abb. 126). Eine bestimmte Segmentzone der Haut wird in der Regel von Nervenfasern der beiden benachbarten Segmentzonen so weit mitversorgt, daß der Ausfall einer einzigen Hinterwurzel meist noch keine Gefühllosigkeit des betreffenden Dermatoms zur Folge hat. Eine solche *Anaesthesie* wird in der Regel erst dann manifest, wenn wenigstens zwei benachbarte segmentale Nerven geschädigt sind. An dieser Überlappung nehmen aber nur Tast- und Temperaturfasern, nicht dagegen die Schmerzfasern teil. So sind auch die ***Headschen Zonen*** auf ein Segment beschränkt. Der Ausfall einer einzigen sensiblen Wurzel wird durch Prüfung des Schmerzsinnes diagnostiziert.

Der Spinalnerv teilt sich unmittelbar nach Durchtritt durch das Foramen intervertebrale in vier Äste: *R. meningeus, R. dorsalis, R. ventralis* und *R. communicans*. Die kleinen sensiblen ***Rr. meningei*** kehren in den Wirbelkanal zurück und versorgen die *Rückenmarkshäute*. Die gemischten ***Rr. dorsales*** innervieren die autochthone Rückenmuskulatur und die Haut des Rückens etwa handbreit neben der Wirbelsäule. Die kräftigeren ***Rr. ventrales*** versorgen die Haut und Muskulatur der ventrolateralen Rumpfwand und der Extremitäten sowie die Haut und einige Muskeln des Halses. Die Rr. ventrales sind gemischte Nerven und haben den weitaus größten Versorgungsbereich, daher auch das stärkste Kaliber. Im Thorakalbereich bilden sie Nn. intercostales, die auch in ihrem weiteren Verlauf segmentale Anordnung erkennen lassen. In anderen Bereichen führt die Vereinigung von Rr. ventrales benachbarter Spinalnerven zur Bildung von ***Nervengeflechten***, z.B. des *Plexus brachialis*. In diesen Geflechten vermischen sich die Fasern verschiedener Segmente. Wie bei den segmentalen Hautnerven, so überlappen sich auch bei den Plexushautnerven die Innervationsgebiete. Man unterscheidet das ***Autonomgebiet*** eines Hautnervs, das er allein innerviert, von seinem ***Maximalgebiet***, an dessen Innervation benachbarte Hautnerven beteiligt sind. Neben der segmentalen Innervation wird auch eine **periphere Innervation** unterschieden. Die ***Rr. communicantes*** verbinden die Spinalnerven mit dem Truncus sympathicus für sympathische Innervation von Eingeweiden, Blutgefäßen, Drüsen und glatte Muskulatur (Abb. 59). Die ***Rr. communicantes albi*** leiten in allen Nn. thoracici und in den Nn. lumbales I-III $(Th_1\text{-}L_3)$ präganglionäre sympathische Fasern aus dem Rückenmark zum Truncus sympathicus. Die ***Rr. communicantes grisei*** führen postganglionäre sympathische Fasern

Abb. 126 Dermatome

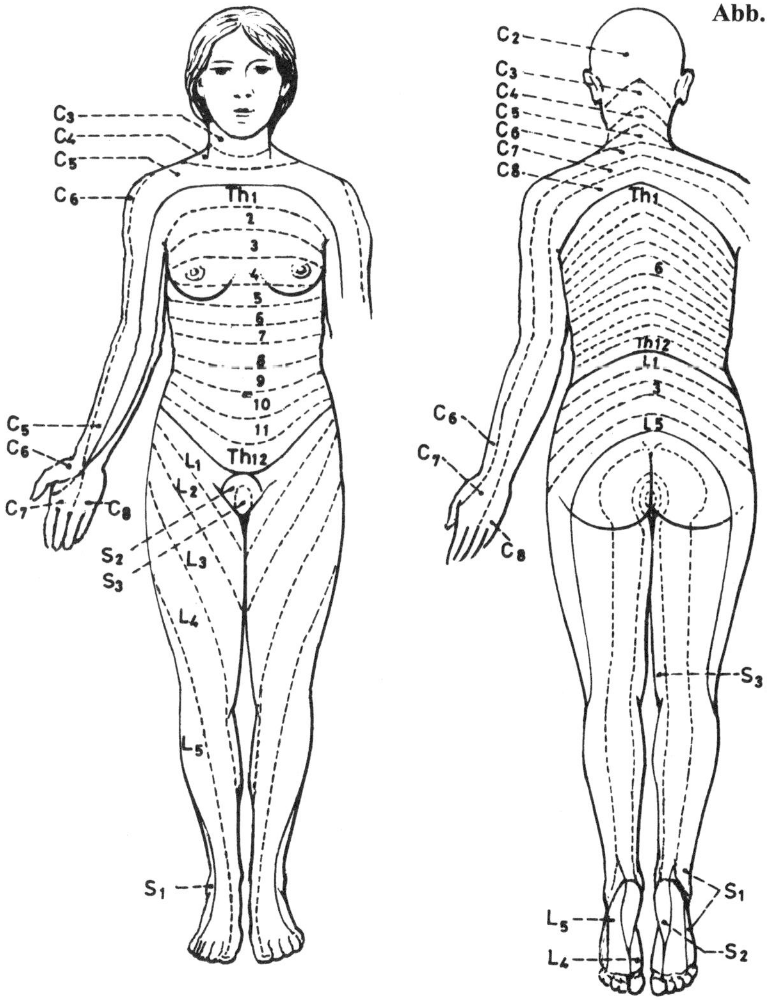

rückläufig vom Grenzstrang zu allen Spinalnerven, mit dessen Verzweigungen sie zur Peripherie gelangen. Wo das Rückenmark und die Spinalnerven keine präganglionären sympathischen Fasern enthalten (zervikaler Abschnitt und in Segmenten von L_4 abwärts), werden diese Spinalnerven ihre postganglionären sympathischen Fasern durch den Truncus sympathicus aus anderen Segmenten des Rückenmarks bekommen. Die Spinalnerven führen neben den ***somatomotorischen, somatosensorischen*** und ***viszerosensorischen*** Fasern auch ***postganglionäre sympathische*** Fasern, die die Schweißdrüsen, (cholinerge Fasern - ***sudomotorosche Innervation***), die Blutgefäße ***(vasomotorische Innervation)*** und die Mm. arrectores pilorum ***(pilomotorische Innervation)*** der Körperperipherie (Rumpf, Hals, Kopf, Extremitäten) innervieren. Die viszeralen Äste der Spinalnerven $S_{1\text{-}4}$ enthalten auch ***präganglionäre parasympathische*** Fasern.

10.2.1. Dorsale Äste der Rückenmarksnerven

Die Rr. dorsales der Spinalnerven sind in de Regel dünner als die Rr. ventrales, ausgenommen die ersten drei Zervikalnerven, bei denen die dorsalen Äste fast so stark wie die ventralen Äste sind. Die Rr. dorsales ziehen neben den Wirbeln dorsalwärts und teilen sich meist in jeweils laterale und mediale Äste. In der oberen Hälfte des Rumpfes **(C_2-Th_7)** sind die ***medialen Äste*** stärker und innervieren die Haut des medialen Rückenbereiches. Die dünneren ***lateralen Äste*** versorgen die autochthone Rückenmuskulatur. In der unteren Hälfte des Rumpfes sind die lateralen Äste dicker und geben die Hautzweige ab.

Die wichtigeren dorsalen Äste:

1.) **N. suboccipitalis** ist der R. dorsalis des 1. Halsnerven *(C_1)*, der oberhalb des hinteren Atlasbogens, unmittelbar unter der A. vertebralis, in das Trigonum suboccipitale eintritt. Der *motorische* Nerv versorgt die *kurzen Nackenmuskeln:* Mm. rectus capitis posterior major et minor, Mm. obliquus capitis superior et inferior, M. semispinalis capitis.

2.) **N. occipitalis major.** Der R. dorsalis des 2. Halsnerven *(C_2)* ist der stärkste der Rr. dorsales. Er biegt um den Unterrand des M. obliquus capitis inferior nach oben und teilt sich in einen stärkeren medialen und einen schwächeren lateralen Ast. Der mediale *sensible* Ast wird als **N. occipitalis major** bezeichnet. Er durchbricht den M. semispinalis capitis und den M. trapezius sowie die Fascia nuchae etwa 2 cm von der Mittellinie entfernt und verzweigt sich in der *Nackenhaut,* die er bis zur Scheitelregion versorgt (Abb. 116).

3.) **N. occipitalis tertius.** Der R. dorsalis des 3. Halsnerven *(C_3)* teilt sich ebenfalls in einen medialen und lateralen Ast. Der mediale *sensible* Ast wird auch als **N. occipitalis tertius** bezeichnet. Er durchbohrt den M. splenius capitis und den M. trapezius und beteiligt sich an der versorgung der *Nackenhaut.*

4.) **Nn. cutanei clunium superiores** werden durch die *sensiblen* lateralen Äste der Rr. dorsales des 1.-3. Lumbalnerven *($L_{1\text{-}3}$)* gebildet, die die Haut beim Seitenrand des M. erector trunci erreichen. Sie innervieren die *Haut der kranialen Gesäßgegend,* lateral bis zum Trochanter major absteigend.

5.) **Nn. cutanei clunium medii** werden durch die *sensiblen* lateralen Äste der Rr. dorsales des 1.-3. Sakralnerven *($S_{1\text{-}3}$)* gebildet. Sie treten aus Foramina sacralia dorsalia des Kreuzbeins aus und durchbohren den M. gluteus maximus und innervieren die *Gesäßhaut* im kraniomedialen Bereich (Abb. 136).

10.2.2. Ventrale Äste der Rückenmarknerven

10.2.2.1. Plexus cervicalis (Abb. 127-128)

Der Plexus cervicalis entsteht aus den ventralen Ästen der 1.-4. Zervikalnerven (C_{1-4}) seitlich der oberen Halswirbel unter dem M. sternocleidomastoideus. Seine Äste verlaufen zwischen den Ursprüngen der Mm. scaleni anterior und medius bzw. M. levator scapulae in das seitlichen Halsdreieck und werden von der Lamina praevertebralis der Fascia cervicalis und vom Gefäß-Nervenstrang zum Kopf bedeckt. Seine Äste erhalten postganglionäre sympathische Fasern aus dem Ggl. cervicale superius. Der Plexus brachialis hat Faserverbindungen mit dem N. vagus und dem N. hypoglossus.

Hautäste des Plexus cervicalis:

1.) **N. occipitalis minor** *(C_2)* steigt am Hinterrand des M. sternocleidomastoideus steil aufwärts zur Haut des Hinterhaupts hinter dem Ohr.

2.) **N. auricularis magnus** *(C_{2-3}),* ein starker Nerv, überquert aufsteigend den M. sternocleidomastoideus. Er teilt sich hinter dem Angulus mandibulae in den ***R. anterior*** zur Haut über dem Kieferwinkel und an der Vorderseite der Ohrmuschel und in den ***R. posterior*** für die Haut unmittelbar hinter der Ohrmuschel und an ihrer Hinterfläche.

3.) **N. transversus colli** *(C_{2-3})* zieht, bedeckt vom Platysma, horizontal über den M. sternocleidomastoideus nach vorne, wobei er die V. jugularis externa meist unterkreuzt. Der Nerv teilt sich im vorderen Halsdreieck fächerförmig auf, seine Äste

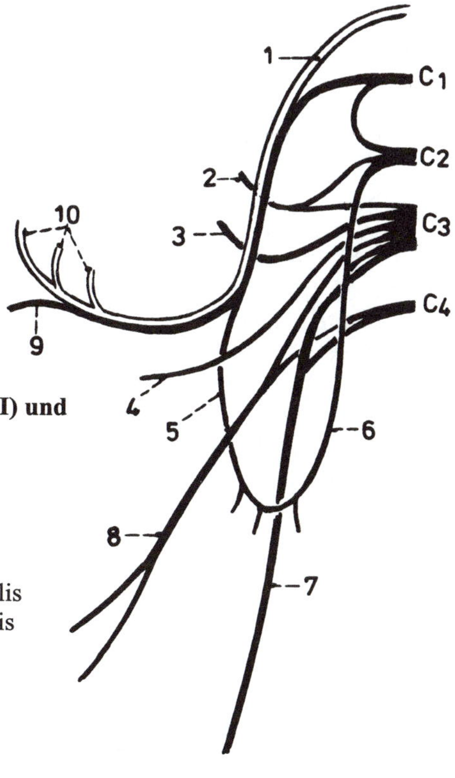

Abb. 127 Äste des N. hypoglossus (N. XII) und des Plexus cervicalis

1. N. hypoglossus (N. XII)
2. N. occipitalis minor
3. N. auricularis magnus
4. N. transversus colli
5. Radix superior ansae cervicalis
6. Radix inferior ansae cervicalis
7. N. phrenicus
8. Nn. supraclaviculares
9. R. thyrohyoideus
10. Rr. linguales n. hypoglossi

durchbrechen das Platysma und innervieren die Haut des Halses oberhalb und unterhalb des Zungenbeins. Ein Ast bildet mit den motorischen Fasern des *R. colli nervi facialis* die ***Ansa cervicalis superficialis***, die das *Platysma* innerviert.

4.) **Nn. supraclaviculares** *(C_{3-4})*, häufig vier Nerven, verlaufen im lateralen Halsdreieck fächerförmig abwärts. Sie durchbohren in Schlüsselbeinnähe die Lamina superficialis der Halsfaszie und erreichen in drei Gruppen die Haut über der oberen Brust- und Schulterregion. Die seitliche obere Brustwand wird bis etwa in der Höhe der 4. Rippe versorgt (Abb. 133).

Die Hautäste treten am **"Punctum nervosum" (Erbscher Punkt)**, im mittleren Drittel am Hinterrand des M. sternocleidomastoideus (in Höhe des 3. Halswirbel), hervor. Sie ziehen in divergierenden Richtungen durch das oberflächliche Blatt der Halsfaszie und durch das Platysma zur Haut (Abb. 128).

Muskeläste des Plexus cervicalis:

1.) **Kurze Muskeläste** ziehen zu den M. longus colli, M. longus capitis, zu den Mm. recti capitis anterior et lateralis sowie zu den Mm. scaleni anterior et medius. Ein R. muscularis ***(R. trapezius)*** zum M. trapezius ist variabel.

2.) **Ansa cervicalis** oder **Radix inferior ansae cervicalis** *(C_{2-3})* läuft medial vom N. phrenicus unter dem M. sternocleidomastoideus schräg von oben lateral nach unten medial über die V. jugularis interna hinweg und verbindet sich mit der ***Radix superior ansae cervicalis*** *(C_{1-2})*, die sich eine Strecke dem N. hypoglossus anschließt. Die zwei Wurzeln bilden die **Ansa cervicalis profunda**, woraus Zweige für die *Unterzungenbeinmuskeln* ausgehen. Die Zweige der Ansa cervicalis versorgen über dem N. hypoglossus den *M. geniohyoideus* und *M. thyrohyoideus*.

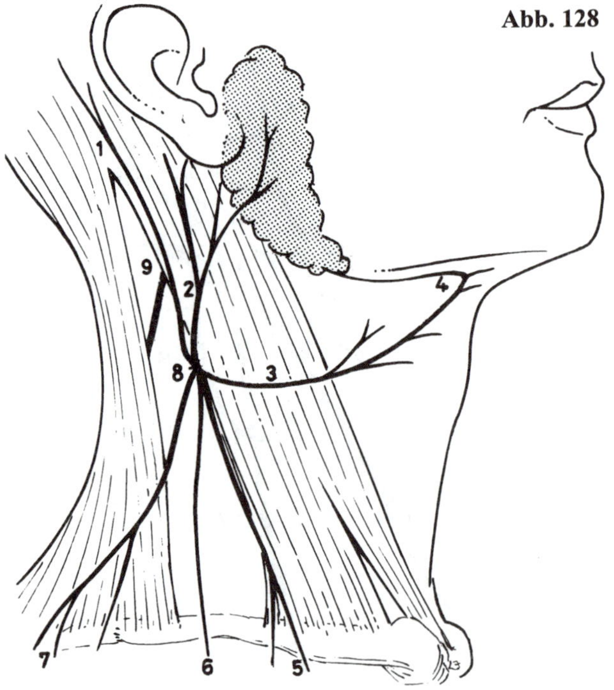

Abb. 128 Oberflächliche, sensible Äste des Plexus cervicalis

1. N. occipitalis minor
2. N. auricularis magnus
3. N. transversus colli
4. Ansa cervicalis superficialis mit R. colli n. facialis
5. Nn. supraclaviculares mediales
6. Nn. supraclaviculares intermedii
7. Nn. supraclaviculares laterales
8. Punctum nervosum, Erbscher Punkt
9. N. accessorius (N. XI)

3.) **N. phrenicus**, der motorische Zwerchfellnerv, ist der ventrale Ast des 4. Zervikalnerves *(C_4),* aber er kann auch Äste aus dem 3. und 5. Zervikalnerv bekommen. Er verläuft unter dem tiefen Blatt der Halsfaszie an der Vorderfläche des M. scalenus anterior, begleitet von der A. cervicalis ascendens, abwärts. Zwischen A. und V. subclavia tritt der Nerv medial von der A. thoracica interna in die obere Thoraxapertur. Im Brustraum verläuft er, begleitet von den Vasa pericardiacophrenica, über die Vorderfläche der Pleurakuppel hinweg vor dem Lungenhilum zwischen Pleura mediastinalis und Perikard zum Zwerchfell - rechts entlag der lateralen Seite von V. cava superior und rechtem Vorhof zum Zentrum tendineum vor dem Foramen venae cavae inferioris, links hinter der Herzspitze über die linke Kammer hinweg. Der N. phrenicus führt motorische Fasern zum Zwerchfell und afferente Fasern aus Herzbeutel, Pleura mediastinalis und Peritoneum des Oberbauches ***(Rr. phrenicoabdominales)***. Die Rr. phrenicoabdominales treten rechts durch das *Foramen venae cavae,* links durch den *Hiatus oesophageus* und innervieren das Bauchfell von Leber und Pankreas, von Gallenblase, Pylorus, Nebenniere sowie von Teilen der vorderer Bauchwand. Bei Entzündungen der Nachbarschaft des N. phrenicus entstehen über sensible Phrenikusfasern Schmerzempfindungen in den Dermatomen C_3-C_5. Bei Leber- und Gallenkrankheiten kann der Schmerz in die rechte Schulter strahlen bzw. bei Pankreaskrankheiten in die linke Schulter ***(Headsche Zonen)***. Ferner erhält der Nerv *postganglionäre sympathische* Fasern aus dem Ggl. stellatum.

10.2.2.2. Plexus brachialis (Abb. 129-130)

Der Plexus brachialis wird von den Rr. ventrales des 5.-8. Zervikalnervs *(C_{5-8})* sowie eines Teils des 1. Thorakalnervs *(Th_1)* in der Tiefe des seitlichen Halsdreiecks, zwischen den unteren Ursprüngen des M. scalenus anterior und des M. scalenus medius aufgebaut. Die Fasern schließen sich zunächst, im Ausgang der Skalenuslücke *(Hiatus scaleni)* **(Pars supraclavicularis)**, zu drei Primärsträngen, zum ***Truncus superior*** *(C_{5-6})*, ***Truncus medius*** *(C_7)* und ***Truncus inferior*** *(C_8-Th_1)* zusammen. Die Trunci lagern sich beim Übertritt in die Achselhöhle **(Pars infraclavicularis)** zu den Sekundärsträngen, den Fasciculi, um. Jeder Truncus teilt sich jeweils in den vorderen und hinteren Ast für die genetischen Flexoren und Extensoren des Arms. Alle dorsalen Äste der Trunci vereinigen sich zum ***Fasciculus posterior***, der hinter die A. axillaris zu liegen kommt. Die ventralen Äste des oberen und mittleren Stranges verbinden sich zum ***Fasciculus lateralis***, der die A. axillaris lateral flankiert. Die ventralen Äste des unteren Stranges bilden den ***Fasciculus medialis*** an der medialen Seite der Arterie. Aus den drei Faszikeln gehen distal in charakteristischer Weise die Nerven der oberen Extremität hervor.

Die Spinalnerven C_{5-6} erhalten ihre *postganglionären sympathischen* Fasern durch Rr. communicantes grisei aus dem *Ggl. cervicale medius* und die Nerven C_{7-8} aus dem *Ggl. cervicale inferius (Ggl. stellatum).*

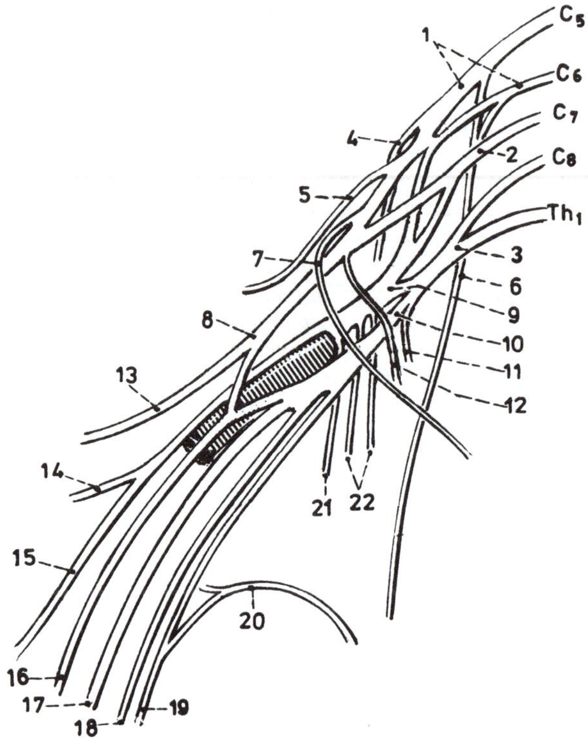

Abb. 129 Äste des Plexus brachialis

1. **Truncus superior**
2. **Truncus medius**
3. **Truncus inferior**
4. N. dorsalis scapulae
5. N. suprascapularis
6. N. thoracicus longus
7. N. subclavius
8. ***Fasciculus lateralis***
9. ***Fasciculus posterior***
10. ***Fasciculus medialis***
11. N. pectoralis medialis
12. N. pectoralis lateralis
13. N. musculocutaneus
14. N. axillaris
15. N. radialis
16. N. medianus
17. N. ulnaris
18. N. cutaneus antebrachii medialis
19. N. cutaneus brachii medialis
20. N. intercostobrachialis
21. N. thoracodorsalis
22. Nn. subscapulares

Spinal-nerven	**Trunci**	**Fasciculi**	**Nerven**
C_{5-6}	**Truncus superior** → *Nebenäste:* N. dorsalis scapulae, N. thoracicus longus, N. suprascapularis, N. subclavius	**Fasciculus lateralis** *Nebenäste:* N. pectoralis lateralis	N. musculocutaneus, N. medianus (lat.)
C_7	**Truncus medius** →	**Fasciculus posterior** *Nebenäste:* Nn. subscapulares, N. thoracodorsalis	N. axillaris, N. radialis
C_8-Th_1	**Truncus inferior** →	**Fasiculus medialis** *Nebenäste:* N. pectoralis medialis	N. medianus (med.), N. ulnaris, N. cut. brachii med., N. cut. antebrachii med.

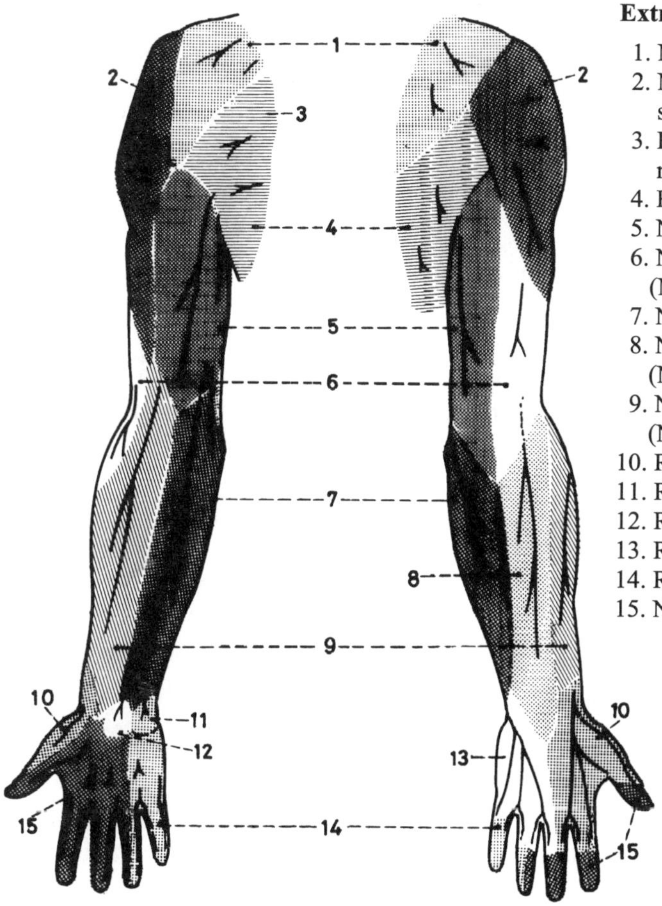

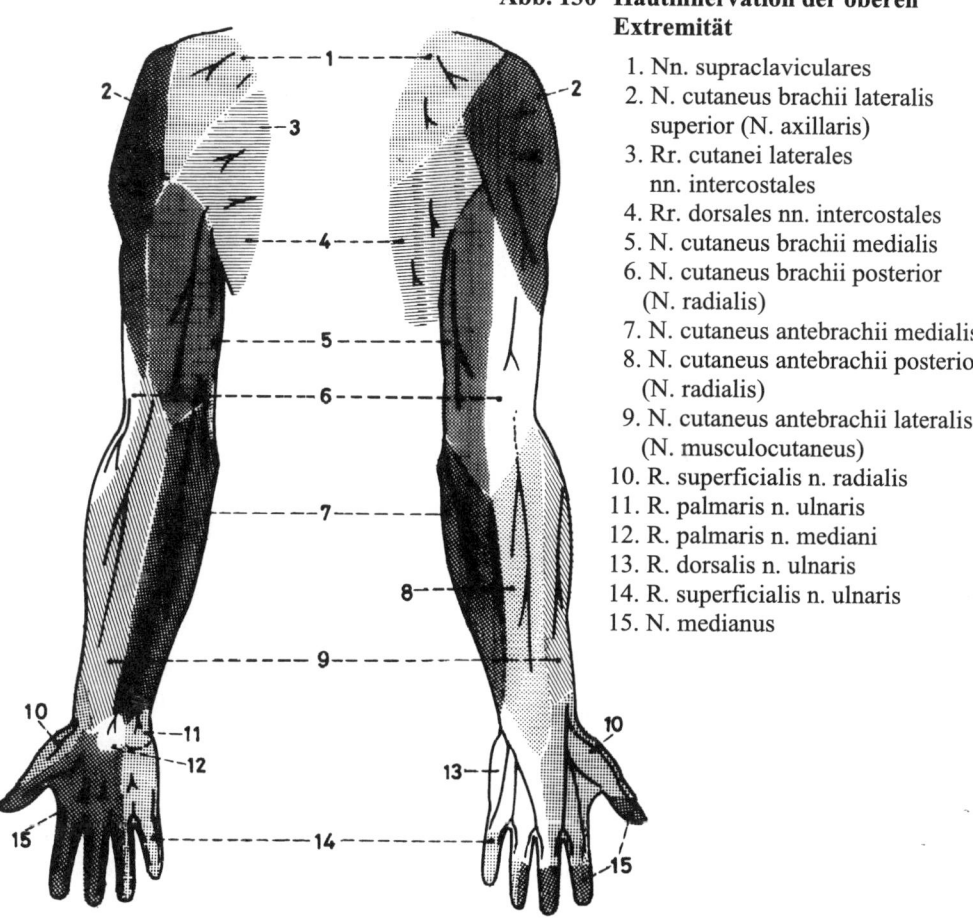

Abb. 130 Hautinnervation der oberen Extremität

1. Nn. supraclaviculares
2. N. cutaneus brachii lateralis superior (N. axillaris)
3. Rr. cutanei laterales nn. intercostales
4. Rr. dorsales nn. intercostales
5. N. cutaneus brachii medialis
6. N. cutaneus brachii posterior (N. radialis)
7. N. cutaneus antebrachii medialis
8. N. cutaneus antebrachii posterior (N. radialis)
9. N. cutaneus antebrachii lateralis (N. musculocutaneus)
10. R. superficialis n. radialis
11. R. palmaris n. ulnaris
12. R. palmaris n. mediani
13. R. dorsalis n. ulnaris
14. R. superficialis n. ulnaris
15. N. medianus

Äste zu Hals- und Schultergürtel:

1.) **N. dorsalis scapulae**, ein Ast des *Truncus superior*, durchbohrt den *M. scalenus medius*, zieht zwischen M. scalenus posterior und M. levator scapulae zur Gegend des oberen Schulterblattwinkels. Er innerviert den *M. levator scapulae* und die *Mm. rhomboidei.*

2.) **N. thoracicus longus**, ein Ast des *Truncus superior*, durchbohrt gleichfalls den *M. scalenus medius* und verläuft über die 1. Rippe seitwärts und auf dem M. serratus anterior und steigt etwa in der mittleren Axillarlinie ab. Er versorgt den *M. serratus anterior.*

3.) **N. suprascapularis**, ein Ast des *Truncus superior*, zieht im *Trigonum omoclaviculare* zur Incisura scapulae lateralwärts und gelangt unter dem *Lig. transversum scapulae* superius hindurch in die Fossa supraspinata. Er innerviert den *M. supraspinatus* und den *M. infraspinatus*. Feine sensible Zweige entläßt er auch zum Akromioklavikular- und zum Schultergelenk.

4.) N. subclavius, ein Ast des *Truncus superior*, tritt von hinten in den *M. subclavius* ein und gibt häufig einen Ast zum N. phrenicus *(N. phrenicus accessorius)* ab.

5.) **Nn. subscapulares**, meist 2 Äste aus dem *Fasciculus posterior*, treten nach kurzem Verlauf in den M. subscapularis ein. Sie versorgen den *M. subscapularis* und den *M. teres major*.
6.) **N. thoracodorsalis**, ein Ast des *Fasciculus posterior*, begleitet die A. subscapularis und innerviert den *M. latissimus dorsi*, den er an dessen Innenseite erreicht.
7.) **N. pectoralis medialis** und **N. pectoralis lateralis**, vom *Fasciculus medialis* und vom *Fasciculus lateralis*, ziehen vor der A. axillaris abwärts, versorgen den *M. pectoralis minor* und den *M. pectoralis major*. Sie durchbohren die *Fascia clavipectoralis*.

Nerven des Arms:

1.) **N. musculocutaneus**, ein Ast des *Fasciculus lateralis*, durchbohrt den *M. coracobrachialis* und verläuft nun zwischen den M. biceps brachii und M. brachialis abwärts. Seine motorischen Äste innervieren alle *Flexoren des Oberarms* und mit seinem sensiblen Endast, ***N. cutaneus antebrachii lateralis***, die *Haut an der Radialseite des Unterarms*. Der N. cutaneus antebrachii lateralis verläuft an der lateralen Seite der Bizepssehne und durchbohrt die Fascia in der Fossa cubiti. Er läuft entlang der V. cephalica bis in die Handwurzel.
2.) **N. medianus** entsteht aus den *Fasciculus lateralis* und *Fasciculus medialis*. Seine beiden Wurzeln umgreifen die *A. axillaris* und vereinigen sich als *Medianusgabel* auf deren Vorderfläche. Sein Stamm begleitet im *Sulcus bicipitalis medialis* die *A. brachialis* bis in die Ellenbeuge. Dabei liegt er zunächst lateral, dann weicht er vor der Arterie auf die mediale Seite ab. In der *Fossa cubiti* findet man ihn daher medial von der Arterie und bedeckt von der Aponeurosis m. bicipitis brachii *(Lacertus fibrosus)*. Er tritt dann zwischen den beiden Köpfen des *M. pronator teres* und des *M. flexor digitorum superficialis* und zieht in der Faszie zwischen oberflächlichen und tiefen Fingerbeugern zum Handgelenk und gelangt unter dem Retinaculum flexorum (im *Canalis carpi*) zur Hohlhand. Proximal zum Handgelenk liegt er oberflächlich unterhalb der Sehne des M. palmaris longus (Schnittverletzungen!). In der Hohlhand liegt er auf dem Sehnenscheidensack der Fingerbeuger, unterhalb des Arcus palmaris superficialis, zerfällt er in drei Äste, ***Nn. digitales palmares communes***. Diese wiederum teilen sich in der Höhe der Fingergrundgelenke in sieben Nn. digitales palmares proprii zur Versorgung von *7 radialen Fingerhälften* (Daumen, Zeigefinger, Mittelfinger und Radialseite des Ringfinger). Äste:
   a.) ***Rr. musculares*** versorgen den *M. pronater teres,* den *M. flexor carpi radialis,* den *M. palmaris longus* und den *M. flexor digitorum superficialis*.
   b.) ***N. interosseus antebrachii anterior*** entspringt in Höhe vom M. pronator teres. Er zieht auf der Membrana interossea antebrachii abwärts und versorg die tiefen Flexoren: *M. flexor pollicis longus, M. pronator quadratus* und die *radiale Hälfte des M. flexor digitorum profundus*.
   c.) ***R. palmaris***, ein *sensibler* Ast, läuft über dem Handgelenk zur *Haut des Daumenballens* und der radialen Hohlhand.
   d.) ***Nn. digitales palmares communes*** versorgen die *Mm. lumbicales I* und *II* und die Mittelhandknochen. Der ***N. digitalis palmaris communis I*** versorgt mit motorischen Ästen *die Muskeln des Daumenballens,* ausgenommen den M. adductor pollicis und den tiefen Kopf des M. flexor pollicis brevis.
   e.) ***Nn. digitales palmares proprii*** versorgen nicht nur die Volarseite des I.-III. Fingers und die radiale Hälfte des IV., sondern greifen noch auf die *Dorsalseite des II.-IV. Fingers* von der Spitze bis die Mitte des Mittelphalanx über; an der Dorsalseite des Daumens erreichen sie nur die Endphalanx.

Der N. medianus gibt *sensible* Äste ab zum Ellenbogengelenk, Periost und zu den Markhöhlen von Radius und Ulna sowie der betreffenden Metakarpal- und

Fingerknochen. Die meisten vasomotorischen Fasern für den Arm verlaufen im N. medianus und N. ulnaris.

Bei ***Lähmung*** des N. medianus sind Pronation und Beugung der Hand beschänkt, die Beugung des Mittel- und Endglieder des I.-III. Fingers ist aufgehoben, der Daumen liegt der Hand an und ist dorsalflektiert, *"Affenhand"*. Beim Versuch, die Finger zu beugen, entsteht die *"Schwurhand",* wenn man nur die 4. und 5. Finger beugen kann (Abb. 131/C). Der Thenar wird atrophisch.

3.) **N. ulnaris**, ein Ast des *Fasciculus medialis*, verläßt die Achselhöhle an der medialen Seite der *A. axillaris*, läuft dann am *Septum intermusculare mediale*, das er schließlich durchsetzt, und gelangt somit in die Extensorenloge am Oberarm. Er zieht im *Sulcus nervi ulnaris* des Epicondylus medialis humeri unter den Sehnenbogen zwischen humeralen und ulnaren Kopf des M. flexor carpi ulnaris. Er gelangt wieder auf die Beugeseite und benutzt den *M. flexor carpi ulnaris* als Leitmuskel, um an seiner Innenfläche zusammen mit der *A. ulnaris* das Handgelenk zu erreichen. Auf dem *Retinaculum flexorum* an der radialen Seite des Erbsenbeins teilt er sich in seine Endäste, die in die Hohlhand eintreten. **Äste:**

a.) ***Rr. articulares*** ziehen zur *Kapsel des Ellenbogengelenks*.

b.) ***Rr. musculares***, nahe dem Ellenbogengelenk, versorgen den *M. flexor carpi ulnaris* und *den ulnaren Teil des M. flexor digitorum profundus*.

c.) ***R. dorsalis nervi ulnaris*** zieht etwa im unteren Drittel des Unterarms unter der Sehne des M. flexor carpi ulnaris um Ulna zur Streckseite. Er versorgt die Haut der ulnaren Hälfte des Handrückens und der $2^1/_2$ ulnaren Finger bis zum distalen Glied mit 5 *Nn. digitales dorsales*.

d.) ***R. palmaris nervi ulnaris***, im distalen Teil des Unterarms, versorgt die *Haut* über der ulnaren Beugeseite des *Handgelenks* und dem *Kleinfingerballen*.

e.) ***R. profundus nervi ulnaris*** dringt zwischen dem M. abductor digiti minimi und dem M. flexor digiti minimi brevis mit R. palmaris profundus der A. ulnaris in der Tiefe unter die Beugesehnen und bildet einen Nervenbogen, der dem *Arcus palmaris profundus* parallel läuft. Er innerviert die *Muskeln des Hypothenar*, ausgenommen den M. palmaris brevis, alle *Mm. interossei* der Hand, die *Mm. lumbricales III* und *IV*, den *M. adductor pollicis* sowie den tiefen Kopf des *M. flexor pollicis brevis*.

f.) ***R. superficialis nervi ulnaris*** verläuft ulnar vom Arcus palmaris superficialis und verzweigt sich nach dem Abgang eines Muskelastes für den *M. palmaris brevis* in die Hautäste, in den ***N. digitalis palmaris proprius*** zum ulnaren Hälfte des Kleinfingers und in einen ***N. digitalis palmaris communis***, der sich in zwei ***Nn. digitales palmares proprii*** für die einander zugewandten palmaren Hälften des 4. und des 5. Fingers aufgabelt.

Im Sulcus nervi ulnaris kann man den N. ulnaris durch die Haut fühlen. Er löst beim ***Anstoßen*** einen lebhaften Schmerz aus, der bis in den kleinen Finger strahlt und dabei sein sensibles Gebiet anzeigt. Die ***Lähmung*** des N. ulnaris führt zur ***"Krallenhand"***, die vor allem auf den Ausfall der Funktion der Mm. interossei und Mm. lumbricales zurückzuführen ist. Bei ihrem Ausfall überwiegen die Antagonisten (Abb. 133/B).

4.) **N. cutaneus brachii medialis** ist ein sehr dünner Ast des *Fasciculus medialis*. Er zieht durch die Fossa axillaris an die mediale Seite der V. axillaris und verzweigt sich in der *Haut der Achselhöhle* und *der medialen Fläche des Oberarms*. Eine Anastomose mit dem R. lateralis des 2. und 3. Interkostalnerven wird als ***N. intercostobrachialis*** bezeichnet.

5.) **N. cutaneus antebrachii medialis**, ein Ast des *Fasciculus medialis*, verläuft medial von der A. brachialis im *Sulcus bicipitalis medialis*. Er tritt mit der V. basilica zusammen durch die Faszie an der Grenze zwischen mittlerem und unterem Drittel des

Oberarms durch den *Hiatus basilicus*. Sein ***R. anterior*** versorgt die Haut an der ulnaren Beugeseite des Unterarms und sein ***R. posterior*** innerviert die Haut in der ulnaren Randzone der Streckseite des Unterarms.

6.) **N. radialis**, ein starker Ast des *Fasciculus posterior*, verläuft hinter der A. axillaris, überquert die Sehne des M. latissimus dorsi und dringt in Begleitung der *A. profunda brachii* zwischen lateralen und medialen Kopf des *M. triceps brachii*. Dann bettet er sich in den Sulcus nervi radialis des Humerus und gelangt, das *Septum intermusculare laterale* durchbohrend, in einer langen Schraubentour wieder auf die Beugeseite des Oberarms. Hier erreicht er *im Spalt zwischen M. brachioradialis und M. brachialis* die Ellenbeuge. Vor dem Radiusköpfchen spaltet er sich in die Endäste, den *R. superficialis* und den *R. profundus*, die für den Unterarm und die Hand bestimmt sind.

Äste:

a.) ***N. cutaneus brachii posterior*** versorgt die *Haut* an der *Dorsalseite des Oberarms* bis nahe an den Ellenbogen.

b.) ***Rr. musculares*** innervieren den *M. triceps brachii* und den *M. anconeus* sowie den *M. brachioradialis,* den *M. extensor carpi radialis longus* und den *M. extensor carpi radialis brevis*.

c.) ***N. cutaneus antebrachii posterior*** zieht entlang des Septum intermusculare laterale zur *Haut im Ellenbogenbereich* und *an der Dorsalseite des Unterarms*.

Endäste:

d.) ***R. profundus*** durchsetzt den M. supinator und gelangt durch den *Canalis supinatorius* um den Radiushals herum auf die Streckseite. Zwischen den beiden Schichten der *Unterarmextensoren* gehen strahlenförmig feine *motorische* Äste an die Muskeln ab. Der längste von ihnen reicht als ***N. interosseus antebrachii posterior*** bis an das Handgelenk, das er samt dem angrenzenden Periost der Unterarmknochen *sensibel* versorgt.

e.) ***R. superficialis***, ein dünner *sensibler* Ast, verläuft in der Fortsetzung des Stammes mit der A. radialis, bedeckt vom M. brachioradialis. Im unterem Drittel des

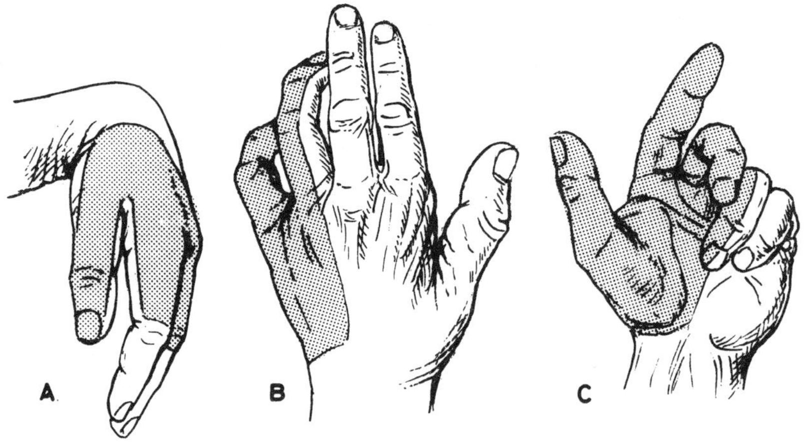

Abb. 131 Syndrome der schlaffen Lähmungen an der oberen Extremität

A: ***Fallhand*** bei der Lähmung des N. radialis
B: ***Krallenhand*** bei der Lähmung des N. ulnaris
C: ***Schwurhand*** bei der Lähmung des N. medianus

Unterarms unterkreuzt er dessen Sehne, um auf die Dorsalseite zu gelangen. Über die Foveola radialis verläuft zur Haut der radialen Hälfte des Handrückens. Durch 4-5 ***Nn. digitales dorsales*** versorgt er die Haut der Dorsalseite des Daumens, des Zeigefingers und der radialen Hälfte des Mittelfingers. Die Äste reichen am Zeige- und Mittelfinger bis zur Mittelphalanx, die Endglieder werden von palmaren Ästen innerviert.

Der N. radialis gibt *sensible* Äste zum Schultet-, Ellenbogen- und Handgelenk und zum Periost der benachbarten Knochen ab.

Bei ***Lähmung*** des N. radialis resultiert die ***"Fallhand"***: Die Streckung im Handgelenk und in den Gelenken der Finger ist bei Lähmung aller Extensoren unmöglich (Abb. 131/A). Bei sehr hoher Läsion kann auch der M. triceps brachii mitbetroffen und die aktive Streckung im Ellenbogengelenk verlorengegangen sein.

7.) **N. axillaris** geht aus dem *Fasciculus posterior* hervor. Er verläuft gemeinsam mit der *A. circumflexa humeri posterior* um das Collum chirurgicum humeri durch den *Hiatus axillaris lateralis,* wo er eng der Schultergelenkskapsel anliegt, und erreicht den *M. deltoideus* und den *M. teres minor.* Daneben entsendet er Ästchen zum Schultergelenk und einen ***N. cutaneus brachii lateralis superior***, der am hinteren Rand des M. deltoideus zur Haut über dem Muskel zieht und sich auch noch ein Stück weit auf der lateralen und dorsalen Seite des Oberarms ausbreitet. Der N. axillaris ist bei Verrenkungen des Schultergelenks und bei Oberarmhalsbrüchen gefährdet.

10.2.2.3. Nervi intercostales (Abb. 132-133)

Die **Nn. thoracici** sind die Spinalnerven der Segmente Th_{1-12}. Die ventralen Äste der Nn. thoracici bilden die in den Interkostalräumen von hinten nach vorne verlaufenden **Nn. intercostales**. Sie werden jeweils nach den Rippen beziffert, unterhalb deren sie liegen. Der R. ventralis des ***N. thoracicus I*** ist an der Bildung des *Plexus brachialis* beteiligt, der ventrale Ast des ***N. thoracicus XII***, des ***N. subcostalis***, gibt Fasern zum *Plexus lumbalis.* Er hält sich an den Unterrand der 12. Rippe.

Die **Nn. intercostales II-XI** erreichen zwischen dem Wirbelkörper und dem Lig. costotransversarium anterius den Interkostalraum, wo sie auf der Innenseite der *Mm. intercostales externi* liegen, anfangs nur von der *Fascia endothoracica* und der *Pleura costalis* bedeckt und oben, im *Sulcus costae,* von den *Interkostalgefäßen* begleitet. Auf dieser Strecke können sie durch eine Rippenfellentzündung gereizt werden. Mit Beginn der *Mm. intercostales interni* am Rippenwinkel treten der Nervenstamm und die Gefäße in den inneren Interkostalmuskel ein und trennen hierdurch von diesem den *M. intercostalis intimus* ab, die der N. intercostalis innerviert. Die **Nn. intercostales II-VI** verlaufen im Interkostalraum bis zum Sternum und dringen hier als ***Rr. cutanei anteriores*** zur Haut vor. Die **Nn. intercostales VII-XI** und der **N. subcostalis** behalten dagegen ihren schräg nach vorne abfallenden Verlauf bei und ziehen durch die Rippenzacken des Zwerchfells über die Interkostalräume hinaus in die Bauchwand zwischen *M. obliquus internus* und *M. transversus abdominis*, der 10. in Nabelhöhe. Dabei kreuzen sie die Innenfläche der Rippenknorpel.

Äste:

1.) **Rr. musculares** innervieren die *Mm. intercostales,* die *Mm. levatores costarum,* den *M. transversus thoracis,* den *M. serratus posterior superior* und *inferior,* den *M. obliquus internus abdominis,* den *M. obliquus externus abdominis,* den *M. transversus abdominis,* den *M. rectus abdominis* und den *M. pyramidalis*.

2.) **Rr. cutanei laterales (pectorales** et **abdominales)** durchbrechen die Muskeln etwa in der *Axillarlinie.* Sie erscheinen zwischen den Zacken des *M. serratus anterior*, der unterste liegt direkt über der Crista iliaca. Subcutan teilen sie sich in ***dorsale*** und ***ventrale Endäste*** auf. Die dorsalen Zweige von II und III verbinden sich als

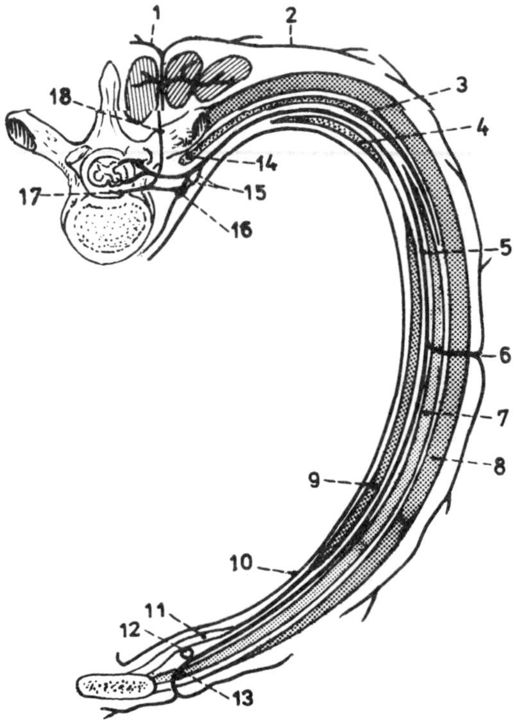

Abb. 132 Schema der Verzweigung der Nn. intercostales

1. R. cutaneus medialis
2. R. cutaneus lateralis
3. Membrana intercostalis interna
4. M. subcostalis
5. N. intercostalis
6. R. cutaneus lateralis pectoralis
7. M. intercostalis internus
8. M. intercostalis externus
9. M. intercostalis intimus
10. Pleura costalis
11. M. transversus thoracis
12. A. thoracica interna
13. R. cutaneus anterior pectoralis
14. Lig. costotransversarium superius
15. Rr. communicantes
16. Grenzstrangganglion
17. R. meningeus
18. R. dorsalis

Nn. intercostobrachiales mit dem *N. cutaneus brachii medialis*. Die ventralen Zweige der oberen Rr. cutanei laterales nennt man auch ***Rr. mammarii laterales***. Der Ast aus XII schickt einen Zweig über den Darmbeinkamm zur Haut über dem M. gluteus medius.

3.) **Rr. cutanei anteriores (pectorales** et **abdominales)** treten vorne neben dem *Sternum* oder neben der *Linea alba* zur Haut, wo sie sich einen ***medialen*** und ***lateralen Zweig*** aufteilen. ***Rr. mammarii mediales*** ziehen zur Mamma.

Äste zur Pleura parietalis und **zum Peritoneum parietale** innervieren die Wände der serösen Höhlen.

10.2.2.4. Plexus lumbalis (Abb. 134-136)

Der **Plexus lumbalis** entsteht seitlich der Lendenwirbelsäule, eingefügt in die Ursprünge des *M. psoas major,* aus den ventralen Ästen des 12. Thorakalnerven (zum Teil) *(Th_{12})*, des 1.-3. Lumbalnerven *(L_{1-3})* und des 4. Lumbalnerven (zum Teil) *(L_4)*. Seine Nerven steigen mehr oder weniger steil lateralwärts zu Bauchwand und Oberschenkel hinab. Allein der *N. obturatorius* erreicht den Oberschenkel medial am M. psoas major über die laterale Wand des kleinen Beckens und der *N. genitofemoralis* durchbricht den M. psoas major und läuft dann an dessen Vorderfläche abwärts.

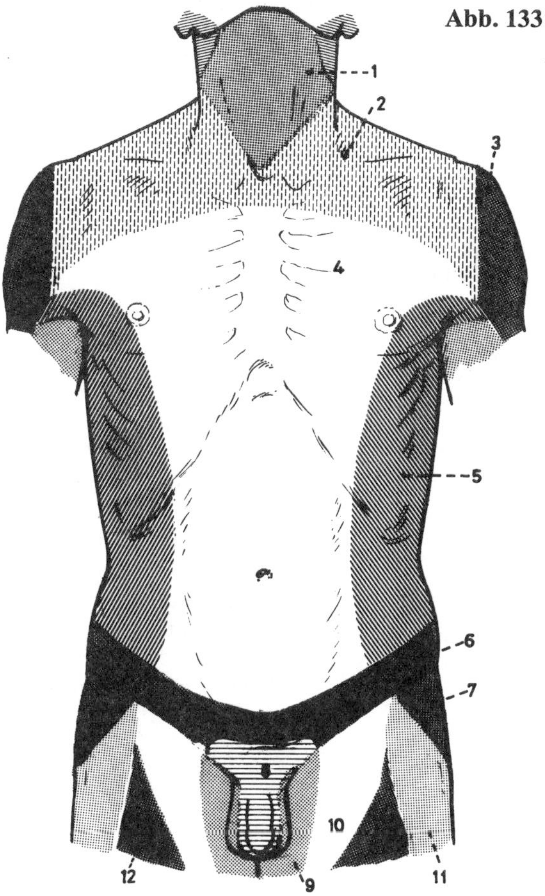

Abb. 133 Hautinnervation der Ventralfläche des Rumpfes

1. N. transversus colli (Pl. cervicalis)
2. Nn. supraclaviculares (Pl. cervicalis)
3. N. cutaneus brachii lateralis superior (N. axillaris)
4. Rr. cutanei anteriores nn. intercostales
5. Rr. cutanei laterales nn. intercostales
6. R. cutaneus anterior n. iliohypogastrici
7. R. cutaneus lateralis n. iliohypogastrici
8. Rr. cutanei anteriores et Nn. scrotales (labiales) anteriores n. ilioinguinalis
9. R. genitalis n. genitofemoralis
10. R. femoralis n. genitofemoralis
11. N. cutaneus femoris lateralis
12. Nn. cutanei femoris anteriores

Äste:

1.) **Rr. musculares**, kurze *motorische* Äste, ziehen zu dem *M. psoas major,* dem *M. psoas minor* und dem *M. quadratus lumborum*.

2.) **N. iliohypogastricus** *(Th_{12}-L_1)* zieht durch den *M. psoas major* zur Seite, verläuft hinter dem unteren Pol der *Niere* über den *M. quadratus lumborum* und durchbricht etwas weiter vorn den *M. transversus abdominis* und kommt dann zwischen diesen und den *M. obliquus internus abdominis* zu liegen. Nach Abgabe motorischer Fasern (zu den *M. transversus* und *M. obliquus internus abdominis*) durchdringt er den M. obliquus internus abdominis medial von *Spina iliaca anterior superior* mit sensiblen Fasern, ***R. cutaneus lateralis*** und ***R. cutaneus anterior***, für die Haut der Hüfte und der Leistenbeuge.

3.) **N. ilioinguinalis** *(L_1)* hat oft einen gemeinsamen Stamm mit dem N. iliohypogastricus und kann auch im weiteren Verlauf mit diesem verschmolzen bleiben. Als separater Nerv verläuft er kaudal vom N. iliohypogastricus über den M. quadratus lumborum und durchbricht etwas weiter vorn den M. transversus abdominis. Er gibt Äste an die *Bauchmuskeln* ab und gelangt dann unter dem Samenstrang in den *Leistenkanal,* den er

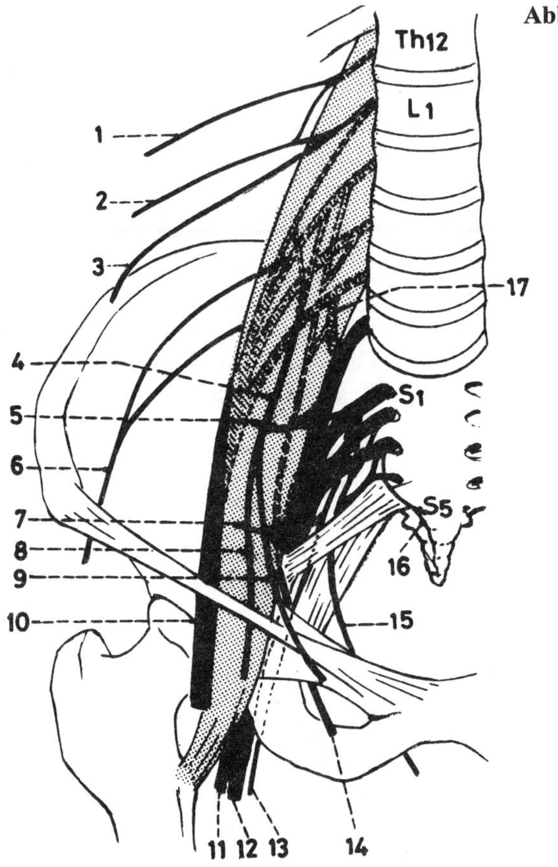

Abb. 134 Äste des Plexus lumbalis und des Plexus sacralis

1. N. subcostalis
2. N. iliohypogastricus
3. N. ilioinguinalis
4. N. genitofemoralis
5. N. gluteus superior
6. N. cutaneus femoris lateralis
7. N. gluteus inferior
8. R. femoralis n. genitofemoralis
9. R. genitalis n. genitofemoralis
10. N. femoralis

11-12. N. ischiadicus

11. N. peroneus communis
12. N. tibialis
13. N. cutaneus femoris posterior
14. N. obturatorius
15. N. pudendus
16. Plexus coccygeus
17. Truncus lumbosacralis

durch den äußeren Leistenring wieder verläßt, um die *Haut der Leistengegend,* der *Peniswurzel* und des *Hodensackes,* bei der Frau die *großen Schamlippen* zu versorgen ***(Rr. scrotales*** seu ***labiales anteriores).***

4.) **N. genitofemoralis** *(L_{1-2})* durchbricht die Vorderfläche des M. psoas major und teilt sich, auf diesem abwärts ziehend, in den *R. genitalis* und den *R. femoralis.*
   a.) ***R. genitalis*** zieht über die Vasa iliaca hinweg zum Samenstrang, versorgt den *M. cremaster,* die *Skrotalhaut* und die *Hodenhüllen* beim Mann bzw. die *Labialhaut* bei der Frau.
   b.) ***R. femoralis***, ein *sensibler* Nerv, zieht lateral von der A. iliaca externa durch die *Lacuna vasorum* ins *Trigonum femorale* und erreicht im Bereich des *Hiatus saphenus* die Haut, die er hier innerviert.

5.) **N. cutaneus femoris lateralis** *(L_{2-3})* gelangt unten am Seitenrand des M. psoas major unter der Fascia iliaca und anschließend medial von der *Spina iliaca anterior superior* oberhalb oder unterhalb des Leistenbandes zur *vorderen seitlichen Haut des Oberschenkels.*

6.) **N. femoralis** *(L_{2-3}),* der stärkste Nerv des Plexus lumbalis, tritt unten am Seitenrand des M. psoas major, häufig von diesem noch verdeckt, unter der Fascia iliaca in der Rinne zwischen M. psoas major und M. iliacus durch die *Lacuna musculorum.* Er wird durch die *Fascia iliopectinea* von der A. femoralis getrennt und teilt sich alsbald in der *Fossa iliopectinea* besenförmig auf in Muskeläste, *Rr. musculares,* und in Hautäste, *Nn. cutanei femoris anteriores.*

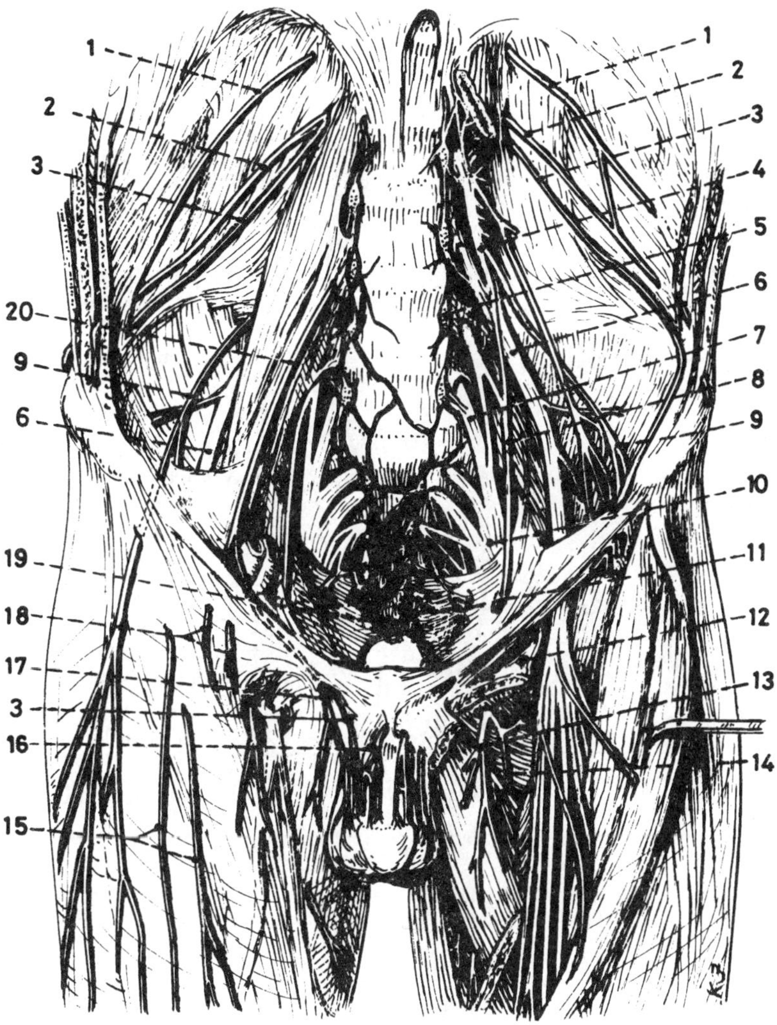

Abb. 135 Äste de Plexus lumbalis und des Plexus sacralis
(Auf der linken Körperseite sind der M. psoas major, der M. pectineus und der M. adductor longus entfernt.)

1. N. subcostalis
2. N. iliohypogastricus
3. N. ilioinguinalis
4. Plexus lumbalis
5. Truncus sympathicus
6. N. femoralis
7. Truncus lumbosacralis
8. N. obturatorius
9. N. cutaneus femoris lateralis
10. Plexus sacralis
11. N. coccygeus
12. Lacuna vasorum
13. R. anterior n. obturatorii
14. R. posterior n. obturatorii
15. Nn. cutanei femoris anteriores (ex N. femoralis)
16. N. dorsalis penis
17. R. genitalis n. genitofemoralis
18. Rr. femorales n. genitofemoralis
19. Ggl. impar
20. N. genitofemoralis

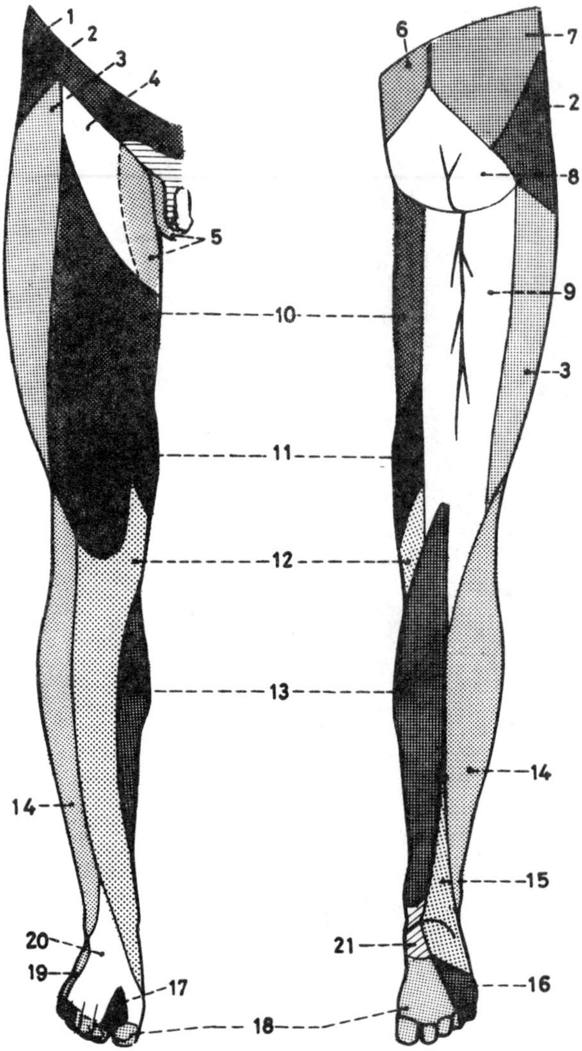

Abb. 136 Hautinnervation der unteren Extremität

1. N. iliohypogastricus
2. R. cutaneus lateralis n. iliohypogastrici
3. N. cutaneus femoris lateralis
4. R. femoralis n. genitofemoralis
5. R. genitalis n. genitofemoralis
6. Nn. cutanei clunium medii
7. Nn. cutanei clunium superiores
8. Nn. cutanei clunium inferiores
9. N. cutaneus femoris posterior
10. Nn. cutanei femoris anteriores
11. R. cutaneus n. obturatorii
12. N. saphenus
13. N. cutaneus surae medialis
14. N. cutaneus surae lateralis
15. N. suralis
16. N. plantaris lateralis
17. N. peroneus (fibularis) profundus
18. N. plantaris medialis
19. N. cutaneus dorsalis lateralis (N. suralis)
20. N. peroneus (fibularis) superficialis
21. Rr. calcanei n. tibialis

Äste:

a.) ***Rr. musculares*** innervieren den *M. iliopsoas,* den *M. pectineus,* den *M. sartorius* und den *M. quadriceps femoris*.

b.) ***Rr. articulares coxae*** versorgen *sensibel* das *Hüftgelenk*.

c.) ***Nn. cutanei femoris anteriores*** durchbrechen in verschiedener Höhe die Fascia lata und versorgen die Haut an der *vorderen und medialen Fläche des Oberschenkels* bis zur Kniegegend.

d.) ***N. saphenus*** ist der stärkste Ast und begleitet die *A. femoralis* lateral in den *Adduktorenkanal*. Hier überkreuzt er sie und zieht medial von ihr weiter. Er durchbricht dann die *Lamina vastoadductoria* und gelangt unter dem M. sartorius in die Kniegegend. Er tritt zwischen M. sartorius und M. gracilis durch und gibt einen *R. infrapatellaris* zur Haut der medialen und vorderen Seite des Knies ab.

Unter dem Knie schließt er sich subkutan zur *V. saphena magna* an. Sie ziehen gemeinsam an der medialen Seite des Unterschenkels abwärts. Er versorgt die *Haut der medialen Unterschenkel- und Fußseite*, etwa bis zum Metatarsophalangealgelenk I.

Der N. femoralis gibt Äste für das *Periost* der Femur-Vorderseite und für die *Markhöhle* ab.

Eine ***Lähmung*** des N. femoralis führt zur Störung der *Hüftbeugung* und *Kniestreckung*.

6.) **N. obturatorius** *(L_{2-4})* tritt am medialen Rand des M. psoas major hervor und zieht unterhalb der Linea terminalis zum *Canalis obturatorius*. Noch vor dem Eintritt in den Kanal gibt er einen Ast an den *M. obturator externus* ab. Während oder nach dem Durchtritt durch den Kanal teilt er sich in zwei Äste: *R. anterior* und *R. posterior*, die durch den M. adductor brevis getrennt werden und die Adduktorengruppe sowie die Haut an der unteren Innenfläche des Oberschenkels versorgen. Der ***R. anterior*** innerviert den *M. adductor longus,* den *M. adductor brevis,* den *M. gracilis* und zum Teil den *M. pectineus*. Der ***R. posterior*** versorgt den *M. adductor minimus* und den *M. adductor magnus*. Der N. obturatorius gibt Äste zum *Hüftgelenk* und *Kniegelenk* sowie zum *Periost der Femurrückseite* ab.

Bei ***Lähmung*** des N. obturatorius ist der Schenkelschluß unmöglich.

10.2.2.5. Plexus sacralis (Abb. 134-136)

Der Plexus sacralis wird traditionell in den oberen Plexus ischiadicus und den unteren Plexus pudendohaemorrhoidalis aufgeteilt. Diese Geflechte sind nicht scharf voneinander getrennt.

10.2.2.5.1. Plexus ischiadicus

Der **Plexus ischiadicus** entsteht seitlich der *Foramina sacralia anteriora* aus den ventralen Ästen des 4. Lumbalnerven (zum Teil), des 5. Lumbal- bis 2. Sakralnerven und des 3. Sakralnerven (zum Teil) *(L_4-S_3)*. Die ventralen Äste der Spinalnerven L_{4-5} bilden den ***Truncus lumbosacralis***, der vor den unteren beiden Foramina intervertebralia liegt und zieht über die *Linea terminalis* hinweg in das kleine Becken. Das Geflecht liegt an der Hinter- und Seitenwand des kleinen Beckens, vor dem *M. piriformis* und bedeckt von den *Ästen der A. iliaca interna*. Vor dem Plexus liegt der *Ureter* und das *Colon sigmoideum*. Die den Plexus ischiadicus formierenden Nerven ziehen, ausgenommen der N. gluteus superior, abwärts. Sie verlassen den subperitonealen Raum durch die infrapiriforme Abteilung *(Hiatus infrapiriformis)* des Foramen ischiadicum majus. Die Äste des Plexus ischiadicus sind zur *Dorsalseite der unteren Extremität* orientiert. Der Plexus ischiadicus und seine Äste sind bedeckt von der *Fascia pelvis parietalis*. Dieses Geflecht hat enge Beziehungen zum *Corpus intrapelvicum*, besonders bei der Frau zum Parametrium.

Äste:

1.) **Rr. musculares**, kurze Äste, innervieren den *M. piriformis,* den *M. obturator internus,* die *Mm. gemelli* und den *M. quadratus femoris*. Der R. musculi quadrati femoris gibt einen sensiblen Zweig zur *Hüftgelenkkapsel* ab.

2.) **N. gluteus superior** *(L_4-S_1)* verläßt die Beckenhöhle durch den *Hiatus suprapiriformis* und gelangt in die Schicht zwischen Mm. gluteus medius und minimus. Er versorgt den *M. gluteus medius,* den *M. gluteus minimus* und den *M. tensor fasciae latae*.

3.) **N. gluteus inferior** *(L_5-S_2)* verläßt das kleine Becken durch den *Hiatus infrapiriformis* und innerviert den *M. gluteus maximus*.

4.) **N. cutaneus femoris posterior** *(S_{1-3})* tritt durch den *Hiatus infrapiriformis*, liegt dann dorsal vom N. ischiadicus und kommt am Unterrand den M. gluteus maximus zum Vorschein, von wo Äste als *Nn. cutanei clunium inferiores* zur Gesäßhaut ziehen. Der Stamm des Nerven läuft dann intrafaszial etwa in der Mitte des *Oberschenkels*, unter regelmäßiger Abgabe von Hautästchen abwärts. In Kniehöhe durchbricht er die Faszie und zieht in Begleitung der V. saphena parva noch ein Stück am Unterschenkel abwärts. **Äste:**
   a.) ***Nn. cutanei clunium inferiores*** innervieren den unteren Bereich der *Gesäßhaut.*
   b.) ***Rr. perineales***, sensible Äste, ziehen zum *Damm,* bis zur *Haut des Hodensackes bzw. der Labia majora.*

5.) **N. ischiadicus** *(L_4-S_3),* der stärkste Nerv des Körpers, verläßt das kleine Becken durch den *Hiatus infrapiriformis,* zieht dann über die kleinen Außenrotatoren (Mm. gemelli, Sehne des M. obturator internus, M. quadratus femoris) abwärts, wobei er zwischen *Trochanter major* und *Tuber ischiadicum* zu liegen kommt. Er ist hinten vom M. gluteus maximus bedeckt. Er zieht in der Tiefe, zwischen den ischiokruralen Muskeln, über dem M. adductor magnus weiter und gelangt schließlich zur *Kniekehle,* wo er sich über die V. und A. poplitea lagert. Seine *Projektion* wird gefunden, wenn der Mittelpunkt zwischen Trochanter major und Tuber ischiadicum mit dem Zentrum der Fossa poplitea verbunden wird. Er wird durch die *A. comitans nervi ischiadici* begleitet. In verschiedener Höhe seines Verlaufes teilt er sich in den starken ***N. tibialis***, der die Richtung des Stammes fortsetzt, und in den schwächeren ***N. peroneus (fibularis) communis***, der nach lateral abweicht. Der N. ischiadicus innerviert sämtliche Beugemuskeln des Oberschenkels und alle Unterschenkel- und Fußmuskeln sowie die Haut des Unterschenkels und Fußes.

Bei **Lähmung** des N. ischiadicus kommt es zur Beeinträchtigung der Außenrotation des Oberschenkels und der Kniebeugung. Der Fuß schleift beim Gehen.

Äste:

a.) ***R. articularis*** zieht zum *Hüftgelenk.*
b.) ***Rr. periosteales*** verlaufen zum *Periost des Tuber ischiadicum* und *des Trochanter major.*
c.) ***Rr. musculares*** innervieren den *M. semitendinosus,* den *M. semimembranosus,* den *langen Kopf des M. biceps femoris* und den *M. adductor magnus* (zum Teil).
d.) ***Rr. articulares genus*** versorgen das Kniegelenk.

Endäste:

e.) ***N. peroneus communis (L_4-S_2)*** zieht in der Fossa poplitea am medialen Bizepsrand schräg abwärts zum Caput fibulae und umschlingt den Hals der Fibula, dann tritt er durch das *Septum intermusculare fibulare posterius* in die *Peroneusloge* ein. Hier teilt er sich in den *N. peroneus superficialis* und den *N. peroneus profundus.*
   α.) ***N. cutaneus surae lateralis***, ein sensibler Nerv, entspringt in der Fossa poplitea, der intrafaszial am lateralen Teil des M. gastrocnemius abwärts läuft, um sich in einen Ast zur Haut der Außenseite des Unterschenkels und einen Verbindungsast zum *N. suralis* (mit N. cutaneus surae medialis) zu teilen. Er versorgt die Wadenhaut bis zum Malleolus lateralis.
   β.) ***Rr. articulares*** versorgen die Kniegelenkkapsel.
   γ.) ***N. peroneus superficialis*** liegt zwischen dem M. peroneus longus und dem M. peroneus brevis und durchbricht als Hautnerv die Unterschenkelfaszie.
   Rr. musculares innervieren die Mm. peronei longus und brevis.
   N. cutaneus dorsalis pedis medialis versorgt die Haut des Unterschenkels (vorne-lateral) und des Fußrückens sowie der medialen Hälfte des Hallux und der lateralen Hälfte der II. Zehe und der medialen Hälfte der III. Zehe (3

Nn. digitales dorsalis pedis).

N. cutaneus dorsalis pedis intermedius innerviert die Haut des lateralen Fußrückens sowie der lateralen Hälfte der III. Zehe und der IV. Zehe und der medialen Hälfte der V. Zehe (4 *Nn. digitales dorsales pedis).* Der N. peroneus superficialis innerviert insgesamt 7 Zehenhälften.

δ.) ***N. peroneus profundus*** durchdringt nach seiner Abzweigung vom N. peroneus communis das *Septum intermusculare fibulare anterius* und gelangt in die *Streckmuskelloge* des Unterschenkels. Hier verläuft er vor der Membrana interossea, unmittelbat lateral dem *M. tibialis anterior* angeschlossen (proximal zwischen M. tibialis anterior und M. extensor digitorum longus, distal zwischen M. tibialis anterior und M. extensor hallucis longus), zum Fußrücken. Er läuf in Begleitung der *A.* und *V. tibialis anterior.* Auf dem Fußrücken gelangt er mit der *A. dorsalis pedis* zum ersten Intermetatarsalraum. Hier spaltet er sich in zwei *Nn. digitales dorsales pedis.*

Rr. musculares innervieren die Extensoren des Unterschenkels und Fußes: M. tibialis anterior, M. extensor hallucis longus, M. extensor digitorum longus, M. extensor hallucis brevis und M. extensor digitorum brevis.

Nn. digitales dorsales pedis versorgen die Haut der einander zugekehrten Flächen der I. und II. Zehe.

Rr. articulares ziehen zur Kapsel des oberen Sprunggelenks, der Tarsal- und Tarsometatarsalgelenke sowie der Grundgelenke der Zehen.

Lähmung des N. peroneus communis bedingt schlaffes herabhängen der Fußspitze und des äußeren Fußrandes beim Gehen *(Spitzfuß).*

f.) ***N. tibialis*** *(L_4-S_3)* verläßt die Kniekehle zusammen mit den Blutgefäßen, indem er unter dem *Arcus tendineus m. solei* in die *Muskelloge der tiefen Flexoren* tritt, wo er über dem M. tibialis posterior läuft. Er zieht an der lateralen Seite der *A. tibialis posterior* und erreicht hinter dem Schienbeinknöchel (in der *Regio retromalleolaris medialis*) die große Zufahrtstraße zur Sohle. Am Knöchel liegt er zwischen den Sehnen des M. flexor digitorum longus und M. flexor hallucis longus. Er teilt sich hier, das *Retinaculum flexorum* durchsetzend, in seine Endäste, *N. plantaris medialis* und *N. plantaris lateralis*, die unter dem M. abductor hallucis zur Fußsohle ziehen.

α.) ***N. cutaneus surae medialis*** zieht intrafaszial mit der V. saphena parva abwärts und verbindet sich mit einem Ast des N. cutaneus surae lateralis zum

N. suralis, der hinter dem Malleolus fibulae (in der Regio retromalleolaris lateralis)

Rr. calcanei lateralis zur Haut der Ferse abgibt und läuft am lateralen Fußrand als

N. cutaneus dorsalis pedis lateralis bis zum Seitenrand der kleinen Zehe (N. digitalis dorsalis pedis) weiter.

β.) ***Rr. musculares*** versorgen den M. popliteus, den M. gastrocnemius, den M. plantaris, den M. soleus, den M. flexor hallucis longus, den M. tibialis posterior und den M. flexor digitorum longus.

γ.) ***Rr. articulares*** innervieren die Kapseln des Kniegelenks und des oberen Sprunggelenks sowie die Knochenhaut der benachbarten Knochen.

δ.) ***N. plantaris medialis*** kommt nach seinem Durchtritt zur Fußsohle mit der A. und V. plantaris medialis in den Sulcus plantaris medialis, zwischen M. abductor hallucis und M. flexor digitorum brevis zu liegen und gibt zunächst einen medialen Zweig zum medialen Rand der Großzehe ab. Der laterale Zweig teilt sich auf der Höhe der Basis der Mittelfußknochen in drei

Nn. digitales plantares communes, die sich in je zwei

Nn. digitales plantales proprii teilen, die die einander zugekehrten Seiten der

I.-IV. Zehe sensibel versorgen. Neben den Plantarflächen innervieren sie auch die Dorsalfläche der Endglieder der entsprechenden Zehen(insgesamt 7 Zehenhälften). Der N. plantaris medialis gibt Äste zum medialen Rand der Fußsohle und

Rr. musculares zu M. abductor hallucis, M. flexor hallucis brevis, M. flexor digitorum brevis und Mm. lumbricales I und II ab.

ε.) ***N. plantaris lateralis*** zieht mit der *A.* und *V. plantaris lateralis* zwischen M. flexor digitorum brevis und M. quadratus plantae in den *Sulcus plantaris lateralis*. Nach Abgabe von Muskelästen an die M. abductor digiti minimi und M. quadratus plantae teilt er sich in einen *R. superficialis* und einen *R. profundus*.

R. superficialis bildet den *N. digitalis plantaris communis IV*, der in zwei *Nn. digitales plantaris proprii* für die einander zugekehrten Seiten der IV. und V. Zehe zerfällt, außerdem noch einen *N. digitalis plantaris proprius* für die laterale Seite der kleinen Zehe (insgesamt 3 Zehenhälften). Er innerviert noch den M. flexor digiti minimi brevis.

R. profundus begleitet den Arcus plantaris auf die Metatarsalia und den Mm. interossei und innerviert den lateralen Kopf des M. flexor hallucis brevis, den M. adductor hallucis, die Mm. lumbricales III und IV, alle Mm. interossei sowie den M. opponens digiti minimi.

Bei ***Lähmung*** des N. tibialis wird Plantarflexion von Fuß und Zehen sowie Spreizen und Adduzieren der Zehen unmöglich. Sensibilätsausfälle, Ausfall des Achillessehnenreflexes.

10.2.2.5.2. Plexus pudendohaemorrhoidalis

Der **Plexus pudendohaemorrhoidalis** ist nicht scharf vom Plexus ischiadicus getrennt. Die ventralen Äste des 3. und 4. Sakralnerven *($S_{3\text{-}4}$)* bilden ihn. In seinem vegetativen Faserbestand enthält er neben *sympathischen* auch *parasympathische* Fasern. Diese ziehen über 4-6 ***Nn. splanchnici pelvini (Nn. erigentes)*** zum *Plexus hypogastricus inferior* und *superior* bzw. *Ggl. pelvica* und weiter zu den Eingeweiden des kleinen Beckens und der unteren Bauchetage. Der Plexus pudendohaemorrhoidalis liegt am unteren Rand des *M. piriformis* und am *M. coccygeus*. Er dient der Inervation des unteren Teiles des *Rektums*, des *Harnblasengrundes*, der *Harnröhre*, der *äußeren Geschlechtsorgane*, der *Beckenbodenmuskulatur* und der *Haut des Perineums*.

Äste:

1.) **Rr. musculares** innervieren den *M. levator ani* und den *M. coccygeus*.

2.) **Rr. viscerales** führen als ***Nn. splanchnici pelvini (Nn. erigentes)*** *präganglionäre parasympathische* Fasern **zum *Plexus hypogastricus inferior***, der postganglionäre sympathische Fasern aus dem Plexus hypogastricus superior erhält. Seine parasympathische Fasern schalten sich entweder in den Ggl. pelvica oder in den intramuralen Geflechten der Beckeneingeweide. **Äste:**

a.) ***Nn. rectales inferiores*** ziehen zur *unteren Rektumportion*.

b.) ***Nn. vesicales inferiores*** versorgen den *Blasengrund* und den *M. sphincter vesicae*.

c.) ***Nn. vaginales*** innervieren den oberen Anteil der *Vagina*.

3.) **N. pudendus** *(S_2-S_4)* verläßt das Becken durch den *Hiatus infrapiriformis* und gelangt mit der *A.* und *V. pudenda interna* um die Spina ischiadica herum über das *Foramen ischiadicum minus* in die *Fossa ischiorectalis*. An deren lateralen Wand zieht er in der Fascia obturatoris, im sog. *Canalis pudentalis (Alcockscher Kanal),* nach vorne und gelangt schließlich auf dem Rücken des Penis bzw. der Klitoris.

Äste:

a.) ***Nn. rectales inferiores*** ziehen durch die Fossa ischiorectalis zum *M. sphincter ani externus* und zur *Haut der Perianalgegend.*

b.) ***Nn. perineales*** ziehen zur Rück- und Unterseite des Skrotums bzw. zu den dorsalen Teilen der großen und kleinen Schamlippen *(Nn. scrotales* bzw. *labiales posteriores),* zur Schleimhaut der *Harnröhre* und zum *Vestibulum vaginae.*

c.) ***Rr. musculares*** versorgen den *M. transversus perinei superficialis* und *profundus,* den *M. bulbospongiosus,* den *M. ischiocavernosus* sowie den *M. sphincter urethrae.*

d.) ***N. dorsalis penis*** bzw. ***N. dorsalis clitoridis*** verläuft durch das Diaphragma urogenitale, bedeckt durch den M. ischiocavernosus. Er gelangt zwische Lig. arcuatum pubis und Diaphragma urogenitale an der Dorsalseite des Penis (Klitoris) neben der A. dorsalis penis unter der Fascia penis profunda bis zur Eichel. Er sendet Äste zur *Haut des Penis* bzw. *der Klitoris,* zur *Glans* und zum *Präputium.* Feine Ästchen ziehen auch zu dem *Schwellkörper.* Der N. dorsalis clitoridis versorgt die *kleinen Schamlippen.*

10.2.2.6. Plexus coccygeus

Die ventralen Äste der 5. Sakralnerven und 1. Kokzygealnerven (S_5-Co_1) bilden den sehr unscheinbaren **Plexus coccygeus**, der auf der ventralen Fläche des *M. coccygeus* liegen. Seine Äste, die ***Nn. anococcygei*** durchbohren dann den M. coccygeus oder gelangen an dessen unterem Rand vorbei zur *Haut*, von der sie einen schmalen Streifen *zwischen Steißbeinspitze und Anus* versorgen.

10.3. VEGETATIVES NERVENSYSTEM (Abb. 137-141)

Unter dem Begriff **vegetatives (viszerales, autonomes) Nervensystem** werden jene Teile des Nervensystems zusammengefaßt, die *Eingeweide, Drüsen* und *glatte Muskulatur,* aber auch andere Strukturen wie *Knochenmark, Fett* und *Bindegewebe innervieren.* Die Kontrolle und Regulation der Eingeweidenfunktionen wird durch afferente und efferente Leitungsbahnen geleistet.

Der Bauplan des vegetativen Nervensystems ist vor allem dadurch gekennzeichnet, daß, im Gegensatz zum somatischen Nervensystem, wichtige Regulationszentren in Gestalt von **Ganglien** und **Nervengeflechten** außerhalb des ZNS lokalisiert sind, z.T. in den Erfolgsorganen selbst. Die periphere Lage von Regulationszentren verleiht manchem Organ eine gewisse regulatorische Eigenständigkeit - ***autonomes Nervensystem***. Trotz allem soll man betonen, daß die Autonomie dieses Teiles des Nervensystems nur relativ ist, weil das funktionelle Geschehen in den peripheren Schaltstellen auf das engste mit dem ZNS verknüpft ist.

Der Umstand, daß das vegetative Nervensystem sowohl über ein System von Neuronen in Gehirn und Rückenmark, als auch über ein solches in der Peripherie verfügt, bedeutet, daß zentral entstehende Impulse nicht direkt ans Erfolgsorgan gelangen, daß vielmehr zentrale Impulse in peripheren Ganglien eine Umschaltung erfahren, ehe sie im Zielorgan wirksam werden (Abb. 137). Als ***präganglionär*** werden jene Neurone bezeichnet, deren Perikaryen im ZNS liegen, und deren Axone zu peripheren *vegetativen Ganglien* ziehen. Die ***postganglionären Neurone*** haben ihre Perikaryen in eben diesen Ganglien und senden ihre Axone zu den Erfolgsorganen. Also wird der efferente Schenkel des vegetativen Reflexbogens immer aus zwei Neuronen aufgebaut.

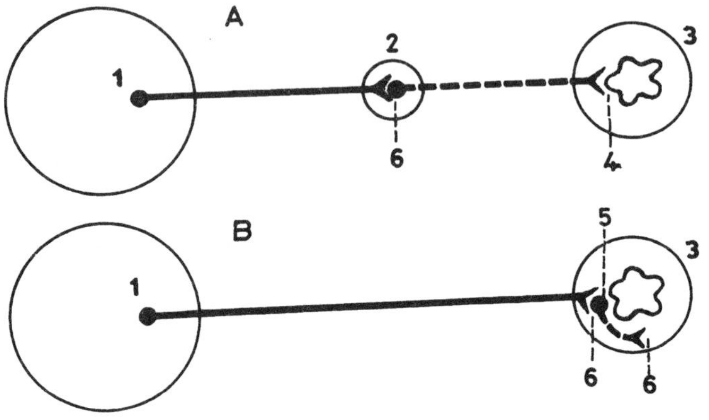

Abb. 137 Vegetative Ganglien. A: Sympathikus; B: Parasympathikus

1. Viszeromotorische Kerne des ZNS
2. Paravertebrale und prävertebrale Ganglien
3. Eingeweide
4. Noradrenalin (ausgenommen die Schweißdrüsen und die Gefäße der Skelettmuskulatur)
5. Terminale Ganglien nahe der Eingeweide oder in den Organen
6. Azetylcholin

Die Perikaryen der präganglionären Neurone liegen in bestimmten Zonen des ZNS, den vegetativen (viszeralen) Kernen. Nach Lage der Perikaryen und Austrittsstellen ihrer Axone unterscheidet man prinzipiell zwischen **thorakolumbalem Nervensystem** einerseits und einem **kraniosakralen Nervensystem** anderseits. Der im Rückenmark lokalisierte thorakolumbale Anteil wird als **sympathisches Nervensystem,** der im Hirnstamm lokalisierte kraniale Anteil wird zusammen mit den im sakralen Rückenmark lokalisierten vegetativen Kernen als **parasympathisches Nervensystem** beschrieben. Die Perikaryen der präganglionären Neurone des sympathischen Nervensystems liegen im Seitenhorn der thorakalen und oberen drei lumbalen Rückenmarkssegmente ***(Th_1-L_3)*** und beim parasympathischen Nervensystem in den allgemeinen viszeromotorischen Kernen des Hirnstammes sowie in den 2.-4. sakralen Segmenten ***(S_{2-4})*** des Rückenmarks.

Viele Eingeweide werden sowohl vom Sympathikus als auch vom Parasympathikus innerviert, was eine zweizügelige Steuerung dieser Organe ermöglicht **(doppelte Innervation)**. So werden die Pupillen durch den Sympathikus erweitert, durch den Parasympathikus verengt. Auf die Motilität des Darms wirkt der Parasympathikus steigernd, der Sympathikus dämpfend usw. ***Antagonismus*** in Eingeweidefunktionen ist aber nicht in jedem Falle auf das Gegenspiel der beiden Systeme zurückzuführen. In der Harnblase etwa regelt der Parasympathikus sowohl die Füllung als auch die Entleerung der Harnblase. Vegetative Effekte sind nicht nur von der Art des freigesetzten Transmitters des Sympathikus oder des Parasympathikus, sondern auch von den ***Rezeptoren*** am Erfolgsorgan abhängig. So lösen Katecholamine über *α-Rezeptoren* eine Kontraktion glatter Gefäßmuskulatur, über *β-Rezeptoren* eine Erschlaffung aus. *α- und β-Rezeptoren* sind in verschiedenen Gefäßabschnitten unterschiedlich verteilt.

Es soll betont werden, daß der Dualismus des vegetativen Nervensystems für die **viszerosensible Innervation** ungültig ist, weil die viszerosensiblen Fasern der Eingeweide ein *einheitliches System* bilden. Die viszerosensiblen Fasern können sich sowohl an die parasympathischen Nerven als auch an die sympathischen Nerven anschließen und ihre Perikaryen liegen in den *sensiblen Ganglien* (Spinalganglien oder in Hirnnervenganglien). Perikaryen der sensiblen Nervenzellen können auch *intramural,* also etwa in der Darmwand, vorkommen. Diese Neurone können mit ihren Verzweigungen auf die Darmwand beschränkt bleiben oder aber zentrale Fortsätze zu prävertebralen Ganglien entsenden. Sie sind am Zustandekommen *peripherer vegetativer Schaltkreise (Reflexe)* beteiligt.

10.3.1. Sympathisches Nervensystem

Die Perikaryen der präganglionären Neurone des sympathischen Nervensystems liegen im ***Nucleus intermediolateralis*** des Seitenhorns der ***thorakolumbalen Rückenmarkssegmente*** ***(Th_I-L_3)***, deshalb wird das sympathische Nervensystem auch als **thorakolumbales Nervensystem** bezeichnet (Abb. 138). Das sympathische Nervensystem läßt deutlich eine ***segmentale Gliederung*** erkennen. Diese tritt am ausgeprägtesten am Grenzstrang **(Truncus sympathicus)** und dessen Nervenwurzeln zutage. Die Neuriten der präganglionären Neurone ziehen über die Vorderwurzeln zu den Spinalnerven, die sie aber bald wieder verlassen, um über die ***Rr. communicantes albi*** (weiße, markhaltige Nervenfasern) zum Truncus sympathicus zu gelangen. Dieser besteht aus einer kraniokaudal verlaufenden Kette von Ganglien, die durch ***Rr. interganglionares*** miteinander verbunden sind. Die Ganglien des Grenzstranges werden ihrer Lage nach ***paravertebrale Ganglien*** genannt (Abb. 59). In den Ganglien des Grenzstranges werden die *parietalen präganglionären Fasern* auf postganglionäre Neurone umgeschaltet. Die Axone der postganglionären Ganglienzellen senden ihre Axone über ***Rr. communicantes grisei*** (grau, marklose Fasern) zurück zu Spinalnerven, in deren Ästen sie peripherwärts zu ihren Erfolgsorganen verlaufen. Diese sind vor allem Blutgefäße, Mm. arrectores pilorum und Hautdrüsen der Extremitäten und des Halses sowie der Rumpfwand: *vasomotorische, pilomotorische* und *sudomotorische Fasern.* Bei den Schweißdrüsen ist zu beachten, daß der postganglionäre sympathische Überträgerstoff entgegen der Regel Acetylcholin ist. Die Rr. dorsales der Spinalnerven sind besonders reich an sympathischen Fasern.

Viele präganglionäre Fasern ziehen durch das Grenzstrangganglion, in das sie vorerst eingetreten sind, ohne Umschaltung hindurch. Sie können über Rr. interganglionares im Grenzstrang kranial- oder kaudalwärts geleitet werden, um in einem anderen paravertebralen Ganglion umgeschaltet zu werden. So wird der strickleiterähnliche Aufbau des Grenzstranges gebildet. Dadurch sind der auf- und absteigende Verlauf der präganglionäre Fasern notwendig, weil beträchliche Abschnitte des Rückenmarks keine präganglionären sympathischen Nervenzellen enthalten. Deshalb können von hier keine Rr. communicantes albi austreten. Alle Spinalnerven (auch einige Hirnnerven) enthalten postganglionäre sympathische Fasern. *So soll jeder Spinalnerv über Rr. communicantes grisei verfügen.* Die fehlenden Rr. communicantes albi werden durch den Grenzstrang ersetzt.

Eine andere Gruppe der präganglionären sympathischen Fasern kann über Nn. splanchnici in weiter peripher liegende Ganglien, meist in ***Prävertebralganglien*** *(Ganglia plexuum visceralium),* eintreten, um erst hier eine Umschaltung auf postganglionäre Neurone zu erfahren. Die postganglionären sympathischen Fasern bilden *Geflechte,* ***Plexus***, die in der Adventitia der Arterien verlaufen. Zum Teil innervieren sie die Arterien selbst, zum Teil benützen sie sie nur als Leitlinien zu den Erfolgsorganen. Leitungswege des Sympathikus werden auch von viszerosensiblen Fasern (Viszeroafferenzen) benützt, deren Perikaryen in der Regel aber in Spinalganglien oder Hirnnervenganglien liegen.

10.3.1.1. Truncus sympathicus (Grenzstrang)

Der **Grenzstrang** des Sympathikus bildet beiderseits der Wirbelsäule eine Kette von 22-23 Ganglien, die durch ***Rr. interganglionares*** verbunden sind. Die Kette reicht von der Schädelbasis bis zum Steißbein, wo die beiden Grenzstränge im median gelegenen ***Ggl. impar*** verschmelzen (Abb. 135). Die thorakalen Grenzstrangganglien sind etwa im Gebiete der Rippenköpfchen lokalisiert. Die kraniokaudale Ausdehnung des Grenzstranges ist wesentlich größer als jene der Zellsäule der präganglionären Neurone im Rückenmark. Der Grenzstrang kann demgemäß die aus den Rückenmarkssegmenten Th_1-L_3 über Rr. communicantes albi ihm zugeleiteten Leitungsbahnen in weiter kranial und weiter caudal gelegene Körperteile weiterverteilen. Überhaupt scheint die Verteilung sympathischer Impulse eine wesentliche Funktion des Grenzstranges zu sein. Diese *Verteilerfunktion* des Truncus sympathicus ermöglicht auch, daß jeder Körperabschnitt von präganglionären Neuronen mehrerer Rückenmarkssegmente versorgt wird.

Die einzelnen Grenzstrangganglien sind verschieden groß. Sie sind von einer dicken Bindegewebskapsel umhüllt, die mit dem Epineurium der herantretenden Nerven in Verbindung steht und die Septen in das Innere der Ganglien entsendet. Die multipolaren Nervenzellen jedes Grenzstrangganglions sind in ein Stroma eingebettet, das aus Fibrozyten, Mastzellen, kollagenen Fasern und Blutkapillaren besteht. Die Perikaryen der Ganglienzellen werden von Satellitenzellen umgeben. Die meisten *Ganglienzellen enthalten **Katecholamine**,* vor allem *Noradrenalin,* teils auch *Adrenalin* und *Dopamin.* In den Grenzstrangganglien können viele axodendritische Synapsen gesehen werden. Die meisten Nervenendigungen sind cholinerg, weil die *präganglionären Neurone des Sympathikus cholinerg sind.*

In den Grenzstrangganglien werden präganglionäre Fasern auf postganglionäre Neurone mit wesentlicher ***Divergenz*** umgeschaltet. Diese Divergenz kann eine große Rolle bei räumlicher Verteilung und Verstärkung viszeraler Effekte spielen.

10.3.1.2. Der Halsteil des Grenzstranges

Der Halsteil des Truncus sympathicus besteht in der Regel aus drei Ganglien, die, durch Rr. interganglionares miteinander verbunden, unter der Lamina praevertebralis der Fascia cervicalis liegen. Das oberste der drei Ganglien, das Ggl. cervicale superius, ist das größte und liegt als spindelförmiger Körper vor den Processus transversarii des zweiten und dritten Halswirbels. Das Ggl. cervicale medium ist wesentlich kleiner und in seiner Lage variabel. Es kann auch fehlen, mit dem unteren verschmelzen oder durch mehrere kleinere Ganglien ersetzt sein. Meist liegt es in Höhe des 6. Halswirbels in enger topischer Beziehung zur A. thyroidea inferior. Das **Ggl. cervicale inferius** ist oft mit dem 1. Brustganglion zum **Ggl. stellatum** *(Ggl. cervicothoracicum)* verschmolzen. Es ist relativ groß, länglich, liegt am lateralen Rand des M. longus colli, vor dem Processus transversus des 7. Halswirbels und dem Hals der 1. Rippe, dorsal von der A. vertebralis. Unmittelbar unter dem Ggl. stellatum befindet sich bereits die Pleurakuppel. Das Ggl. stellatum mit dem Ggl. cervicale medium wird durch die ***Ansa subclavia*** verbunden, die die A. subclavia vorne umgreift.

Die präganglionären Fasern der Halsganglien stammen aus den oberen thorakalen Rückenmarkssegmenten ***(Th_{1-7}).*** Mit Rücksicht darauf, daß die postganglionären Fasern der Halsganglien nicht nur durch Rr. communicantes griseii an Spinalnerven anschließen, sondern auch Eingeweide durch sie versorgt werden, können sie als ***prävertebrale Ganglien*** betrachtet werden.

Die efferenten Äste des Ggl. cervicale superius

1.) ***Plexus caroticus internus*** umspinnt die A. carotis interna. Er innerviert einerseits die Wand der A. carotis interna und ihrer Äste (Plexus ophthalmicus), anderseits anastomosiert er mit dem *Ggl. trigeminale,* dem *Ggl. pterygopalatinum* (N. petrosus profundus) und dem *Ggl. ciliare* sowie mit den *Augenmuskelnerven* und dem *N. tympanicus* (Nn. caroticitympanici). Der *Plexus ophthalmicus* versorgt den M. dilatator pupillae, den M. tarsalis und den M. ophthalmicus. Seine präganglionären Neurone liegen im ***Centrum ciliospinale*** *(Th_{1-2})*. Unterbrechung der sympathischen Leitungsbahnen (bei Durchtrennung des Halsgrenzstranges oder bei Läsion des Centrum ciliospinale) führt zur Entstehung des ***Hornerschen Symptomenkomplexes***: Pupillenverengung *(Miosis),* Herabhängen des Oberlids *(Ptosis)* und Zurücksinken des Augapfels *(Enophthalmus)* sowie Anhidrosis (verminderte Schweißsekretion) und Vasodilatation in der betreffenden Gesichtshälfte (Abb. 139).

2.) ***Plexus jugularis*** ist ein Geflecht in der Wand der V. jugularis interna, das Fasern zum *Ggl. superius nervi vagi* und zum *Ggl. inferius nervi glossopharyngei* führt. Feine Äste

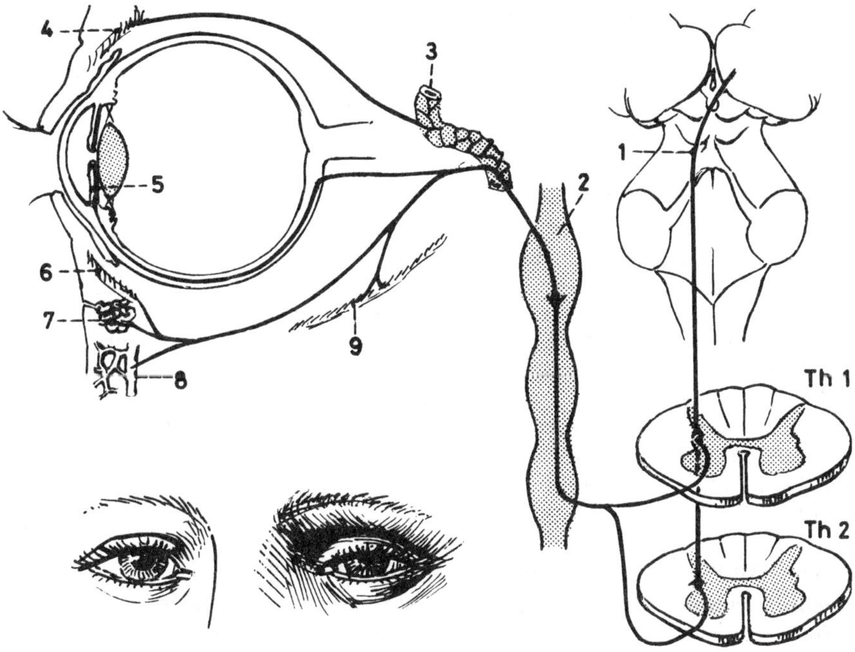

Abb. 139 Hornerscher Symptomenkomplex: halbseiteger Ausfall des Sympathikus bei einer Unterbrechung im Bereich der zentralen Sympathikusbahn, im Centrum ciliospinale und im Ggl. cervicale superius sowie im Bereich der postganglionären Fasern in ihrem Verlauf zum Auge (links ***Ptosis***, ***Miosis***, ***Enophthalmus***, ***Anhidrosis*** und ***Vasodilatation*** in der betreffenden Gesichtshälfte)

1. vom Hypothalamus ausgehende zentrale Sympathikusbahn
2. Truncus sympathikus und Ggl. cervicale superius
3. Plexus caroticus internus
4. M. tarsalis superior (Ptosis)
5. M. dilatator pupillae (Miosis)
6. M. tarsalis inferior
7. Schweißdrüsen (Anhidrosis)
8. Gefäße (Vasodilatation)
9. M. orbitalis (Enophthalmus)

ziehen zum *Bulbus venae jugularis* und zum *Glomus jugulare* sowie zu den *Meningen der hinteren Schädelgrube.*

3.) ***Rr. laryngopharyngei*** versorgen das *Glomus caroticum* und treten in den *Kehlkopf* sowie in die Rachenwand ein, wo sie zusammen mit Ästen aus dem *N. glossopharyngeus* (N. IX) und dem *N. vagus* (N. X) den ***Plexus pharyngeus*** bilden.

4.) ***Plexus caroticus externus*** steht auch in Verbindung mit dem Plexus caroticus internus und verteilt sich im übrigen mit den Endästen der A. carotis externa in die von dieser versorgten Regionen des Kopfes (z.B. die Gefäße der Dura mater). Er hat Anastomosen zu den *Trigeminusästen,* zum *Ggl. submandibulare,* zum *Ggl. oticum* und zum *Ggl. geniculi.*

5.) ***N. cardiacus cervicalis superior*** entspringt mit zwei oder mehr Ästen aus dem Ggl. cervicale superius oder aus den Rr. interganglionares und zieht medial vom Grenzstrang, hinter der *A. carotis communis* kaudalwärts. Auf der *rechten Seite* gelangt er meist hinter der *A. subclavia* in den Thorax, wo er entlang des Truncus brachiocephalicus zum Aortenbogen zieht, den er hinten überquert, um in den tiefen Teil des ***Plexus cardiacus*** einzustrahlen. Der *linke* N. cardiacus cervicalis superior gelangt vor der A. carotis communis und der A. subclavia in den Thorax, zieht links am Aortenbogen vorbei und endet sowohl im tiefen als auch im oberflächlichen Teil des ***Plexus cardiacus.***

6.) ***Rr. communicantes grisei*** ziehen zu den oberen vier zervikalen Spinalnerven *(C_{1-4})* und zu dem *N. vagus* (N. X), dem *N. glossopharyngeus* (N. IX) und dem *N. hypoglossus* (N. XII).

Die efferenten Fasern des Ggl. cervicale medium

1.) ***Rr. communicantes grisei*** ziehen zum 5. und 6. *(C_{4-5})*, gelegentlich auch zum 4. bzw. 7. zervikalen Spinalnerven *(C_4 bzw. C_7)*. Demzufolge stammen die postganglionären sympathischen Fasern des *Plexus brachialis* zum Teil aus dem Ggl. cervicale medium.

2.) ***Rr. thyroidei*** gelangen mit der A. thyroidea inferior zur *Schilddrüse* und versorgen diese sowie die *Epithelkörperchen* mit vasomotorischen und wahrscheinlich auch sekretomotorischen Fasern. Sie können mit dem N. cardiacus cervicalis superior und mit dem N. laryngeus recurrens anastomosieren.

3.) ***N. cardiacus cervicalis medius*** verläuft zwischen dem Grenzstrang und dem N. cardiacus cervicalis superior zum tiefen Teil des ***Plexus cardiacus.***

4.) ***Rr. anastomotici*** ziehen zum *N. phrenicus,* zur *A. carotis communis* und zum *N. laryngeus recurrens.*

Die efferenten Fasern des Ggl. stellatum (Ggl. cervicothoracicum)

1.) ***Rr. communicantes grisei*** ziehen zu 7., 8. zervikalen und 1. thorakalen Spinalnerven *(C_{7-8}, Th_1)*, also zum *Plexus brachialis.* Sie geben Zweige zur A. vertebralis, *Plexus vertebralis*, ab.

2.) ***N. cardiacus cervicalis inferior*** zieht oft hinter der A. subclavia zum tiefen Teil des *Plexus cardiacus.*

3.) **Plexus subclavius** begleitet die A. subclavia und ihre Äste. Er gibt Zweige zum *Plexus vertebralis* ab.

4.) ***Rr. pulmonales*** ziehen zum ***Plexus pulmonalis,*** zu den *Bronchien* und den *Gefäßen der Lunge.*

10.3.1.3. Der Brustteil des Grenzstranges

Der Brustteil des Truncus sympathicus enthält 10-13 segmental angeordnete Ganglien verschiedener Form und Größe, die durch Rr. interganglionares verbunden sind. Die Ganglien sind *im Bereiche der Rippenköpfchen* lokalisiert. Der gesamte Brustteil des Grenzstranges liegt direkt *unter der Pleura costalis,* durch die er am eröffneten Thorax durchschimmert.

Äste:

1.) ***Rr. communicantes grisei*** ziehen zu den *Nn. intercostales.*
2.) ***Nn. cardiaci thoracici*** verlaufen aus den 2.-5. thorakalen Grenzstrangganglien zum *Plexus cardiacus.* Sie enthalten auch afferente Fasern.
3.) ***Rr. pulmonales*** ziehen zum *Plexus pulmonalis.* Weitere Äste versorgen die *Brustaorta,* die *Speiseröhre,* die *Luftröhre* und den *Ductus thoracicus.*
4.) ***N. splanchnicus thoracicus major*** entsteht aus den Ästen des *5.-9. Grenzstrangganglions* und fließt seitlich der Wirbelsäule zu einem gemeinsamen Stamm zusammen, der über die Interkostalgefäße hinweg abwärts zieht. Er enthält präganglionäre sympathische und viszerosensible Fasern, die das Zwerchfell zumeist mit der V. azygos bzw. hemiazygos *zwischen Crus mediale und Crus intermedium* durchsetzen. In der Höhe des 11. Brustwirbels ist im Verlaufe des Nerven oft ein kleines *Ggl. thoracicum splanchnicum* sichtbar. Der Nerv endet im ***Ggl. coeliacum***, im ***Ggl. mesentericum superius*** und im ***Ggl. aorticorenale*** sowie im ***Ggl. suprarenale.***
5.) ***N. splanchnicus thoracicus minor*** zieht durch das 10. und 11. Brustganglion und endet im *Ggl. coeliacum,* im *Ggl. mesentericum superius* sowie im *Ggl. aorticorenale.* Er enthält präganglionäre sympathische und viszerosensible Fasern und durchsetzt das Zwerchfell mit dem N. splanchnicus thoracicus major gemeinsam.
6.) ***N. splanchnicus thoracicus imus*** zieht durch das 12. thorakalen Grenzstrangganglion und führt präganglionäre Fasern zum *Ggl. aorticorenale.* Er ist variabel.

10.3.1.4. Der Bauchteil des Grenzstranges

Der Bauchteil oder Pars lumbalis des Truncus sympathicus steht durch einen Schlitz *zwischen dem Crus intermedium und Crus laterale* der Pars lumbalis des Zwerchfells mit dem Brustteil in Verbindung. Er besteht aus einer Kette von etwa vier Ganglien und befindet sich *im Retroperitonealraum* unmittelbar vor der Wirbelsäule, am medialen Rand des M. psoas major. Der rechte Grenzstrang kommt hinter die V. cava inferior, der linke hinter die lateralen aortalen Lymphknoten zu liegen.

Äste:

1.) ***Rr. communicantes grisei*** sind verhältnismäßig lang und treten zwischen den Ursprüngen des M. psoas major hindurch. Sie führen postganglionäre sympathische Fasern zum *Plexus lumbalis* und zum *Plexus sacralis* und versorgen die Gefäße, die Mm. arrectores pilorum sowie die Drüsen der Haut des Hüftbereichs und der unteren Extremität.
2.) ***Nn. splanchnici lumbales*** führen präganglionäre sympathische Fasern zum *Ggl. mesentericum inferius* und zu den kleineren Ganglien des *Plexus aorticus.* Sie enthalten auch Viszeroafferenzen.

10.3.1.5. Der Beckenteil des Grenzstranges

Der Beckenteil oder die ***Pars sacralis*** des Truncus sympathicus besteht aus 4-5 ***Ggll. sacralia*** und den sie verbindenden Rr. interganglionares. Er liegt medial oder vor den *Foramina sacralia anteriora.* Oben steht er mit der Pars lumbalis in Verbindung, kaudal konvergiert er mit dem kontralateralen Grenzstrang zu dem median gelegenen ***Ggl. impar*** (Abb. 135). Der

Beckenteil des Grenzstranges erhält keine Rr. comminicantes albi, er bezieht seine präganglionären Fasern von den unteren thorakalen und oberen lumbalen Rückenmarkssegmenten über den Truncus sympathicus. Das bedeutet, daß eine Entfernung des Bauchteiles des Grenzstranges (gewöhnlich der 3 oberen lumbalen Ganglien) zu eine Unterbrechung der sympathischen Leitungsbahnen zur unteren Extremität führt, ein Eingriff, der zur Behebung von Durchblutungsstörungen der unteren Extremität gelegentlich durchgeführt wird ***(Sympathektomie)***.

Äste:

1.) ***Rr. communicantes grisei*** ziehen zu den Wurzeln des *Plexus sacralis* und innervieren die Gefäße sowie die glatte Muskulatur und Drüsen der Haut des *Hüftbereiches,* des *Dammes* und der *unteren Extremität.*
2.) ***Nn. splanchnici sacrales*** führen präganglionäre Fasern zum *Plexus hypogastricus inferior*. Alle Äste enthalten auch viszerosensible Fasern.

10.3.1.6. Die prävertebralen Ganglien (Ganglia plexuum visceralium) (Abb. 138)

Die prävertebralen Ganglien, die in den Nervengeflechten aufzufinden sind, die die Aorta abdominalis und deren Hauptäste an deren Abgängen aus der Aorta umgeben, haben einen ähnlichen Feinbau und ähnliche Zelltypen aufzuweisen wie die Grenzstrangganglien. Auch die prävertebralen Ganglien enthalten *katecholaminerge Nervenzellen und Fasern.* Die präganglionären Fasern, die aus dem Seitenhorn des Rückenmarks kommen, bilden das Hauptkontingent an zuführenden Fasern. Auch viszerosensible Fasern durchziehen und enden im prävertebralen Ganglien. Die Bedeutung der prävertebralen Ganglien liegt darin, zentrifugale viszerale Impulse zu verteilen und zu verstärken. An Ganglienzellen enden nicht nur die Axone der präganglionären Neurone, sondern auch solche von Interneuronen und Afferenzen aus Eingeweiden. Die prävertebralen Ganglien spielen eine Rolle an der peripheren Reflexaktivität von Eingeweiden. Die überwiegende Zahl der die prävertebralen Ganglien verlassenden efferenten Fasern ist postganglionär. Allerdings findet sich unter ihnen ein kleines Kontingent präganglionärer Fasern, deren Umschaltung noch weiter peripher erfolgt, z.B. im *Plexus aorticus abdominalis* usw. Meist bilden die aus den Ganglien hervorgehenden Nerven Geflechte, die in der Adventitia der Arterien verlaufen. In diese periarteriellen Geflechte sind immer wieder einzelne Ganglienzellen eingefügt.

Die wichtigsten prävertebralen Ganglien sind: die unpaaren **Ggl. coeliacum**, **Ggl. mesentericum superius**, **Ggl. mesentericum inferius** und das paarige **Ggl. aorticorenale**. Die ***Halsganglien*** des Grenzstanges haben doppelte Funktion, weil sie postganglionäre Fasern einerseits wie die paravertebralen Ganglien zur Körperperipherie senden, anderseits wie die prävertebralen Ganglien zu Eingeweiden.

1.) **Ggl. coeliacum** oder **Ggll. coeliaca**, halmondförmig oder ringförmig und oft paarig ausgebildet, liegen beiderseits der Aorta abdominalis in Höhe des Truncus coeliacus unmittelbar unter dem Zwerchfell. In ihn strahlen auf jeder Seite die ***Nn. splanchnici (thoracici) major*** und ***minor*** des Brustteils des Grenzstranges ein. Er erhält durchziehende parasympathische Zuflüsse vom Truncus vagalis posterior, der an der Hinterwand der Speiseröhre durch das Zwerchfell tritt. Auch *viszerosensible Fasern* ziehen durch das Ggl. coeliacum und enden teilweise hier. Die postganglionären sympathischen Fasern ziehen in Nervengeflechten bis in den Beckenraum.
2.) **Ggll. aorticorenalia** können als selbständige Ganglien im Plexus aorticus abdominalis am Abgang der A. renalis aus der Aorta gefunden werden. In diese Ganglien strahlt der ***N. splanchnicus (thoracicus) minor*** ein.

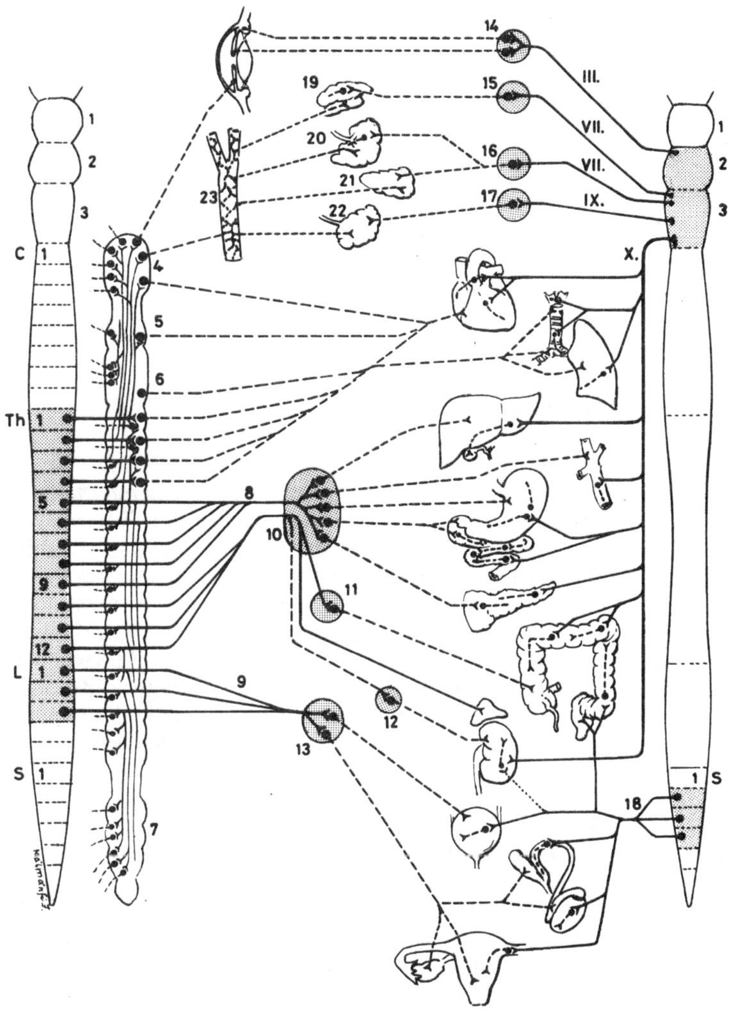

Abb. 138 Schematische Darstellung des vegetativen Nervensystems (an der linken Seite: **Sympathikus;** an der rechten Seite: **Parasympathikus)**

1. Diencephalon
2. Mesencephalon
3. Pons und Medulla oblongata
4. Ggl. cervicale superius
5. Ggl. cervicale medius
6. Ggl. stellatum
7. Sakraler Abschnitt des Grenzstranges mit Rr. communicantes grisei
8. N. splanchnicus (thoracicus) major et minor
9. Nn. splanchnici lumbales
10. Ggl. coeliacum
11. Ggl. mesentericum superius
12. Ggl. aorticorenale
13. Ggl. mesentericum inferius
14. Ggl. ciliare (N. III)
15. Ggl. pterygopalatinum (N. VII)
16. Ggl. submandibulare (N. VII)
17. Ggl. oticum (N. IX)
18. Nn. splanchnici pelvini
19. Gl. lacrimalis
20. Gl. submandibularis
21. Gl. sublingualis
22. Gl. parotis
23. Plexus caroticus

3.) **Ggl. mesentericum superius**, meist mehrere variabel ausgebildete Ganglien beiderseits der Aorta in Höhe der A. mesenterica superior, ist in den *Plexus mesentericus superior* eingelassen. Seine präganglionären Fasern stammen aus den ***Nn. splanchnici (thoracici) major*** und ***minor***.

4.) **Ggl. mesentericum inferius** ist ein aus den mehreren kleinen im *Plexus mesentericus inferior* verstreuten Nervenzellgruppen zusammengesetztes Ganglion. Seine präganglionären Fasern werden durch die ***Nn. splanchnici lumbales*** aus dem 1.-3. lumbalen Rückenmarkssegmenten zugeführt. Seine postganglionären Fasern versorgen die Gefäße und die Eingeweide des Unterbauches und des Beckens.

5.) **Kleine Ganglien** liegen in den Nervengeflechten der Bauchhöhle und des Beckenraumes (z.B. im ***Plexus aorticus abdominis***, im ***Plexus hypogastricus superior*** usw.).

10.3.2. Parasympathisches Nervensystem

Die präganglionären Nervenzellen des parasympathischen Nervensystems liegen in den allgemein viszeromotorischen Kernen des Hirnstammes und in der intermediären Zone der 2.-4. sakralen Rückenmarkssegmente, weshalb es **kraniosakrales Nervensystem** *genannt wurde.* Die präganglionären parasympathischen Fasern verlassen das ZNS mit ***bestimmten Hirnnerven*** und mit ***bestimmten Spinalnerven***, um in den parasympathischen Ganglien des Kopfes bzw. in den verstreuten Ganglien der Eingeweide auf postganglionäre Neurone umgeschaltet zu werden. Die präganglionären Fasern sind markhaltig und die postganglionären Fasern in der Regel marklos oder nur von dünnen Markscheiden eingehüllt. Die Abhandlung des kranialen Anteils des Parasympathikus erfolgt im Zusammenhang mit den Hirnnerven. Hier soll daher nur eine kurze Zusammenfassung der Leitungsbahnen dieses Anteils des Parasympathikus gebracht werden, während auf den sakralen Anteil näher eingegangen werden soll.

10.3.2.1. Der kraniale Parasympathikus (Abb. 140)

Wie schon erwähnt, sind es die N. oculomotorius (N. III), N. facialis (N. intermedius) (N. VII), N. glossopharyngeus (N. IX) und N. vagus (N. X), die präganglionäre parasympathische Fasern in die Peripherie führen. Diese Hirnnerven besitzen allgemein viszeromotorische (parasympathische) Kerne.

N. III	*Nucl. oculomotorius accessorius (Edinger-Westphal-Kern)*	***Ggl. ciliare:*** *M. sphincter pupillae,* M. ciliaris (Pupillenverengung, Akkomodation).
N. VII	*Nucl. salivatorius superior*	***Ggl. submandibulare:*** Gl. submandibularis, Gl. sublingualis, Gl. lingualis anterior, Gll. labiales (Sekretion, Vasodilatation). ***Ggl. pterygopalatinum:*** Gl. lacrimalis, Gll. nasales, Gll. palatini (Sekretion, Vasodilatation).

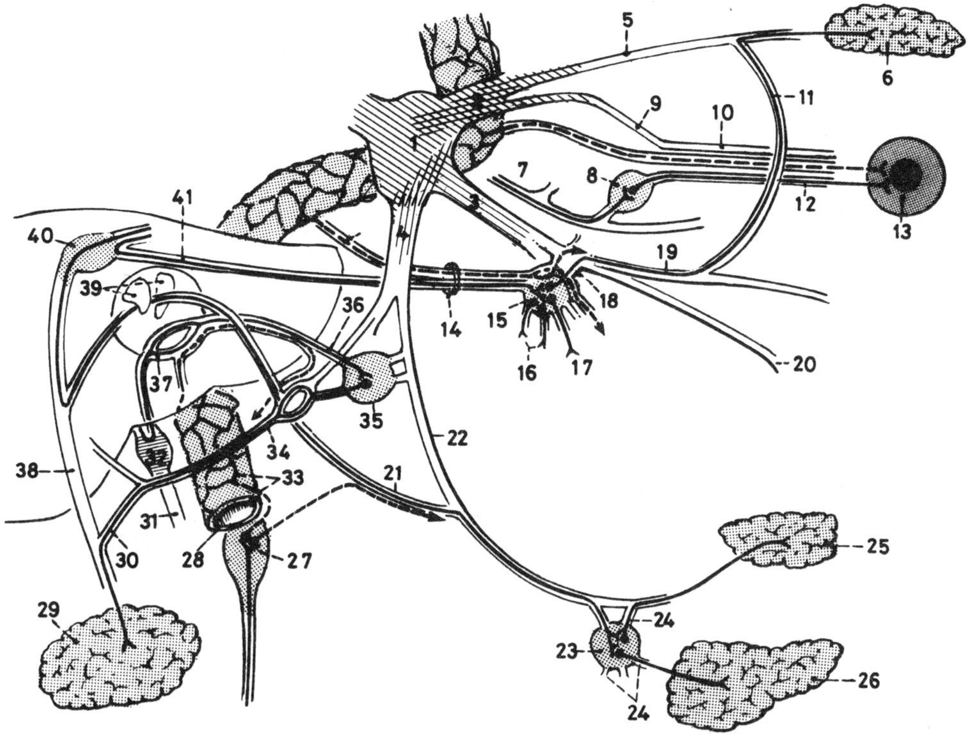

Abb. 140 Ganglien des kranialen Parasympathikus und ihre Verbindungen

1. Ggl. trigeminale (N. V)
2. N. ophthalmicus (N. V/1)
3. N. maxillaris (N. V/2)
4. N. mandibularis (N. V/3)
5. N. lacrimalis
6. Gl. lacrimalis
7. N. oculomotorius (N. III)
8. **Ggl. ciliare** (N. III)
9. R. communicans cum ganglio ciliari (Radix sensoria)
10. Nn. ciliares longi
11. R. anastomoticus cum nervo lacrimali
12. Nn. ciliares breves
13. M. ciliaris und M. sphincter pupillae
14. N. canalis pterygoidei
15. **Ggl. pterygopalatinum** (N. VII)
16. Nn. palatini
17. Nn. nasales posteriores, N. nasopalatinus
18. Nn. pterygopalatini
19. N. zygomaticus
20. N. infraorbitalis
21. Chorda tympani
22. N. lingualis
23. **Ggl. submandibulare** (N. VII.)
24. Rr. glandulares
25. Gl. sublingualis
26. Gl. submandibularis
27. Ggl. cervicale superius
28. A. carotis interna
29. Gl. parotis
30. R. communicans cum nervo faciali
31. N. glossopharyngeus (N. IX)
32. Ggl. inferius n. glossopharyngei
33. Plexus caroticus internus
34. N. auriculotemporalis
35. **Ggl. oticum** (N. IX)
36. N. petrosus minor
37. Plexus tympanicus
38. N. facialis (N. VII)
39. Gehörknöchelchen
40. Geniculum n. facialis
41. N. petrosus major

N. IX	*Nucl. salivatorius inferior*	***Ggl. oticum:*** Gl. parotis ***intramurale Ganglien:*** Gll. linguales postt., Gll. buccales, Drüsen der Schlundenge und des Rachens (Sekretion, Vasodilatation).
N. X	*Nucl. medialis alae cinereae (Nucl. dorsalis nervi vagi)*	***intramurale Ganglien:*** Eingeweide des Halses, des Thorax und der Bauchhöhle

(Bradykardie, konstriktorisch auf die Bronchialmuskulatur, sekretomotorisch, hemmend auf die Pylorusmuskulatur und auf den ileozökalen Übergang, fördernd auf die Peristaltik des Magen-Darmtraktes, Vasodilatation).

10.3.2.2. Der sakrale Parasympathikus

Die Ursprungzellen des sakralen Parasympathikus liegen im **Nucleus intermediomedialis** *des 2.-4. sakralen Rückenmarkssegments* ***(S_{2-4})*** (evtl. auch im S_5 und Co_1). Ihre Axone verlassen das Rückenmark über die vorderen Wurzeln und gelangen mit den ***Nn. spanchnici pelvini (Nn. erigentes)*** und mit dem ***N. pudendus*** zu den Nervengeflechten des kleinen Beckens und des Unterbauches sowie zu den *äußeren Geschlechtsorganen.* Der Verdauungstrakt wird durch den sakralen Parasympathikus bis zum **Cannon-Böhmschen Punkt** (nahe an die linke Kolonflexur am Colon transversum) innerviert, also werden *Rectum, Colon sigmoideum, Colon descendens* durch ihn versorgt. Teilweise werden sie in Ganglien der pelvinen Nervengeflechte, in **Ggl. pelvica**, umgeschaltet, teilweise aber erst in **intramuralen Ganglien** der zu innervierenden Organe. In den Nervengeflechten des Beckens kommt es zur Vermischung mit *postganglionären sympathischen Fasern. Harnblase* und *Dickdarm* werden mit motorischen, die *Schwellkörper von Penis und Klitoris* mit gefäßerweiternden Fasern versorgt. Reizung der letzteren führt zur ***Erektion***.

10.3.3. Die vegetative (viszerale) Nervengeflechte

Die Nervengeflechte des Brust-, Bauch- und Beckenraumes werden sowohl durch den Sympathikus als auch durch den Parasympathikus gebildet. In den Nervengeflechten befinden sich ***postganglionäre sympathische Fasern, präganglionäre parasympathische Fasern*** und ***viszerosensible Fasern***. Die parasympathischen Fasern werden nur nahe zu den Erfolgsorganen, im Hilus oder in den intramuralen Ganglien der Organe, umgeschaltet. Die ***Viszeroafferenzen*** schließen sich meist den parasympathischen Nerven an, ausgenommen sind Schmerzfasern, die mit den sympathischen Nerven das ZNS erreichen. Die Perikaryen der sensiblen Neurone liegen hauptsächlich *in sensiblen Ganglien der Spinalnerven und der Hirnnerven,* aber man kann sie auch *in den intramuralen Nervengeflechten* finden. Die intramuralen sensiblen Nervenzellen werden nicht nur im ZNS, sondern auch in den vegetativen Ganglien umgeschaltet ***(periphere vegetative Reflexe)***.

10.3.3.1. Plexus im Brustbereich

1.) ***Plexus aorticus thoracicus*** umgibt die Brustaorta und enthält meist postganglionäre sympathische Fasern aus dem *1.-5. thorakalen Grenzstrangganlion* und viszerosensible Fasern, die in den *N. vagus* übertreten. Er hat Verbindungen mit dem *Plexus cardiacus*.

2.) ***Plexus cardiacus*** breitet sich an der Herzbasis, hauptsächlich vor und hinter dem Aortenbogen aus, indem die *Nn. cardiaci* des Grenzstranges und die *Rr. cardiaci* des N. vagus einstrahlen. Die Afferenzen können in die beiden Systeme ziehen. Sie versorgen die *Herzkranzgefäße* und das *Erregungsleitungssystem*. In das Herzgeflecht und in die Wand der Vorhöfe sind ***Ggll. cardiaca*** eingelagert, wo die Vagusfasern sich umschalten. Er steht nach beiden Seiten mit dem Plexus pulmonalis in Verbindung.

3.) ***Plexus oesophagealis*** wird das gemischte vegetative Geflecht in der Wand der Speiseröhre bezeichnet, zu dessen Aufbau im Halsteil die Rr. oesophagei aus dem *N. laryngeus recurrens* und postganglionäre sympathische Fasern aus dem *Halsgrenzstrang*, im Brustteil mit parasympathischen Fasern der Rr. oesophagei der *Nn. vagi*, mit sympathischen Fasern der *Brustgrenzstrang* und die *Nn. splanchnici thoracici* beitragen.

4.) ***Plexus pulmonalis*** umgibt die Leitungsbahnen im Lungenhilum allseits und dringt mit ihnen in die Lunge ein. Er wird von den postganglionären Fasern der Rr. pulmonales des *Sympathikus* (3. und 4. Brustganglion) und von präganglionären parasympathischen *Vagusästen* gespeist, die auch *afferente Leitungen* aus der Lunge führen. Die Plexus pulmonales beider Seiten stehen miteinander und mit dem *Plexus cardiacus* in Verbindung. Er versorgt die *Bronchial- und Gefäßmuskulatur* sowie die *Drüsen der Lunge*. Afferente Fasern aus Dehnungsrezeptoren im Dienste der *Atmungsregulation* verlaufen in den Vagusästen.

10.3.3.2. Plexus im Bauchbereich

Plexus aorticus abdominalis, der an den Plexus aorticus thoracicus anschließt, umgibt die Aorta bis zur Aortengabel mit einem dichten, filzartigen Geflecht. Dieses setzt sich ins Becken als *Plexus hypogastricus superior* fort. Dieser, in den die ***Nn. splanchnici lumbales*** einstrahlen, begleitet mit Ausläufern die unterhalb der A. mesenterica superior aus der Aorta hervorgehenden Arterien. Dieses Geflecht enthält pränglionäre und postganglionäre sowie sympathische und parasympathische Fasern. Im Plexus aorticus abdominalis und in seiner unmittelbaren Nachbarschaften liegt eine Reihe prävertebraler Ganglien.

1.) ***Plexus coeliacus*** umgibt als zentrales vegetatives Nervengeflecht den Truncus coeliacus. Die *Nn. splanchnici thoracici majores* und *minores* führen seine präganglionäre sympathische Fasern, die im ***Ggl. coeliacum*** umgeschaltet werden. Er erhält *präganglionäre parasympathische Fasern* aus den Nn. vagi und auch *viszerosensible Fasern*. Der Plexus setzt sich strahlenförmig ***("Sonnengeflecht" - Plexus solaris)*** auf jeden der Äste des Truncus coeliacus und auf die Aorta abdominalis fort und steht in Verbindung mit benachbarten Nervengeflechten. Die Ausstrahlung zu den Organen erfolgen aber nicht nur entlang der Gefäße, zum Teil ziehen auch selbständige Nervensträge zu den Organen, vor allem zu den Nebennieren und Nieren. Im ganzen kann gesagt werden, daß über den Plexus coeliacus alle Oberbauchorgane ihre sympathische und teils auch parasympathische Innervation beziehen. Es spielt als *viszerales Reflexzentrum* eine wichtige Rolle. Ein Druck auf den Plexus coeliacus (Schlag gegen den Bauch) kann durch Auslösung vegetativer Reflexmechanismen zu schweren Symptomen wie Atemnot und Blutdruckabfall führen.

a.) *Plexus phrenicus* bildet ein Geflecht um die *A. phrenica inferior*, verbindet sich mit Bauchästen des N. phrenicus und hat häufig ein unpaares *Ggl. phrenicum*. Seine Zweige gelangen zur *V. cava inferior*, zum *Plexus suprarenalis* und zum *Plexus hepaticus*.

b.) *Plexus hepaticus* begleitet die A. hepatica zur Leber. Er führt außer *postganglionären sympathischen Fasern* aus dem *Ggl. coeliacum* und *präganglionären parasympathischen Fasern* aus den *Nn. vagi* auch *viszerosensible*

Fasern, die im *N. phrenicus* aufsteigen. Seine Äste versorgen die *Gefäße* der Leber, die *Gallengänge,* die *Gallenblase (Plexus cysticus),* den *Pankreaskopf,* die *Pars descendens duodeni.* Die parasympathischen Fasern dürften erregend auf die Muskulatur der Gallenblase und der Gallengänge, hemmend jedoch auf deren Sphinkterapparat wirken.

c.) *Plexus suprarenalis* führt teils *postganglionäre* sympathische Fasern aus *Ggl. coeliacum,* teils *präganglionäre sympathische Fasern* des *N. splanchnicus thoracicus major* zum *Nebennierenmark,* dessen Zellen als modifizirte postganglionäre Neurone des Sympathikus zu verstehen sind.

d.) *Plexus renalis* hängt mit dem Plexus coeliacus, insbesondere mit dem Ggl. coeliacum und dem Ggl. aorticorenale zusammen. Er enthält neben den *postganglionären sympathischen* Fasern auch *präganglionäre parasympathische Fasern* aus dem *N. vagus* und wahrscheinlich aus dem *sakralen Parasympathikus.* Die parasympathischen Fasern können im Hilum renalis oder innerhalb der Niere umgeschaltet werden. Seine Äste innervieren die *Gefäße,* die *Glomeruli* und die *Tubuli renales.* Er hat Verbindungen mit dem *Plexus suprarenalis,* dem *Plexus uretericus* und dem *Plexus testicularis* oder *ovaricus.*

e.) *Plexus gastrici* bilden sich aus *postganglionären sympathischen Fasern* des Ggl. coeliacum, das die A. gastrica sinistra umspinnt. Sie enthalten auch *präganglionäre parasympathische Vagusfasern* und innervieren das Gebiet der kleinen Kurvatur von der Cardia bis zum Pylorus. Der Pylorus erhält, so wie auch die Pars superior duodeni, Äste vom Plexus gastroduodenalis, während die große Kurvatur des Magens von Ästchen innerviert wird, die die Aa. gastroepiploicae begleiten. Die präganglionären parasympathischen Fasern des rechten N. vagus (Truncus vagalis posterior) bilden ein Geflecht an der Hinterfläche des Magens und der linke N. vagus (Truncus vagalis anterior) strahlt auf die Magenvorderfläche. Die präganglionären parasympathischen Fasern werden in den *intramuralen Nervengeflechten des Magens* umgeschaltet. Die Plexus gastrici innervieren die *Gefäße,* die *Muskulatur* und die *Drüsen des Magens.* Die parasympathischen Fasern dürften erregend auf die Muskulatur und die Drüsen des Magens wirken und verurschen Vasodilatation. Die sympathischen Fasern wirken *hemmend auf die Muskulatur der Eingeweide* und *erregend auf deren Sphinkterapparat* und verursachen *Vasokonstriktion.*

f.) *Plexus lienalis* setzt sich auch aus *postganglionären sympathischen Fasern* des Plexus coeliacus und aus *präganglionären parasympathischen Fasern* des N. vagus sowie aus *viszerosensiblen Fasern* zusammen und zieht in Begleitung der *A. lienalis* und deren Äste zu *Milz, Magen* und *Pankreas.* Die Milz soll vorwiegend sympathische Äste erhalten.

2.) ***Plexus mesentericus superior*** mit dem *Ggl. mesentericum superius* liegt an der Abgangsstelle der A. mesenterica superior von der Aorta und schließt direkt kaudal an den Plexus coeliacus an. Er erhält von diesem *sympathische* und vor allem vom rechten N. vagus *präganglionäre parasympathische Fasern* sowie *Viszeroafferenzen,* die sich in sekundären Geflechten entlang der Äste der A. mesenterica superior zu den von dieser versorgten Organen begeben, nämlich zum *Pankreas,* zu *Dünndarm* und *Dickdarm bis zum Querkolon.* In der Darmwand treten die parasympathischen Fasern mit den intramuralen Geflechten in Verbindung. Die sympathischen Fasern wirken hemmend auf den Darm, erregend jedoch auf den iliozökalen Sphinkterapparat. Überdies wirken sie vasokonstriktorisch.

3.) ***Plexus intermesentericus*** liegt der Aorta abdominalis zwischen der Abgangsstelle der A. mesenterica superior und jener der A. mesenterica inferior auf. Er verbindet die Plexus mesenterici superior und inferior. Er erhält Zuflüsse aus den oberen lumbalen Grenzstrangganglien.

4.) ***Plexus mesentericus inferior*** begleitet die A. mesenterica inferior und ihre Aufzweigungen. Er erhält *postganglionäre sympathische Fasern* aus dem *Ggl. mesentericum inferius* und *präganglionäre parasympathische Fasern* aus den *Nn. splanchnici pelvini* sowie *viszerosensible Fasern*. Er versorgt den *Dickdarm* vom linken Teil des Querkolons an bis zum oberen Hälfte des Rektum *(Plexus rectalis superior)*.

5.) ***Plexus testicularis*** seu ***ovaricus***, der die gleichnamige Arterie umspinnt und deren Versorgungsbereich sympathisch innerviert, bezieht oben Fasern aus dem *Plexus renalis* und aus dem *Plexus intermesentericus (postganglionäre sympathische Fasern),* weiter unten postganglionäre parasympathische Fasern aus den *Plexus hypogastrici superior* und *inferior* (*Nn. splanchnici pelvini)*.

6.) ***Plexus iliaci*** sind Fortsetzungen der *präaortalen Nervengeflechte* auf die beiden Aa. iliacae communes und begleiten die weiteren Verzweigungen dieser Gefäße. Sie versorgen somit auch die *Arterien der unteren Extremitäten*. Oben stehen die Plexus iliaci mit dem *Plexus hypogastricus superior* in Verbindung. Hier soll betont werden, daß die postganglionären sympathischen Fasern nicht nur mit dem Plexus brachialis bzw. mit den Plexus lumbalis und sacralis, sondern auch durch die *periarteriellen Geflechte* gelangen.

10.3.3.3. Plexus im Beckenbereich (Abb. 141)

1.) **Plexus hypogastricus superior** verbindet vor dem Promontorium den *Plexus aorticus abdominalis* mit dem *Plexus hypogastricus inferior*. Er überkreuzt die Bifurcatio aortae und verläuft über die V. iliaca communis sinistra, dann teilt er sich kaudal in einen rechten und linken Strang, die *Nn. hypogastrici dexter* und *sinister*. In kaudalwärts divergierendem Verlauf strahlen sie in den *Plexus hypogastricus inferior dexter* und *sinister* ein. Das Geflecht erhält absteigende *postganglionäre sympathische Fasern* aus den *unteren lumbalen Grenzstrangganglien* und dem *Plexus aorticus abdominalis* und aufsteigende *präganglionäre parasympathische Fasern* aus den *Nn. splanchnici pelvini,* die sich zum Plexus mesentericus inferior schließen und zum *Colon transversum, Colon descendens* und *Colon sigmoideum* ziehen. Der Plexus hypogastricus superior gibt Äste an den *Plexus testicularis* bzw. *ovaricus* sowie an den *Plexus uretericus* ab.

2.) **Plexus hypogastricus inferior** ist ein dichtes, ganglienreiches Nervengeflecht, das zu beiden Seiten der Organe des kleinen Beckens eine sagittal gestellte Platte bildet. Beim Manne liegt er seitlich des Rektums, der Samenblase, der Prostata und des hinteren Anteils der Blase, bei der Frau seitlich des Rektums, der Cervix uteri bzw. des Fornix vaginae und des hinteren Blasenabschnittes. Er erhält *präganglionäre sympathische Fasern* aus den unteren drei thorakalen und oberen drei lumbalen Rückenmarkssegmenten *(Th_{10}-L_3)* sowie *postganglionäre sympathische Fasern* aus dem *Plexus mesentericus inferior* und dem *Plexus aorticus abdominalis*. Seine *präganglionären parasympathischen Fasern* stammen aus den *Nn. splanchnici pelvini,* die im Geflecht oder in den Wänden der Eingeweide umgeschaltet werden. Er enthält auch *Viszeroafferenzen*. Seine Äste setzen sich gegen die Eingeweide zu in weitere Geflechte fort, die die Organe teils direkt, teils über die versorgenden Blutgefäße erreichen. Die ***Erektion/Ejakulation*** wird durch dieses Geflecht geregelt *(parasympathisch - S_{2-4} bzw. sympathisch - L_{1-2})*. Seine wichtige Funktion ist, die ***Sphinkterapparate*** des Afters und der Harnblase zu steuern: der *Sympathikus wirkt schließend* und der *Parasympathikus öffnend*.

a.) ***Plexus vesicalis*** liegt der *Harnblase* seitlich auf und entläßt Fasern, die mit den Gefäßen zur Blase ziehen. Er entsendet auch Fasern zu *Samenblasen* und

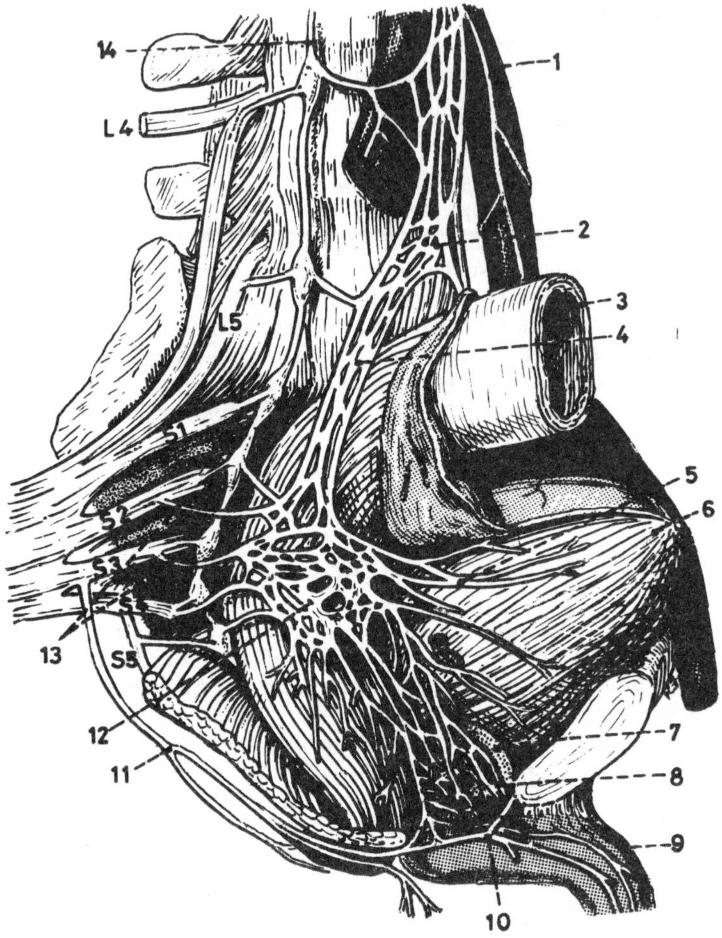

Abb. 141 Plexus im Beckenbereich

1. A. iliaca externa
2. Plexus hypogastricus superior
3. Rectum
4. Plexus hypogastricus dexter
5. Plexus vesicalis
6. Harnblase
7. Prostata
8. Plexus prostaticus
9. Penis
10. Nn. cavernosi penis
11. N. pudendus
12. Plexus hypogastricus inferior
13. Nn. splanchnici pelvini
14. Truncus sympathicus

Samenleitern. In der Adventitia dieser Organe und in der Muskelschicht der Blase liegen verstreute Ganglienzellgruppen.

b.) ***Plexus prostaticus*** stellt die Fortsetzung des Plexus hypogastricus inferior zur Seitenfläche der Prostata dar. Er enthält viel Ganglienzellen und gibt Äste zu *Prostata, Urethra, Vesicula seminalis, Gl. bulbourethralis* und zu den

Schwellkörpern ab, wo die sympathischen Fasern *Vasokonstriktion* und die parasympathischen *Vasodilatation* bewirken.

c.) ***Plexus rectalis medius*** steht mit dem *Plexus rectalis superior* in Verbindung und versorgt den *Mastdarm* bis zum *M. sphincter ani internus*. Der Sphinkterapparat wird durch sympathische Fasern aktiviert.

d.) ***Plexus uterovaginalis*** liegt im unteren Teil des Lig. latum uteri. Er enthält eine Anzahl kleinerer und größerer Ganglienzellgruppen (z.B. ***Frankenhäusersches Ganglion***). Seine meist entlang der Gefäße verlaufenden Äste versorgen das *Corpus uteri,* die *Tuba uterina,* die *Cervix uteri* und die *Vagina* sowie die *Urethra,* die *Schwellkörper von Bulbus vestibuli* und *Klitoris*. Er hat auch Verbindungen zum *Plexus ovaricus*.

Die Abbildungen wurden, soweit sie nicht Originale des Verfassers sind, unter Benutzung folgender Werke umgezeichnet:

Benninghoff, A.: Makroskopische und mikroskopische Anatomie des Menschen, 13/14. Aufl., Bd. 3. Urban & Schwarzenberg, München-Wien-Baltimore, 1985.

Clara, M.: Das Nervensystem des Menschen, Barth, Leipzig, 1953.

Duus, P.: Neurologisch-topische Diagnostik. Thieme, Stuttgart-New York, 1983.

Faller, A.: Anatomie in Stichworten, Enke, Stuttgart, 1980.

Frick, H., Leonhardt, H., Starck, D.: Spezielle Anatomie II, Thieme, Stuttgart-New York, 1987.

Gray's Anatomy, Churchill Livingstone, Edinburgh-London-Melbourne-New York, 1980.

Heimer, L.: The Human Brain and Spinal Cord. Springer, New York-Heidelberg-Berlin, 1983.

Kahle, W.: Nervensystem und Sinnesorgane, Bd. 3 von Taschenatlas der Anatomie, Thieme, Stuttgart, 1991.

Kiss, F., Szentágothai, J.: Anatomischer Atlas des menschlichen Körpers. Akadémiai - Medicina, Budapest, 1974.

Komáromy, L.: Anatomische Gehirnsektion. Akadémiai, Budapest, 1961.

Langman, J.: Medizinische Embryologie, Thieme, Stuttgart-New York, 1985.

Nieuwenhuys, R., Voogd, J., Huijzen, van Chr.: The Human Central Nervous System, Springer, Berlin-Heidelberg-New York, 1979.

Rauber/Kopsch: Anatomie des Menschen, Bd. 3 und 4, Thieme, Stuttgart, 1987/88.

Rohen, J.W.: Funktionelle Anatomie des Nervensystems, Schattauer, Stuttgart-New York, 1985.

Szentágothai, J., Réthelyi, M.: Funkcionális anatómia, Bd. 3, Semmelweis, Budapest, 1994.